Fat Chance:
Beating the Odds Against Sugar, Processed Food, Obesity, and Disease
Dr. Robert H. Lustig

カリフォルニア大学サンフランシスコ校教授・医師
ロバート・H・ラスティグ 著
中里京子 訳

果糖中毒

19億人が太り過ぎの世界はどのように生まれたのか？

ダイヤモンド社

FAT CHANCE

by

Robert H. Lustig, M.D., M.S.L.

Printed by arrangement with Janis A. Donnaud & Associates, Inc.,
through Tuttle-Mori Agency, Inc., Tokyo.

この本は食べる人のために書かれたものです。
食べない人は、読む必要はありません。

日々つらい思いをしている世界中の肥満患者とご家族に本書を捧げます。つまり、普通の子ども時代を知らず、非人道的な待遇を強いられ、徐々に早死に向かう運命を抱えた子どもたち、罪悪感に押しつぶされている親たち、そして生まれる前から脳と体の変化に囚われてしまっている赤ちゃんたちです。

なにより、私のかつての患者と現在の患者の方々に本書を捧げたく思います。なぜなら、私に肥満についての科学を教えてくれたのは、そうした人たちだったからです。皆さんは私が医学校で学んだ以上のこと、そして学び得なかったことを教えてくれただけでなく、あらゆる命は重要で、貴重で、救う価値があることを教えてくれました。

皆さんは、考えられないくらい最悪の逆境に置かれても威厳を保ち続けていました。そして悲しみや小さな勝利の喜びを私と分かち合ってくれました。私たちは共に泣き、共に笑いました。少しでも皆さんのお役に立ち、心のなぐさめになれたなら幸いです。

本書は、皆さんへの恩返しです。

はじめに

なぜ人類は突然太りだしたのか

「とにかくぼくらは食い過ぎなのさ」

――元ウィスコンシン州知事（共和党）、元米国保健福祉省長官
トミー・トンプソン
（2004年NBC『トゥデイ』より）

まさにそのとおり。これ以上何も言うことはない。本を買ってくれてありがとう。ご清聴感謝します。さて、これで引き上げるとするか……。

そう、これこそまさに、アメリカ政府があなたに信じ込ませようとしていることだ。米国疾病対策センター、米国農務省、米国医学研究所（NAM）、国立衛生研究所という主

だった政府保健機関も米国公衆衛生局長官も、みんな口をそろえて、肥満の原因は、入るエネルギーと出るエネルギーのバランスがとれていないことにあると言う。カロリーをとり過ぎているくせに、十分な運動をしていないから太ってしまうと言うのだ。それは間違いではない。ある程度までは。

「ぼくらは食べ過ぎなのだろうか?」もちろんそうだ。「ぼくらは運動不足なのだろうか?」まさにそのとおり。でも、それがわかっているのに、肥満率も、肥満が引き起こす病気の発症率も、まったく改善していない。さらにはもっと重要な謎がある。**たった30年という短期間に、なぜ世界中でこれほどまでに肥満が広まってしまったのか。**

ある人は「食べ物のせいだ」と言う。これも本当だ。だが食べ物は前からあった。「テレビのせいだ」と言う人もいる。これも本当だ。でも、テレビも前からあったが、こんな「カロリー地獄」にはまることはなかった。実は、この一件にはもっと深いわけがある。それは耳に心地よい話ではない。

肥満がこれほどはびこった理由を責任転嫁しようとする動きは跡を絶たない。食品業界はパソコンやテレビゲームのせいで運動しなくなったからだと言い、テレビ業界はジャンクフードのせいだと言う。アトキンス・ダイエット〔低炭水化物ダイエットの一種〕をやっている人は、炭水化物のとり過ぎが原因だと言い、オーニッシュ・ダイエット〔菜食主義に近い低脂質ダイエット」にはまっている人は、脂質のとり過ぎが原因だと言う。悪いのは炭酸飲料だ、とジュース信者が言えば、悪いのはジュースだ、と炭酸飲料信者が言う。そして学校が親を責めれば、親は学校を責める。

結局、確かなことは何もわからず、何の手段もとられないまま、問題は放っておかれることになる。こうしたバラバラな見解を、個人にも社会にも、よりよい変化をもたらせるような形で、筋の通ったひとまとまりに変えるにはどうしたらよいのだろう？　それが本書のテーマだ。

身近にある「毒」のせいで肥満が激増中

食べ物は、タバコやアルコールのようなものでも危険ドラッグのようなものでもない。食べ物は命を支えてくれるもの、食べ物は生きのびるために必要なもの、そしてなにより、食べ物は楽しみを与えてくれるものだ。食べ物より大事なものは、2つしかない。それは空気と水である。4番目に大事な住まいの重要度は、食べ物の重要度よりずっと低い。しかし、**残念なことに、私たちに重大な影響をおよぼす食べ物は今、必要以上に私たちに影響を与えてしまっている。**必需品という枠を超えて消費財になり、人々を病みつきにさせる物質に変わってしまったからだ。

　これは、経済、政治、社会、医学の各方面にさまざまな悪影響を与えており、私たちはそのつけをずっと払わせられている。税金、保険の掛け金、そして航空運賃に至るまで、送られてくるほぼすべての請求書には実質的に「肥満割増料金《サーチャージ》」が含まれ、私たちはその費用を負担させられているのだ。

　さらに肥満のツケは、不幸、成績の低下、社会の退化、そして死という形で表れている。このように世の中すべての人が何らかの形で代償を支払うことになった理由は、**私たちが築きあげてきた食物環境が人間の生化学的なメカニズムにそぐわないものになってしまったから**だ。そして**このミスマッチこそ、私たちが現在抱えている医学的、社会的、財政的危機の根底にあるもの**なのである。困ったことに、この状況を治せる薬はないし、単独でこの状況を解決できる法令も条例も法案も税金も法律も存在しない。要するに、手っ取り早い解決策などないのだ。しかし、もし私たちが本気で取り組めば、そして本気で解決したいと心から望めば、解決は不可能ではない。

　エール大学のケリー・ブラウネルは、２００４年刊の『フード・ファイト *Food Fight: GMOs and the Future of the American Diet*〔未訳〕』という本のなかで、肥満と私たちが暮らす「毒性環境」との関連について検討している。毒性環境とは、「私たちがしてきた悪いことの集大成」を控えめに表現したものだ。だが私は、もう一歩踏み込んで言いたい。肥満には、実際に毒性を持つもの、つまり「有毒物質」が関係していると。というのも、実験動物さえ、この20年のあいだに太ってきているのだ！

ストーリーをおもしろくするには悪者が欠かせない。本の冒頭という、こんな早い時点で犯人を明かしてしまうのはまったくもって残念なのだが、読者諸君をじらすのはやめることにしよう。本書におけるモリアーティ教授〔『シャーロック・ホームズ』シリーズに登場する悪党〕、そしていまや**世界中のほぼすべての食べ物と飲み物に浸み込んでいる悪玉物質は「糖分」**なのだ。糖分は私たちをゆっくりと死に至らしめている。そのことについて、これから証明していこう。

100％研究と事実に基づいた「肥満の科学」

本書に記載したあらゆる意見や声明は、科学的な研究、歴史的事実、あるいは最近の統計に100％裏打ちされている。私は医師だ。医師は「まずは害をなさざること《プリムム・ノン・ノチェレ》」〔医学的介入をすることでさらなる害を与えるよりも、何もせずに様子を見ることが必要な場合もある、という意味〕という誓いを立てる。だが、この声明には矛盾がある。結果がよくないとわかっているときに何もしなかったら、害をなすことになってしまうのだ。

そもそも私は、最初から肥満対策運動の擁護者だったわけではない。闘いを挑むつもりもなかった。あらかじめ思うところがあって、この論争に加わったわけでもない。むしろ、肥満を重要課題として取り上げるようになったのは、医師として15年間働いたあとだ。

1995年になるまで、同僚の医師たちと同じように、私は肥満患者をできるだけ避けようとしていた。患者に「それはあなたの責任です」とか「食べる量を減らして、もっと運動しなさい」としか言えなかったからだ。当時、2型糖尿病をわずらう肥満児を目にすることはめったになかった。しかし今では、ほぼ毎日のように、そういった子どもに出くわしている。肥満はいまや医療現場では避けて通ることのできない問題になってしまった。もう手をこまねいているわけにはいかない。

本書のコンセプトは、神の啓示のようにある日突然私のもとにやってきたわけではない。実に**16年間におよぶ医学研究、学術集会、同僚研究者とのアカデミックな話し合い、論文を読み合う抄読会、政策分析、そして患者を治療してきた経験すべてを集大成したものから生まれたものだ。**

本書で伝える情報に利益相反〔公正な判断を妨げる利害関係〕はいっさいない。私は、食品業界の手先でもなければ、どんな団体の代弁者でもない。また、肥満がもたらす壊滅的な痛手を説く多くの本の著者とも異なり、自分の銀行口座残高を増やすための商品ラインを用意しているわけでもない。私は**厳密なデータ分析を行うことによって、ごく正直に本書の見解に至った。**それらのデータは公表されているから、誰でも検証できる。私はそれらを、ほかの人と少し違うやり方でまとめただけだ。

私は科学者として、エネルギーバランスの調節の解明に個人的に貢献してきた。また、小児科医として、肥満をもたらす環境が遺伝子と互いに作用する姿を日々診療室で見てきた。そしていまや駆け出しの政策通として、社会の変容が、いかにして肥満の世界的大流行《パンデミック》を生み出してきたかを見てきた。この広い視野のおかげで、私には読者の皆さんのために点と点を結び付け、問題の全貌を示すことができる。その結びつきは、あなたが今まで教えられてきたものとは違うはずだ。

本人の意思が弱いから太るのではない！

肥満の原因を個人のせいにするのは簡単だ。だが、それは誤った答えである。７つの大罪の「暴食」と「怠惰」に打ち勝つための現代版の処方箋が「ダイエット」と「運動」であることは、誰しも認めるところだろう。だがこれは、世界を牛耳っている誤った前提と神話に基づいた考え方なのだ。

肥満は、自堕落な行動や性格の欠点の結果でもなければ、やってはいけないことをやったための結果でもない。肥満の被害について考えるとき、人はまず、太った大人を思い浮かべるだろう。でも、子どもたちはどうだろうか？　いまやアメリカの子どもたちの4分の1が肥満児だ〔日本では12％の子どもが肥満児〕。乳児さえ体重過多になりつつある！　子どもたちはみずから求めて太ったわけではない。彼らは加害者ではなく、被害者だ。科学的な背景をひとたび理解すれば、子どもたちに当てはまることが、大人たちにも当てはまるとわかるだろう。だがあなたは今、こう考えているに違いない。みずから太る選択をして、子どもにも太る食べ物を与えた大人が悪いのだ、と。だが、本当にそうだろうか？

肥満の研究をしている高名な同僚が、かつて私にこう言ったことがある。「肥満が大流行した原因はどうでもいいんだ。それより、それにどう対処したらいいかが知りたい」と。失礼ながら、私はその意見には賛成できない。ドブにはまってしまった体を引き上げるには、どうしてドブにはまってしまったのかを知る必要があるからだ。

実際、私たちが今信じていることの根拠は、相関関係〔片方が動くともう片方が動く関係。ただの偶然の可能性がある〕と仮定と憶測にすぎない。私が本書の執筆を決意した理由は、読者の方々に、みずからの健康のため、そして祖国のために、肥満との闘いというこの大義を取り上げてほしかったからだ。とはいえ、どんな大義であれ、何が起きているのかわからなければ、支持するわけにはいかないだろう。

医学論文に基づいて「太るメカニズム」を徹底分析

また、すべての事実を知るまでは、私に反論することもできないはずだ。つまり、科学的裏付けについて知る必要がある。本書を読み終わったあと、もし本書の内容が「戯言《たわごと》」にすぎず、私は「つむじ曲がり」の医学者にすぎないと思えたなら、そう言ってほしい。実際、そう思われたなら、ぜひとも知りたいものである。

そうだ、ちょうどいい機会なので、ここで皆さんに約束しておこう。本書には、**ハードサイエンス**〔**理論が常に実験や観察で証明できる科学**〕**の裏付けのない主張は一文たりとも存在しない**と。医学研究における私の評判は科学に基づいている。それはまた、私を貶《おとし》めようとする勢力から身を守るための手段でもある。そうした勢力には、食品業界だけでなく、アメリカ政府までが含まれている。私の信用が傷つけられないですんでいる唯一の理由も、まさにそこにある。これからも私の信用は保たれるだろう。なぜなら私は、とことん科学にこだわるから。今も、これからもずっと。

とはいえ本書には、想像力を自由にふくらませたところがある。それは、肥満をヒトの進化の観点から論じ、ヒトが進化するときの生化学反応がいかに私たちの生存に役立っているか、そして、私たちが作り上げた食物環境が、いかにそうした生化学反応を変えて現在の世界的な惨事を招いてしまったのかを説いた箇所だ。こうした思索は4つの『進化論で推測』という見出しのもとにまとめてある。

本書の対象は、肥満に悩む患者の皆さん、患者に寄り添って悩む医師たち、この大混乱のツケを払っているアメリカの有権者、そして経済と健康に起こった混乱から人々を救うために立ち上がるべき政治家たちだ。さらには、**アメリカの轍《てつ》を踏まないようにするため、世界中の人々にも読んでもらいたい**（とはいっても、もうすでに同じ間違いを犯してしまっている国もあるかもしれないが）。

第Ⅰ部では、メディアで（しかも医師の口から）よく語られるいくつかの理論に反論を唱える。第Ⅱ部と第Ⅲ部では、肥満の科学に重点を置き、体がどうやってエネルギーを燃焼させ蓄積するのかを見ていく。いや、心配はご無用だ。**生物学や医学に通じていなくても、肥満の科学を理解することはできる。**いちばん重要なことだけを、おもしろく、気軽に読めるように心をくだいたつもりだ。

第Ⅱ部ではまた、子宮の中にあったあなたの脳が「ダイエットの邪魔をしてくる脳」に進化的に発達する経緯を説明する。ある食べ物を食べたくてたまらなくなるのは、実はホルモンのせいなのだ。ただ、そのメカニズムは、あなたの考えているものとは違うだろう。

第Ⅲ部では、脂肪組織の科学について、そしてそれがいつ、どのように問題をもたらすのかについて理解を促す。

第Ⅳ部では、私たちを取り巻く環境が、本当に「有毒」であることについて証明したい。そして、いまや工業化し、グローバル化した「アメリカの食習慣」が、いかに私たちをゆっくりと死に至らしめているのかを見ていく。毒と解毒手段を見極め、なぜそうした解毒手段に効き目があるのか、そして、なぜこうしたものが、食品業界の都合に応じて、私たちの食生活から取り除かれたり、添加されたりしているのかについて説明したい。

第Ⅴ部では、自分の「個人的な環境」を改善することによって、あなたが自分と家族を守るためにできることについて紹介しよう。

果糖中毒　目次

第Ⅱ部 脳があなたを太らせる

第5章 糖分が脳に快楽を与える――120

第6章

ストレスを受けると太るメカニズム ―― 153

第Ⅲ部　細胞があなたを太らせる

第7章

細胞が脂肪で満たされるしくみ ―― 172

第8章

皮下脂肪は「長生きの素」、内臓脂肪は「死の脂肪」――193

第9章

メタボ症候群があなたを殺すまで――210

第Ⅳ部 社会があなたを太らせる

第10章

「脂肪悪玉説」が脂肪を増やす――230

第11章 安くてうまい「果糖」という毒——253

第12章

果糖中毒の解毒剤1「食物繊維」――280

第13章

果糖中毒の解毒剤2「1日15分の運動」——298

第16章

食品業界が「毒」を使いたがる理由 —— 353

第V部 「果糖中毒」から更生する最強プログラム

第18章

「果糖中毒」更生プログラム2

ホルモンを正常化する4つの習慣――434

第19章

「果糖中毒」更生プログラム3

最後の手段、医療手術――453

おわりに

第Ⅰ部

「肥満は自己責任」のウソ

第1章 ●

19億人が「太り過ぎ」の時代

フルーツは健康にいいが、ジュースは？

2003年のこと。私のクリニックに、6歳にして体重45キロというラテン系の少年、フアンがやってきた。親子はカリフォルニア州サリナスに住み、母親は農業労働者として働いているが、英語が話せない。**フアンの胴回りは、背丈をはるかに超えていた**。私は母親にブロークン・スパニッシュで尋ねた。「何食べる、どうでもいい。何飲む、知りたい」。すると、息子は炭酸飲料こそ飲まないが、**オレンジジュースは毎日4リットル近くも飲んでいる**と母親が答えた。

カロリーの点だけから言っても、これは毎年50キロ分の体脂肪になる量だ。もちろん、そのうちのいくらかは消費されるだろうし、総食物摂取量が、ジュースの大量摂取のせいで減っている可能性もないわけではなかった。私は母親にこう説明した。「フルーツいい《ラス・フルタ・エス・ブエナ》、ジュース悪い《エル・フーゴ・エス・マロ》。フルーツを食べて、ジュースは飲まないようにしなさい」。すると母親が聞いてきた。「じゃあ、どうしてＷＩＣ〔低所得層に食料を提供する米国農務省のプロジェクト「婦人児童向け栄養強化計画」のこと〕は、私たちにジュースをくれるんです？」と。

子ども1人、母親1人、質問1つ。私の人生を変えるには、それだけで十分だった。本書のニーズが生まれたのも、そのときである。いったいなぜＷＩＣはジュースを低所得者に配っているのか？　世界的な肥満の広がりという悲劇には、れっきとした科学的根拠がある。科学は政策を導くべきなのだが、これから見ていくように、実は政策が科学の邪魔をしているのだ。

肥満は、中東紛争を除けば、現在人類が直面している最も複雑な問題である。そして、この難問は時が経つにつれて目的の異なる利害関係者を増やし、個々の当事者を超えた問題を起こして、ますます複雑化している。簡単な解決策がないなか、肥満は家族を崩壊させ、無数の命を奪っている。

新聞を読んでも、インターネットに接続しても、新たな肥満の大流行を示す統計を見ないですむことはもはやない。取り上げられているのはいつだって肥満の話だ。しかも、そうした記事がグッドニュースをもたらすことは、めったにない。

そんな状況に、あなたはうんざりしているのではなかろうか。私だってそうだ。おまけに、体重を減らすことは、相手を蹴落とすスポーツになってしまった。『ザ・ビッゲスト・ルーザー』〔肥満に悩む出場者が期間内にどれだけやせられるかを競うNBCテレビの人気番組〕にチャンネルを合わせてみればすぐにわかる。

死因の40%が糖尿病

2001年、『ニューズウィーク』誌は、アメリカに住む600万人の子どもたちが深刻な体重過多に陥っていると報告した。この数は過去10年間で3倍に増え、いまや2000万人を超えようとしている。しかし、これほどメディアが注目し、誰もが気づく問題になり、討論が重ねられ、減量プログラムが巷《ちまた》にあふれているというのに、ミシェル・オバマでさえ、トラブルを引き起こす魔人《ジーニー》を瓶に戻して封じることはできない〔彼女はファーストレディーだったとき、「レッツ・ムーブ!」運動を展開して、子どもの肥満対策に取り組んだ〕。

太ると体にも影響が出てくる。いまや病気のリスクが、肥満の増大よりも速く上昇しているのだ。実際、メタボリックシンドローム〔以下「メタボ症候群」〕と名付けられた一連の慢性代謝性疾患〔肥満、2型糖尿病、高血圧、脂質異常症〔血中の脂質量の異常〕、心血管疾患〔心臓病〕〕は雪だるま式に増えている。ほかにも、非アルコール性脂肪性肝疾患、腎疾患、多嚢胞性《たのうほうせい》卵巣《らんそう》症候群など、肥満に関連する代謝性の病気がある。

加えて、肥満に関連するほかの併存疾患〔同時に生じる病気〕には、整形外科的問題、睡眠時無呼吸症候群、胆石、うつ病などがあるという状況で、肥満の大流行に関連する医学的被害の深刻さには驚くばかりだ。**こうした病気のいずれもが、過去30年のあいだに増えている**のだ。そのうえ、今ではこれらの病気すべてが、5歳児という幼い子どもたちのあいだにも見られるようになっている。なにしろ、生後6カ月の「肥満児」までいるのだ！[*1]

世の中にはびこるメタボ症候群がもたらす人的損害は、すでに見てとることができる。２００５年に発表された研究では、私たちの子どもたちは、今より医療が受けられやすくなるにもかかわらず、親の世代より寿命が短くなる最初のアメリカ人世代になると報告された。[*2] この研究は、その原因が肥満の大流行にあると、ためらわずに結論付けている。

アメリカでは、肥満により失われる質調整生存年数〔「生活の質」によって調整した生存年数〕が、１９９３年から２００８年のあいだに倍増した。緊急治療室ではいまや、40歳で心臓発作に襲われた患者を治療している。2型糖尿病の10代の青少年など、かつては聞いたこともなかったのだが、今では新たに糖尿病と診断される患者の3分の1を占めるまでになった。アメリカだけでも、毎年16万件の肥満手術（胃のサイズを縮小する手術）が行われているが、手術1件あたりのコストは3万ドルもする。そして現在、死亡証明書の40％以上が死因に糖尿病を挙げている。ほんの20年前、その率は13％にすぎなかったのに。

低所得の国でも肥満が急拡大

仕事を休むことによってアメリカ人が失う生産性の量にも驚かされる。医療費のムダ（年間１４７０億ドル）は銀行を破綻に追い込んでいるが、この額は２０２０年までに１９２０億ドルに達すると見積もられている。

ちょっと考えてみてほしい。そんな額をまかなう財源など、どこにあるのかと。医療費負担適正化法（いわゆる「オバマケア」）は、２０１９年までに、３２００万人におよぶ病気の人々の医療費を保険でまかなえるようにする計画だ。バラク・オバマ元大統領は、予防によって節約できた資金で、その費用がまかなえるとしていた〔ドナルド・トランプ現大統領はオバマケア撤廃を公約し、個人加入義務化を廃止。議会予算局は２０２７年までに１３００万人の無保険者が出ると予測している〕。

だが、慢性疾患に対する予防対策、とりわけ肥満に対する対策がまったくないなか、私たちの健康が近々大幅に改善することなど考えにくい。体重計の針が振り切れ、統計も改善の兆しをまったく示していないなか、いったいどうやって、慢性代謝性疾患の広がりを防ごうというのだろう。「肥満改革をすれば、医療改革など必要なくなる」とは、よく言われることだ。

肥満がアメリカだけの問題ならまだしも、これは世界中で起きている問題だ。肥満の世界的大流行は、世界の胴回りを一挙にふくらませてしまった。世界保健機関（WHO）は、**過去28年間に、世界の肥満人口が2倍になった**と発表している。実のところ、肥満が慢性疾患の原因になっている割合は、喫煙が慢性疾患の原因になっている割合とほとんど変わらない。

発展途上国の人々さえ肥満に陥っている。たった10年のうちに、世界では、栄養不足の人より、肥満の人のほうが30％も多くなってしまった。2008年にWHOは、世界では約15億人の成人が体重過多〔BMI25以上〕で、少なくとも4億人が肥満〔BMI30以上〕に陥っていると報告している。[*3] そしてその数は2015年までに、それぞれ23億人と7億人に増加すると推測されている〔2018年時点でのWHOの最新統計は2016年のものだが、それによると、世界の成人の約19億人が体重過多で、そのうち6億5000万人が肥満に陥っているという〕。

２０１１年9月、国連総会は、いまや非感染性疾患（糖尿病、がん、心臓病）は、**発展途上国を含めた世界の健康にとって、感染性疾患より大きな脅威である**と宣言した。ということは、世界は、暴食家と怠惰な人間ばかりになってしまったということだろうか？　これからの15年間、こうした病気は低・中所得国家に7兆ドルもの経済的負担を強いると考えられている。[*4] 人々の寿命は縮み、国民経済は生産性の低下によって何十億ドルもの損失を抱えるにもかかわらず、政府は医療費を捻出しなければならない。その結果何百万もの世帯が貧困に陥り、負のサイクルが止まらなくなる。

肥満の原因がわかれば健康な体を取り戻せる

成人の55％にあたる、太り過ぎおよび肥満に陥っている人々よ、私の話に耳を傾けてほしい。私は今、医師として、そして一人の人として、あなたに話しかけている。肥満は必ずしも死刑宣告ではない。病的肥満のうちの20％は、代謝的に見て健康であり、正常な寿命をまっとうすることができる。[*5] ほかの80％についても、不健康でなければならない理由などない。誰だって努力すれば、自分の健康を改善して、保険数理士《アクチュアリー》に「ここまでは生きられないだろう」と予想された年月を超えて生きることはできる。

しかし、そうできるかどうかは、**問題の原因を見極め、自分の代謝リスクを調べ、自分の生化学的反応を変えられるかどうかにかかっている。**よし、正直に言おう。きっとどんなに頑張っても、あなたはおそらく、頑固な皮下脂肪（太腿やお尻にむっちりついた脂肪）を落とすことはできないだろう。たとえ落とすことができたとしても、ジムマニアにならない限り、すぐにまた取りもどしてしまうに違いない。

というのも、リバウンドを避ける理性的な方法は、必死に運動することしかないからだ（第13章参照）。実のところ、もしあなたが、かなりの皮下脂肪を落とすことができて、その体型を1年以上キープできたとしたら、私はショックを受けるだろう。嬉しいショックではあるが、それでもショックには変わりない。

さて、残りの45％の成人、つまり正常体重の人も耳を傾けてほしい。あなたは、バスの座席を2人分占領してしまうような55％の同胞のことを、あざ笑っているか、憐れんでいるかのいずれかだろう。そうした人のことを、意志が弱く、好き勝手に行動する怠け者だと見下して恨みに思い、そんな気持ちを、財政や社会を通して訴えている。彼らが自分の金を使っていると憤慨し、肥満など、自分にはぜんぜん関係ない話だと思っているかもしれない。

きっと、あなたは、幸せな長寿がまっとうできると聞かされているだろう。どんな生活を送っているとしても、それは正しい生活習慣に違いない。なぜなら、こんなふうに言われたことがあるだろうから。「生まれつき」やせているあなたのような人は、素晴らしい遺伝子を持っているのだから、清涼飲料水を大量に飲もうが、ジャンク菓子をどれだけ食べようが、体重はまったく増えない、と。それが本当だったらどんなにいいか！　数年前まで、あなたは多数派のひとりだった。それが今では少数派だ。そしてあなたのグループは、年々仲間の数を減らしている。

どういうことかというと、あなたたちの仲間は寝返ったのだ。つまり、体重を増やして、「ダークサイド」に堕ちてしまったのである。最近の予測によると、2030年までに、実にアメリカの成人人口の65％までが体重過多に陥り、1億6500万人が肥満に苦しむことになるという。[*6]

あなたを「ダークサイド」に押しやるのは誰？

2008年に公開された『ウォーリー』というアニメ映画は、まさに預言者だ。私たちは全員、あの世界に近づいている。体がとてつもなく膨張し、ウォルマートで太った人たちが乗っている、あの小さな電動イスに乗って移動しなければならなくなるのだ〔ウォルマートは、もともと体の不自由な人のために電動イスを用意したのだが、そうしたイスの大部分が、太り過ぎて動けない人々に使われている」。

そして、歳を重ねるにつれ、太るリスクは上昇し続ける。あなたの遺伝子は変わらなくても、生化学的な反応は変わる。だから、あなたが寝返るとしたら（ますます多くの仲間もそうしていることだが）、あなたを「ダークサイド」に押しやる何かがあるはずだ。そして、たとえあなたが運よくこの宿命を免れたとしても、あなたの子どもたちはあちら側に押しやられるだろう。私以上にそのことを知っている者はいない。私はそうした子どもたちを日々治療しているのだから。

これが落とし穴だ。つまり、**たとえやせていても、代謝性疾患や早死の安全弁になるとは限らない**のだ。正常体重の人の最大40％までが、慢性代謝性疾患のしるしであるインスリン抵抗性（インスリンの効き目が悪くなる状態）を抱えている。これはおそらく寿命を縮める原因になるだろう。さらにそのうちの20％が、腹部ＭＲＩ検査で脂肪肝を示す[*7]（第8章参照）。肝臓の脂肪は、体脂肪とはかかわりなく、糖尿病を発症させる主なリスク要因であることがわかっている。これでも安全だと思えるだろうか？　実のところ、あなたはすっかりだまされているのだが、そのことに気づいていてもいないだろう。

内臓脂肪なら簡単に減らせる

本書の最も重要なメッセージは、**脂肪《ファット》を宿命《フェイト》としてあきらめる必要はない**、ということだ（ただし、降参してしまわなければ、の話だが）。というのも、人は肥満そのものによって死ぬわけではないからだ。人が死ぬのは、臓器に不具合が生じるためだ。

死亡診断書の死因に、監察医が「肥満」と書くことはない。そこには「心臓発作」「心不全」「脳卒中」「糖尿病」「がん」「認知症」「肝硬変」といった疾患名が記載される。それらは、肥満と一緒に「旅する」病気だ。また、すべて慢性代謝性疾患でもある。とはいえ、正常体重の人も、こうした病気で命を落としている。

ここが大事な点だ。肥満が死因なのではないのである。つまり、肥満は慢性代謝性疾患の原因ではないのだ。肥満は、慢性代謝性疾患、すなわちメタボ症候群を抱えているしるしなのである。そして、**あなたを殺すのは、このメタボ症候群**なのだ。この違いを理解することは、太っていようがいまいが、健康を向上させるうえで、とても重要である。

肥満とメタボ症候群は、重なる部分があるとはいえ、同じではない。肥満は人を殺さない。だが、メタボ症候群は命取りになる。両者は一緒に「旅する」とはいえ、片方がもう片方を引き起こすわけではない。しかしそれなら、何が肥満を引き起こすのだろう？　何がメタボ症候群を引き起こすのだろう？　そして、それぞれ、どう対処したらいいのだろう？　その答えを知るには、先を読み続けてほしい。

私がこの本を書いた理由は、健康になって生活の質を高め、生産性を上げて、世界中でムダになっている医療資源を節約しようと努力するあなたと子どもたちを助けたいからだ。その過程で、もしあなたが皮下脂肪を落とせたとしたら、それはそれで素晴らしい。けれども、もし最初から皮下脂肪を落とすことを期待しているのなら、ダイエットの教祖でも探して、せっせと励んだほうがいいだろう。私はただ幸運を祈るのみだ。

あなたは健康になりたくないだろうか？　もっと幸せに、もっと賢くなりたくないだろうか？　それを妨げているのは、あなたの内臓脂肪（腹部の臓器についた脂肪）と肝臓脂肪だ。そして、**内臓脂肪を除くのは、あなたが思っているよりむずかしくない**。内臓脂肪は、代謝的に活発なほうの脂肪で、減少させる方法はいくらでもある。

「千里の道も一歩から」ということわざがある。本書は、体のしくみを知る旅路、私たちの脳と脂肪細胞の生化学的な働きを知る旅路、そして環境と体の生化学的構造とのミスマッチについて知る進化の旅路でもあり、さらには、ビジネスと政治の世界を探る旅路でもある。この旅路は、小さいけれども大きな一歩から始まる。さあ、この小さな一歩、つまり「どの食べ物でとろうがカロリーは同じ働きをする」という昔からの金科玉条《きんかぎょくじょう》に挑戦状を突き付けて、現在の肥満に対する考え方を捨て去ることから始めよう。

第２章●カロリーを減らしても脂肪は減らない

肥満大流行はこの30年で起こった

「健康的な体重を保持したいなら、入ってくるカロリーと出ていくカロリーに気をつけなければならない……どの食べ物でとろうがカロリーは同じ働きをする、というわけではないのだから」

――元アイオワ州知事（民主党）、元米国農務長官、トム・ヴィルサックの言葉（２０１１年１月13日、２０１０年版食生活指針の発表に際して）

ちょっと待ってくれ。入ってくるカロリーと出ていくカロリーに気をつけなければならないというなら、なんでカロリーは同じ働きをしないんだ？　この矛盾がわかるだろうか。

これは、とても遠まわしにではあるが、政府の官僚が初めて、「どの食べ物からとろうがカロリーは同じ働きをする」わけではないことをほのめかした瞬間だった。その事実は、こんな曖昧な表現に埋め込まれていたのである。

人は皆栄養士だ。肥満について理解していると思っている。だが、信じようが信じまいが、肥満はとてもむずかしい医学的疾患の1つだ。なぜかというと、肥満はいくつもの要因が混じりあって生じた結果だからである。肥満という問題には、物理学、生化学、内分泌学、神経科学、心理学、社会学、環境医学などに関するさまざまな要因が複雑にからみあっている。肥満の世界的大流行をもたらす要因は、肥満問題を抱えている人の数と同じぐらいたくさんある。

1908年にオーストリアで発掘された「ヴィレンドルフのヴィーナス」は、11センチほどの石像で、放射性炭素年代測定によって約2万2000年前に作られたものと推定されている(**図表2-1**)。これは病的に太った成人女性の彫像だ。この像は、古代の人々も、ファストフードが生まれるずっと前から肥満の存在を知っていたことを示している。ポテチやピザ、炭酸飲料やビールのほかにも太る方法はあるのだ。

医学文献において、症状に肥満を含むとされている医学的問題は、少なくとも30種類におよぶ。そうした問題は、脳、肝臓、脂肪組織の病気から、遺伝病、さまざまなホルモン

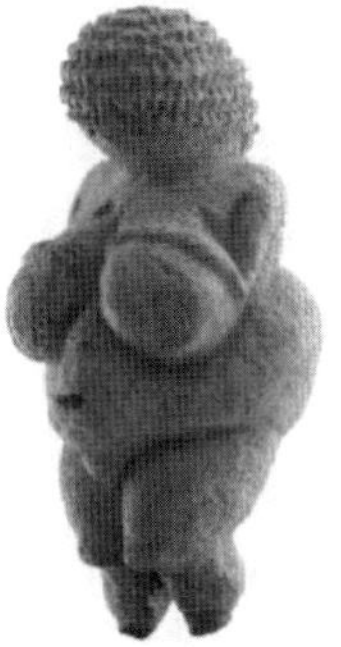

図表2-1

肥満の歴史は長い
——2万年以上前の女性像

「ヴィレンドルフのヴィーナス」は、1908年にオーストリアで発見され、現在ウィーン自然史博物館に展示されている11センチほどの女性の小像。放射性炭素年代測定により紀元前2万4000年から2万2000年のあいだに作られたと考えられている。肥満には人類と同じくらい長い歴史があるのだ。

の失調症、さらには薬による副作用まで多種多様だ。

しかし、こうした医学的な原因も、過去30年のあいだに世界の人口に起きたことを説明するものにはならない。統計学的に見ると、ＢＭＩ値（体重と身長の関係から算出する肥満度を表す体格指数）が体重過多あるいは肥満を表す85パーセンタイル（データを小さい順にならべたときに上位85％に位置する）を超える成人男性の割合は、１９８０年までは、たった15％にすぎなかった。いまやその率は55％に増加している。そして２０３０年までには65％に達すると予想されているのだ。[*1] この30年間に何かが起きたに違いない。それはいったい何なのだろう？

「食べたカロリーだけ動かないと太る」は間違い

肥満とエネルギーバランスについてざっくり理解するには、「閉じたシステム内の総エネルギー量は常に一定である」という「エネルギー保存の法則」を知る必要がある。理系オタクの人には、こう言ったほうがわかりやすいかもしれない。

U＝Q－W

Uは、システムの内部エネルギー量、Qはシステムが供給する熱量、そしてWはシステムが行う仕事量だ。仕事量と熱量によって、エネルギー量は増える場合と減る場合がある。仕事量と熱量が等しければ、内部エネルギーは一定のままになる。ともかく、これは万人が認める「法則」だ。このエレガントな法則に議論の余地はない。気に食わないなら、サー・アイザック・ニュートンに文句を言うしかない。

私はこの法則を受け入れている。ただし肥満大流行の原因と結果に関する現在の考え方は、法則そのものよりも、その解釈に基づいている。どんな法則であっても、異なる解釈が生まれる余地はいくらでもあるのだ。

エネルギー保存の法則に関する社会通念は、広く信じられている次の金科玉条にまとめることができる。つまり「どの食べ物でとろうがカロリーは同じ働きをする」という考えだ。この考えによると、エネルギーバランスと体重（U）を一定に保つには、食べたカロリー（Q）を、燃やすカロリー（W）によって相殺しなければならない。食べたカロリーは、肉から来たのかもしれないし、野菜やチーズケーキから来たのかもしれない。なんでもありだ。カロリーを燃やす方法も、睡眠やテレビを見ることから激しい運動まで、さまざまな形をとる。

そして、この金科玉条がもたらすのが、最も広く一般に信じられているエネルギー保存の法則の解釈だ。つまり「食べたら、食べた分を燃やさないと、残ったカロリーが体内に蓄えられてしまう」というもの。この解釈によると、まず、エネルギー摂取の増加とエネルギー消費の減少という行動が最初にあり（しかもおそらく後天的に身につけたものであり）、体重増加はその結果として起きることになる。こうして、肥満は「非常識極まる行動」の当然の結果であると考えられるようになった。

肥満大流行を起こした7人の犯人

犯人1●「肥満は自己責任」という価値観

そして、これから見ていくように、肥満の世界的大流行に利害関係を持つほぼすべての機関が、肥満は「自己責任だ」という考えを支持するようになったのである。

「悪者テーブル」の上座を占めるのは「自己責任」だ。肥満に対する一般の思い込みは、「個人がみずからの意思で選んだ行為の結果だ」という考えに基づいている。私たちは、何を食べるか、どれだけ運動するかを自分でコントロールしている。だとすれば、太っている人は、たくさん食べることを選択したか、あまり運動しないことを選んだか、あるいはその両方を選び取ったに違いない、という考えだ。

過去25年間にわたって、さまざまな政府機関が、子どもにおいても大人においても、この期間にカロリー摂取量が増えたという数々の証拠を蓄積してきた。米国疾病対策センターもこの25年間にアメリカ人の摂取カロリーが男性では1日あたり187キロカロリー、女性では335キロカロリーも増加したと報告している。

肥満人口の増加に伴う行動には、加糖飲料の消費が増加したこと、そして丸のままのフルーツや野菜、食物繊維をとらなくなったことが挙げられる。社会的な面から見れば、肥満は、母乳授乳率の低下や朝食を抜くようになったこと、家族で食卓を囲む機会が減ったことやファストフードが増えたことなどに関連している。また、体を動かすことが減り、「スクリーンタイム」（テレビ、コンピュータ、ビデオゲーム、メールなどを見ること）が増えたことが肥満の一因になっているという証拠も十分にあがっている。

肥満は「みずからの意思で選択したことの結果」だという、このとらえ方こそ、現在私たちが肥満について抱いている社会的通念を導いている。すなわち肥満は「7つの大罪」のうちの「暴食」と「怠惰」にあたるというのだ。

私たちは、犯しうる悪習や罪のほぼすべてを無罪放免にしてきた。けれども、「暴食」と「怠惰」だけは違った。この2つの「罪」は、依然として社会の許しを得ることができていない。しかも、55％のアメリカ人が、太り気味か肥満に陥っているという現状に至っても許されないのだ。やせた人たちは今では少数派だ。にもかかわらず、私たちの文化は多数派を罰しようとする。

アメリカの平均女性の服のサイズは14号だ。それなのに、10号より大きなサイズを置いていない店はあまりにも多い。婦人服店の多くは、いまや「見栄っ張り《ヴァニティ》サイズ」（1950年に10号だったサイズを、現在の6号にしたもの）を使っているが、それでも人口のかなりを占める女性が、何も買うことができないでいる。

もう10年も前のことになるが、サンフランシスコに地元の24時間フィットネスクラブの看板が立っていた。それに描かれていた地球外生命体の横には、こんなキャッチフレーズが添えられていた。「奴らがやって来たときには、太っちょから食べ始めるぞ！」

私たちの社会は、やせることが年々むずかしくなっているにもかかわらず、体の細さを美化する。そして、**太り気味だったり肥満体だったりしたら、大食漢か怠惰な人間、ある**

いはその両方だと瞬時にみなされてしまう。太めの人は、仕事の面接でもはじかれる。なぜなら、自分の体に気をつかわないのと同じように、仕事に対しても怠惰な態度をとると思われるからだ。

さらに、太った人たちには、公衆の面前で侮蔑的な言葉を投げつけても、いまだにたいした罪には問われないですむ。このような侮蔑がまかり通っているから、「太っている人には行動上の欠陥があり、みずからの意思の結果なのだ」と思われても仕方がない。この思考プロセスにはほとんど飛躍がないからだ。この公式は多くの目的にかなう。誰かを批判したいという社会の欲望を正当化してくれる、まさにうってつけの論理だ。

肥満の人自身、「肥満は自己責任」という見解をしぶしぶ認めている。なぜかというと、「被害者」とみなされるより「加害者」と見られるほうがマシだからだ。というのも、加害者なら、主導権を握って自分自身で選択を行う余地があるから、無力な被害者よりも、まだ希望が持てる。被害者になってしまったら、もはやあらゆる力をなくし、肥満は自分の宿命になって、立ち直る望みは消え、破滅するしかない。こっちのほうが、ずっとひどい状況だ。最後に「肥満は自己責任」という考えは、政府と保険会社にとって、肥満ケア対策を低いレベルに留めるための格好の言い訳になっていることを付け加えておく。

犯人2●健康保険業界

世の中の大半の人は、医師は金儲けのうまいペテン師で、患者より自分の財布のほうを大事にする人種だと考えている。でも実のところ、私たちは患者を診察するたびに損をしているのだ。私が勤める病院では、一般小児科における医療保険の償還額は1ドルにつき平均37・5セントほどだが(もともとわずかな額なのだ)、私のいる小児科肥満クリニックではさらに少なく、1ドルあたり29・0セントしか償還されない。

その理由がおわかりだろうか? そう、**健康保険業界は肥満の治療費を払いたくない**のだ。「肥満は素行の問題、性格の欠陥、精神の異常であり、われわれは素行の問題には保険金を支払わない」というわけだ。これこそ、大きな需要があるにもかかわらず、全米で子ども専門の肥満クリニックが続々と店をたたみ、肥満治療プログラムも中止を余儀なくされている理由である。保険業界は決めたのだ。「肥満は自分で選んだ生き方の問題だから支払義務はない」と。万一彼らが保険請求に応じたとしても、支払われる額は微々たるものだ。

保険業界は、医師と同じぐらい肥満の大流行を忌み嫌っている。長期戦に備えて姿を隠しているのだ。なぜ彼らは肥満治療に対して支払いを拒否し続けるのか? それは、もし現在の大流行に対処する治療すべてに保険金を支払ったら、彼らの大事な子ブタの貯金箱がからっぽになってしまうからだ。だからそうする代わりに、個人に罪をなすりつけることで、堤防に空いた穴を埋める作業にいそしんでいるのである。彼らは、肥満が自己責任ではないと一度でも認めたら最後、洪水に飲みこまれてしまうことを知っている。

犯人3●医学界

20年前、肥満は社会的問題で、医学的問題ではなかった。私が医師として働きだした頃、小児内分泌学（子どものホルモンに関する研究）を専門にしていた同僚の医師が、肥満の子どもを治療するために医師から紹介状をもらってきた親に対し、よくこんなお決まりの手紙を書いていた。「ご両親さま、当小児内分泌科に関心をお寄せいただき感謝いたします。お子さんは、肥満の治療を目的として当科に紹介されてきたのですが、肥満は栄養と運動の問題であり、内分泌科学の問題ではありません。そのため、かかりつけの小児科で一般的な助言を求められることをお勧めいたします」。紹介されてくる患者の数が明らかに急増し続けているにもかかわらず、いまだにそんなふうに思っている同僚医師も少なくない。

肥満の問題が爆発的に広がり、研究費が注ぎこまれるようになるにつれ、米国糖尿病学会や米国心臓協会をはじめとする多くの専門学会が、肥満の世界的大流行を重要な議題として取り上げるようになった。しかし、医学界は「生活習慣が肥満をもたらし、その肥満がメタボ症候群を引き起こすのだ」と言い続けている。私たち医師は、肥満の悪影響を緩和することに貢献すべきだという役割が自分たちにあることについては自覚している。だが、**多くの医師は、やはり肥満は、肥満になるような行動をした結果だと思っている**のだ。したがって、原因は患者自身にある、という考えが相も変わらず信じられている。

犯人4●肥満ビジネス

彼らは言う。「お客様は意志が弱くて失敗してしまったのです。ですから、わたくしどもにお手伝いさせてください」と。そして、あなたの肥満問題を解決する答えを手にしていると吹聴して、あれやこれやと「秘策」を売り付けてくる。そういった者こそ、肥満につけ入って儲けようとする輩《やから》で、その業界は広大だ。

そのほとんどは、表面上「人助けをしている」ふりをしているが、実際にはその過程で大儲けしている。「ウェイト・ウォッチャーズ」や「ジェニー・クレイグ」のように、物を売り付けることを除けば評判のよいグループ減量プログラムもあるにはあるが、彼らは利益を増大させるために、オプションの自社ブランド減量食品（ナトリウムを多量に含むことが多い）の購入を強く勧めている。

「ニュートリシステム」のようなダイエット・サプリメント企業は、結果を手にしたければ、彼らの食品を購入することが必要だと言って迫る。「カーブス」や「24アワーフィットネス」といったジムは、入会金や更新費を要求する。そしてもちろん、自家用エクササイズマシンの販売業者も忘れるわけにはいかない。深夜に放映されるテレビ通販番組では、必ずと言っていいほど、ムキムキ男が出てきて、ゴム紐か何かを使って運動する様子を見せながら、「あなたもゴムをひっぱれば、ぼくみたいになれる」という暗黙のメッセージを送りつける。

さらには、「肥満専門の物書き」がいる（ああ、ついに私もそのひとりになってしまった！）。著者は、医師や博士号保持者から、ジャーナリスト、ポップカルチャーのセレブ、ペテン師にまでおよんでいる（それらの職業や称号を掛け持ちしている者もいる）。そして皆、あなたの肥満を解決できると標榜し、あれやこれやのダイエット法を説く。

なかには、「アトキンス」や「ゾーン」のように、会社を設立して食品販売を始めた者もいる。そして**皆、相手を納得させる程度の科学知識と一片の真実を差し出すことによって、顧客を釣り上げようとしている**のだ。

減量専門の医師やクリニックには、食欲抑制剤やほかの減量手段の処方箋を出すところもあるが、すべて患者の自己負担だ。もちろん、そうした医師のなかには、医科大学に属している高名な学者で、肥満の生理学を解明しながら人々の命を救おうと奮闘努力している医師もいなくはない。また、外科医のなかには、美容のための脂肪吸引術をする者もいれば、メタボ症候群や心臓病から患者を救うために肥満症治療手術を施す医師もいる。

だが、一部には「切り逃げ」タイプの悪徳医師も確かにいて、小型飛行機で小さな町々を訪れては、短時間でラップバンド手術〔胃の上部にバンドを巻くことによって食べる量を調整する手術〕や胃のバイパス手術〔胃を2つの袋に分け、小腸のルートを変更して消化吸収を阻害する手術〕をしては、すぐに飛び去っていく。そうした医者は被害者から金をふんだくるが、手術の品質管理もせず、術後のフォローアップもまったくしない。医療過誤を引き起こしたあとに雲隠れしてしまう場合もある。

健康保険会社が肥満治療への支払いを渋る一方で、肥満研究に対する費用は惜しみなく注がれている。**製薬業界は、長期にわたって誰にでも効く特効薬、すなわち「肥満ブロックバスター」を生み出すために多大な投資をしてきた。だが、それはしょせん夢物語にすぎない。**なぜなら、第1に、肥満は単一の疾患ではなく、複数の要因が重なった疾患だからだ。第2に、人間の体には、重要なエネルギーバランスを維持するために、たくさんの冗長経路〔同じ機能を持つ別の経路〕があるため、そもそも単一の薬が万人に効くはずがない。そして第3に、メタボ症候群が治療できる単一の薬というものは存在しない（第19章参照）。

肥満で儲けようとする人々や業界には共通点がある。それは、太った人たちの不運につけ入って一儲けしようとしていることだ。その額は、年間1170億ドルにもなる。それらはすべて課金商品であり、自費で即金を支払わなければならない。保険は利かず、割引もない。太った人というのは、やせるためならどんなことでもするものだ。「すぐにやせる」などと銘打ったインチキ商品にもムダ金を使ってしまう。だからこそ、こうした産業は肥満につけ入って儲けられるのだ。

彼らの「解決策」に、1つでも効くものがあるのだろうか。いや、そんな可能性はゼロだ。彼らは「わたくしどもの指示どおりにやれば、魔法みたいに脂肪が消えます」と言う。だが、もし失敗しても、それはあなたのせいになる。うまくいかなかったのは、指示どおりにやらなかったのが原因だ、ということにされるからだ！　これもまた、太った人の気分を落ち込ませる一因である。考えてみてほしい。もし**ダイエット本や食事法やプログラムが誰にでも効くなら、そうしたものは1つだけでいいはずだ。**そんな発見をした人は、ノーベル賞を受賞して、タヒチの豪邸に移り住み、テレビ番組『大富豪のお宅訪問《ライフスタイルズ・オブ・ザ・リッチ・アンド・フェイマス》』の取材を受けることになるだろう。

犯人5●肥満専門の人権活動家

太っていても健康体であれば、社会的にも医学的にもまったく問題はない。やせて座ってばかりいる人よりずっと好ましい状況だ。だが、太っていて「体調が悪い」場合は、何らかの医学的問題を抱えていると考えられる。とりわけ、太っている人の80%が抱えているメタボ症候群の症状があるときは問題だ。もしこのカテゴリーに属しているとすれば、あなたは、メタボ症候群による病気の治療費を払わせ、生産性を低下させ、医療制度を詰まらせることによって、社会に負担をかけていることになる。みずからを早死に駆り立てていることについては言わずもがなだ！

肥満の人々の政治的・社会的権利を積極的に支援している団体のうち、最も活発な「全米デブ容認改善協会」（ＮＡＡＦＡ）はこう言っている。「太っているのは誇らしいことです。太って、健康でいましょう。太っていることに誇りを持ちましょう」。そこに被害者意識はない。私も賛成だ。だが**ＮＡＡＦＡは同時に、肥満の学術的な研究も妨害しようとしている。**「太っているのはまったく正常な状態なのに、なぜ研究なんかしなくちゃならないのか」というのが彼らの言い分なのだ。

たとえば、ＮＡＡＦＡはサンフランシスコ統一学区の教育委員会のメンバーになっており、そのせいで、その地区の学校は肥満に対する研究を行うことができない。なぜかって？　彼らは子どもの体重に注意を引くようなことはすべきでないと考えているからだ。だがこれには理解に苦しむ。我が子を太らせて病気にするようなことには、何かひどい矛盾があるとしか思えない。肥満児の大半は50代に達するまでに糖尿病を抱え、心臓にも問題が起こる可能性が高い。NAAFAが阻止しようとしている科学と研究は、この肥満の世界的大流行を研究し、解決策を導きだすために欠かせないものだ。このような誤った考え方から子どもたちを守るのが、小児科医としての私の義務である。

犯人6●市販食品業界

市販食品業界は、2つのモットーを掲げて肥満の世界的大流行に対応している。まず1つめは、「自分の口に入れた物は、食べた人に責任がある」というもの。だが、本当にそうだろうか？　自分の口に何を入れるかは、「選択力」と「入手しやすさ」に依存しているのではないか？

2つめのモットーは、「どんな食品でもバランスのとれた食生活の一部になりうる」。これは真実ではあるものの、市販食品についてはなじまない。なぜなら、**食品業界のせいで、私たちはバランスのとれた食生活が送れなくなってしまった**のだから。食生活のバランスを崩したのは、当の食品業界なのだ。実に食品業界は、自分たちの事業と、事業を正当化するために使う言い訳の両方によって、肥満の世界的大流行の扇動者になっている。食品企業は繰り返し同じことを言い続けるが、やっていることはそれと正反対だ。

たとえばマクドナルドは、いまや以前より健康的なメニューをそろえて、トレーニングウェアを着たやせた人たちがサラダを食べているコマーシャルを流している。だが、マクドナルドにやってくる大部分の人々は、たとえサラダを食べるつもりでやって来たとしても、結局は、ビッグマックとマックフライポテトを注文するはめに陥るのだ。マクドナルドもそのことは十分に承知している。最近の広告看板に記載されたキャッチコピー「あなたが食べたくてたまらないものを作りました」という言葉がいみじくも物語っている。

カールスジュニア〔世界中に支店を持つ高級ハンバーガーショップ〕が55グラムの脂質が詰まった1030キロカロリーもある驚異の「ウェスタン・ベーコン・シックスダラー・バーガー」のキャンペーンを打ったときの広告は、すらりとした健康的な美男美女が、それをおいしそうに食べているというものだった。だが、こんなものをしょっちゅう食べ続けていたら、あんな体型を保ち続けることなどできるだろうか？

いまや食品は商品になり、保存可能な食材はさまざまな商品取引所で取引されるようになった。投機家は、価格がどれだけ上昇または下降するかを賭けることにより、豚の三枚肉からオレンジジュースまで、あらゆるものについて市場を支配できる。そして、個々の食べ物が商品として扱われるがために、食品供給の変化がもたらす下流効果、ひいては、それに伴う商品価格の影響が世界中で現れている。

安い食品は政治を安定させる。だから、食べ物がいつでもたくさん手に入れられる状態を保ち、価格を極限まで低く抑えることは至上命令だ。誰だって安い食品には賛成だ。アメリカは、国内総生産の7％を食料に支出しており、そのおかげで国民は、より多くのDVDやiPadを買ったり、より頻繁に休暇を取ったりできるようになっている。しかし、消費期限を引き伸ばすための防腐剤にまみれた安価な食品は、結局のところ、ガジェットや休暇すべてを足した額より、ずっと多くの出費（と利子）を強いることになる。

犯人7●アメリカ政府

肥満の流行に対してアメリカ政府がとっている立場は驚くほど矛盾している。2003年、元米国公衆衛生局長官のリチャード・カルモナは、肥満は国家保障上の問題だと述べた。これは本書執筆時の米国公衆衛生局長官レジーナ・ベンジャミン（任期2009〜2013年）の考えでもあり（実は彼女も肥満体だったのだが）、米国陸軍もこの考えを踏襲している。米国公衆衛生局は、アメリカ人は食べ過ぎで、運動量が少な過ぎると言う。ミシェル・オバマ元大統領夫人が先導している「レッツ・ムーブ！」キャンペーンは、学校に野菜畑を作り、子どもたちに外で運動させ、児童栄養法を改訂すれば、子どもの肥満は撲滅できるという考えに基づいている。すべて必要なことではあるが、それだけでは足りない。

アメリカ政府は、あらゆる手段を駆使して食べ物を安く抑えようとする（第16章参照）。農務省は、肥満の大流行におけるみずからの関与を否定することに決め、西側の食習慣を世界中に売りまくっている。「ファームビル」〔5年ごとに見直す農業法案〕は、農家の雇用を確保して農産物を増産するために、農家に対する助成金を提供し続ける。農産物生産者は作物を大量生産して収入を上げる。食品加工業者は、大きなマージンを確保して、消費者に転嫁する。そして農務省は、低所得者に食料を無償提供するプログラムを助成する。

たとえば、「補助的栄養支援プログラム」（SNAP、かつての「フードスタンプ」）〔食料品が買える金券支給制度〕や「婦人児童向け栄養強化計画」（WIC、貧困家庭の乳幼児とその母親に食料とヘルスケアを提供する制度）などがそういったプログラムだが、実際には、低所得者に命をながらえさせ、文句を言わせないようにするための制度だ。2007年まで、WICはロビイストの圧力に屈していた。そして、**白いパンや糖分の多いジュースといった不健康な食料品を主に提供していた。**

「フードピラミッド」**（図表2-2）**は、1974年に発表され、その後5年ごとに改定されて、2005年の「マイピラミッド」でクライマックスに達した連邦栄養ガイドラインだ。しかしそれは、**一度として科学に基づいて作成されたものではなかった**。実際には、上部と下部がやたらに重く、ピラミッドなどとはまったく呼べない代物だった。見直しを求める医学界からの強い要望に応え、フードピラミッドは2011年についに破棄された。そして、「マイピラミッド」は、「マイプレート」に変貌したのである**(図表2－3)**。

「食事摂取に関するガイドライン諮問委員会(DGAC)」が2010年に公表した最も直近のガイダンスによれば、肥満は問題であるため(なんと!)、今より脂質、糖分、塩分を減らした食事をとるようにしなければならないという。だから、フルーツや野菜をもっとずっと多くとり、残りの食品はすべて減らすべきだ、ということになった。だが、これは当たり前のことだ。この程度のことだったら、みんなとっくに知っていたのでは？　食べる分を減らす？　どうやって？　食べる量を減らすようなことができるのなら、肥満の大流行などそもそも起きていない。私たちは減らすことができないのである。

肥満の大流行の利害関係者は、皆一様に同じことを言う。「太っているのは、自分に責任がある。自業自得なんだ。自分で墓穴を掘ったんだよ」と。そうした非難はすべて、たった1つの固定観念から発している。すなわち**「どの食べ物でとろうがカロリーは同じ働きをする」**という考えだ。

図表2-2

医師から総スカンだった食事指針
——農務省の栄養ガイドライン

この食事指針は、1日2200キロカロリーの食生活において、添加砂糖を1日小さじ12杯未満に制限するように勧めていた。また、脂質は1日のエネルギー摂取量の30%を超えないように勧めていた。これは、2200キロカロリーの食生活では、添加脂質と自然に生成される脂肪の合計73グラム分に相当する。

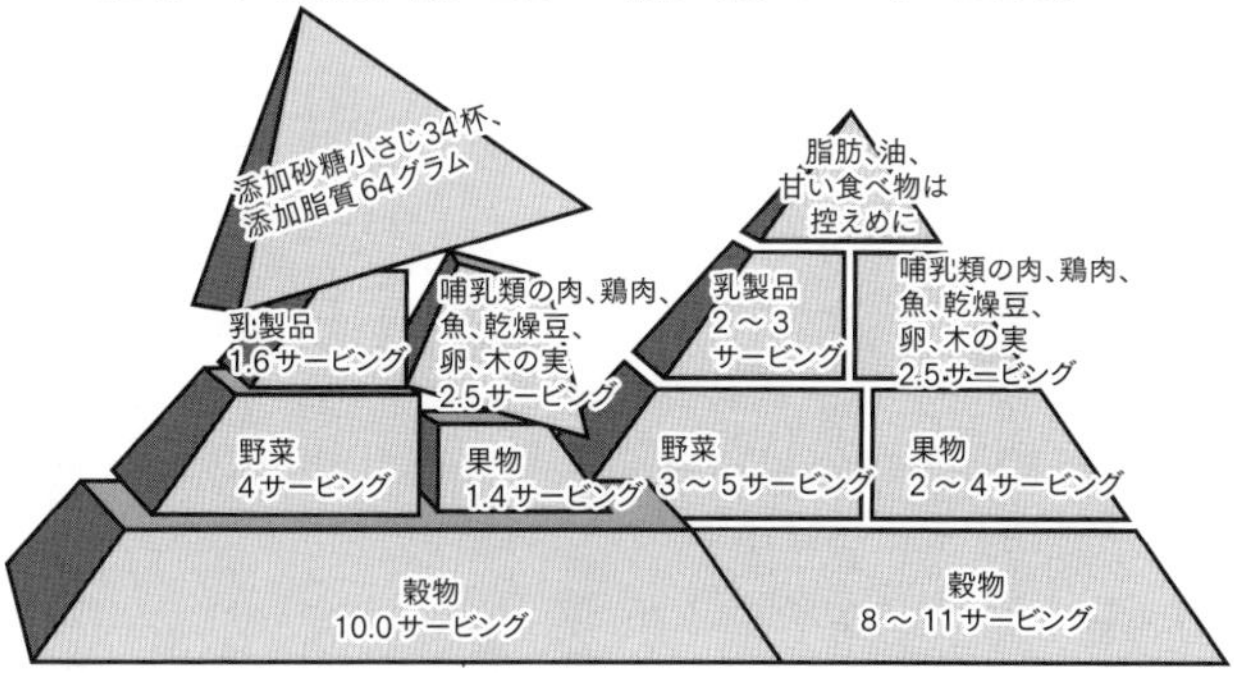

損失調整された食物供給ピラミッド
（出典：農務省経済調査局）

農務省／保健社会福祉省の
食物ガイド・ピラミッド

2005年ごろに製作された、農務省の伝統的なフードピラミッド。穀物をより多くとり、脂質と糖分を減らすように推奨していた。左側は、アメリカ人が実際に食べていたものだ。ピラミッドというより砂時計の形に近い。〔サービングとは、食品の分量の目安のことで、このフードピラミッドの場合は農務省によって定められていた。たとえば、穀物の場合の1サービングは、食パン1枚、シリアル1カップ、調理済みの米やパスタ2分の1カップにあたる〕

図表2-3

新しい栄養ガイドライン

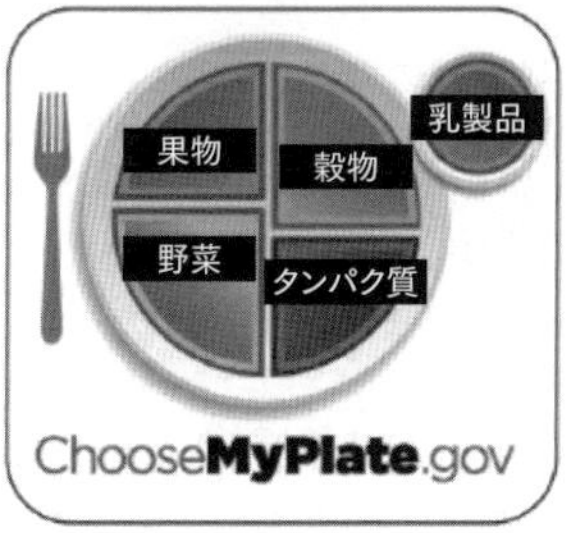

消費者グループからの圧力と判明しつつあった科学的内容に基づいて、「ピラミッド」は過去の遺物として追放され、「マイプレート」が2011年に農務省に採用された。マイプレートは、皿の半分にあたる量の野菜・果物をとり、皿の4分の1にあたる量の繊維を含む炭水化物（玄米など）、同じく4分の1にあたる量のタンパク質（低脂肪のものが望ましい）をとることを勧めている。この変更によりアメリカ人の食生活にはたして変化が生じるかどうかは、しばらく経ってみないとわからない。

食べる量を減らすとエネルギーが燃えにくくなる

肥満大流行を引き起こしたもののヒントは、そこらじゅうに転がっている。今こそ余分なカロリーがどこに行ったかを調べるときだ。肥満のジレンマへの答えは、そうしたデータのなかにある。

「どの食べ物からとろうがカロリーは同じ働きをする」という考えには、問題が3つある。まず、**食べ物が大量かつ簡単に手に入る昨今、カロリーを燃やし尽くせる人などいない**、という事実だ。1枚のチョコレートチップクッキーのカロリーを燃やすには、約20分間ジョギングしなければならない。ビッグマックを1個食べてしまったら、自転車を4時間も漕ぐことが必要になる。でも「ちょっと待って」とあなたは言うかもしれない。「オリンピック水泳選手のマイケル・フェルプスは1日1万2000キロカロリーもとっていたのに、全部燃やし尽くしたじゃないか」と。

もしそれが私たち全員に当てはまるのなら、ダイエットと運動は効果を発揮するはずだ。食べた量より多くのカロリーを燃焼できれば体重は減るはずだから（第13章参照）。そして、ダイエット薬も効くはずだ。薬を飲んで、体内に入れる食物を減らしたり、体が吸収するカロリーを減らしたりすれば、体重は減るはずだから。だが、薬は約束どおりの効果を届けてはくれない。最初のうちは効き目があっても、しばらくすると体重が減らなくなる[*2]（第4章参照）。

なぜだろう？　薬を飲まなくなるから？　いや、そんなことはない。ではなぜ薬の効き目がなくなるのか？　その答えは、「体は脳より賢いから」だ。**エネルギー消費量が、減少したエネルギーの摂取量にあわせて減ってしまう**のである。だから、どの食べ物でとろうがカロリーは同じ働きをする、とは言えないのだ。なぜなら、**カロリーの消費量は体にコントロールされていて、摂取されたカロリーの量だけではなく、その質にも依存しているから**である。

同じ炭水化物でも「果糖」は必ず脂質になる

2つめの問題は、もし「どの食べ物でとろうがカロリーは同じ働きをする」のだとしたら、脂質はどんなものでも同じ働きをすることになってしまう。脂質はどれも燃やされると、1グラムにつき9・0キロカロリーのエネルギーを放出することになっている。だが、実際には**脂質はすべて同じではない。**よい脂質（たとえば抗炎症性のような貴重な特性を持つもの）もあれば、悪い脂質（心臓病や脂肪肝疾患などをもたらすもの。第10章参照）もある。

同様に、あらゆるタンパク質もアミノ酸*3も、どれも燃やされると1グラムにつき4・1キロカロリーのエネルギーを放出するということで、すべて同じ働きをするということになってしまう。だが、タンパク質には、食欲を減らしてくれる質の高いもの（たとえば卵）もあれば、インスリン抵抗性とメタボ症候群に関連性が見出されている分枝鎖アミノ酸を大量に含む質の低いもの（たとえばハンバーガーのパティなど）もある（第9章参照）。

最後に、あらゆる炭水化物も、燃やされるとき、1グラムにつき4・1キロカロリーのエネルギーを放出するから、すべて同じにならなければならなくなる。だが、実際にはそんなことにはならない。炭水化物の分解に関する個々のデータを詳しく見ると興味深いことがわかる。炭水化物には、2つのクラスがある。つまり、**デンプン**と**糖分**だ。デンプンはブドウ糖《グルコース》だけでできていて、あまり甘くなく、体内のあらゆる細胞でエネルギー源として使われる。糖分《シュガー》にはいろいろな種類があるが（ブドウ糖、ガラクトース、麦芽糖《マルトース》、乳糖《ラクトース》など）、私がここで（および本書全体をとおして）「糖分」と言うときには、「甘い」糖、つまり、果糖《フルクトース》分子を含んでいる**ショ糖**（砂糖の主成分）と**異性化糖**を指す（異性化糖とは、主にトウモロコシから作られる高フルクトース・コーンシロップのことで、含まれる果糖が50％未満のものは「**ブドウ糖果糖液糖**」、50％以上90％未満のものは「**果糖ブドウ糖液糖**」、90％以上のものは「**高果糖液糖**」と呼ばれる）。

果糖は非常に甘く、例外なく脂質に代謝される（第11章参照）。これが悪者ナンバーワンだ（悪者はほかにもいる）。**果糖は、この厄介な物語において、あなたをダークサイドに引きずり込もうと手ぐすねひいている、肥満帝国のダース・ベイダー**だ。

果糖の量がこの100年で6倍に激増

「どの食べ物でとろうがカロリーは同じ働きをする」という考えにまつわる第3の問題は、元米国保健福祉省長官のトミー・トンプソンが2004年に口にした「とにかくぼくらは食い過ぎなのさ」という言葉に表れている。一見すると、私たちは今、あらゆるものを以前より多く食べるようになったように思える。だが本当は、「あらゆるもの」を多く食べているわけではない。実際には、以前より多く食べるようになった食品もあれば、食べるのが減った食品もある。そういった食品が何であるかを知れば、肥満の世界的大流行を阻止する鍵が見つかるはずだ。

米国農務省は、消失する栄養素について記録をとっている。そうしたデータを見ると、肥満の世界的大流行が加速しても、タンパク質と脂質の合計摂取量は比較的一定のままに留まっていることがわかる。しかし、1980年代に米国医師会、米国心臓学会、米国農務省がこぞって「低脂肪」食習慣に切り替えるガイドラインを作成したため、総摂取カロリーの割合に脂質が占める割合は低下した（40％から30％に減少）。タンパク質の摂取量は、15％前後と、比較的一定の割合を保っていた。

しかし、総摂取カロリーが増えたのに、脂質の総摂取量が変わらなかったとすれば、何かほかの栄養素の摂取が増えたはずである。その答えは、炭水化物のデータを調べればわかる。実は、**総摂取カロリーに占める炭水化物の割合は、40％から55％に増えていた**のだ。[*4]

私たちが摂取する炭水化物は確かに両方のクラスとも（すなわちデンプンも糖分も）増えていたものの、総摂取カロリーにおけるデンプンの総摂取量は、49％から51％に微増しただけだった。ところが、果糖の摂取量は8％から12％に増加し、場合によっては（特に子どもたちのあいだでは）、総摂取カロリーの15％にまで達していたのである。

というわけで、私たちが以前より多く口にしているものは糖分、しかも特に果糖であると考えるのが筋だろう。**私たちが口にする果糖の量は、過去30年間に2倍になり、20世紀の100年間では6倍になった。**世界的なジレンマを解く鍵は、人々の食生活におけることの変化を理解することにある。

現在固く信じられている考えにあるこれら3つの矛盾点から、ある教訓を導くことができる。それは、「**カロリーによって働きが異なる**」ということだ。というより、次のように言いかえたほうがいいかもしれない。「燃やされるカロリーはすべて同じ働きをするが、口にするカロリーは同じ働きをするわけではない」と。そしてここにこそ、肥満の世界的大流行を理解する鍵がある。つまり、**私たちが口にする食品の質は、食べる量に影響を与えるのだ**。それはまた、カロリーを燃やしたいと思う気持ちにも影響を与える。では、「肥満は自己責任」論は？　それは本物の科学によって粉砕されるべき都市伝説の１つだ。

第3章●あなたは「誰か」に太らされている

肥満が自己責任ではない6つの理由

シエナの体重は20キロ。だが彼女はまだ1歳だ。産まれたときにはすでに4・5キロもあり、大き過ぎたために帝王切開で生まれてきた。母親は肥満ではないが、父親は太っている。妊娠中に行った母親の糖尿病検査は陰性だった。

産まれた瞬間からシエナの食欲はものすごく、母乳だけではとても足りなかった。彼女の月齢の平均的な赤ちゃんは、粉ミルクを約1リットル飲むところ、シエナは1日に約2リットル飲んでいた。

生後6カ月になったとき、私たちは離乳食に切り替えるように母親に伝えた。以来、シエナはとめどなく食べ続け、母親が食事を与えないと泣きわめいた。彼女の血中コレステロール値と血圧はすでに高いレベルにある。

シエナはみずから選んだ行動のせいで肥満になったのだろうか？　それは学習行動だったのだろうか？　だとしたら、どこでそのような行動を学習し、誰から教えられたというのだろう？　１歳にして、母親をあやつり、自分の欲しいものを手に入れるすべを身につけていたとでも？　彼女は自分で選んだ行動に対する自己責任を負うべきなのだろうか？「どの食べ物でとろうがカロリーは同じ働きをする」という考えに基づけば、まず行動が先に来るはずだ。「自己責任」には「選択」という意味合いがある。つまり、ある行動をもたらすことになった決断が意識的に下された、ということだ。

こうした行動は、何らかのメリットまたはデメリットを学習した結果として起こる（たとえば、子どもがコンロに触って、それは熱いと学ぶようなこと）。しかし、学習して肥満を選んだ、などということがありうるだろうか？　それは、あらゆる肥満の人について言えることなのか？　というより、そんなことが当てはまる人が、１人でもいるだろうか？　肥満の原因が「自己責任」にあることを疑問視すべき理由は６つある。

理由1●誰も好きこのんで肥満にならない

肥満については、「自己責任」という概念が必ずしも当てはまるとは限らない。現代の社会では、次の疑問について考えてみることが必要だ。肥満を自分の強みとみなす人などいるだろうか? 肥満を好ましいとか、まねしたいとか思う人がいるだろうか?

現代の西側世界では、おしなべてやせていることを賛美し、太っていることをけなす。肥満はさまざまな医学的合併症を伴うことが多く、肥満の人は、心臓病や2型糖尿病を抱える可能性が高い(第9章参照)。肥満の人には、医療費が2倍かかる。[*1] デート、結婚、妊娠についても、そうでない人より問題を抱える率が高いことも研究で明らかになっている。また肥満の人は貧しいことが多く、高給の仕事についていても、同じランクの同僚より給料が低い傾向にある。[*2]

では、同じ質問を子どもたちについてしてみよう。シエナが、肥満を自分の強みだと考えるようなことがあるだろうか? 彼女は意図して肥満になったのだろうか? **肥満の子どもたちの生活の質は、がんの化学治療を受けている子どもたちのそれに近い。**[*3] 彼らは、仲間外れにされ、いじめの対象になる。自尊心が低く、恥の感覚や自己嫌悪、孤独感に悩む子も多い。

子どもたちに写真を見せ、遊び相手にしたい人物を選ばせた研究がある。写真はすべて違う子どものもので、形態異常があったり、車イスに乗っているような、身体的な障害のある子もいた。研究者は子どもたちに、どの子と遊びたいかと訊いた。その結果、肥満した子の順位は最下位だったのだ。明らかに肥満体は、人々のあいだで、とりわけ子どもたちのあいだで、憧れの体型ではない。

とはいえ、肥満に対するこの見方は、肥満の人自身の考えとは必ずしも一致しない。彼らは自分たちを加害者と見ており、被害者であるとは考えていないのだ。肥満の人はよく、自分が行動をコントロールできなかったのが原因だから、太ったのは自分のせいだとわかっていると言う。

彼らの多くはヨーヨーダイエット〔リバウンドを繰り返すダイエット〕を経験する。しばらくは体重が減るが、リバウンドしたときには自分を責め、その原因が性格の弱さにあると考える。暴食について話すこともよくある。これは、ダイエットがあまりうまくいっていないという合図だ。

このように自制がきかなくなった経験があるため、肥満の人は、もともと自分に状況を支配する力があったように思い込んでいる。だが、本当にそうなのだろうか？

理由2●ダイエットも運動も効果がない

もし肥満が、増加したエネルギー摂取と減少したエネルギー消費だけの問題なら、摂取量を減らし（ダイエットする）、消費量を増やせば（運動する）効果が出るはずだ。また、もし肥満が学習行動によるものなら、そうした行動を変えれば、太るプロセスをひっくり返して、体重が減らせるはずである。たまたま、ある種の行動とライフスタイルの変更で大きな成功が得られた例があったため、この2つは肥満治療の基本になった。

セレブがダイエット成功例を披露するケースもある。たとえば、カースティ・アレイ〔1951年生まれの女優〕やオプラ・ウィンフリー〔1954年生まれの司会者〕などは、自分たちのダイエットを、まるで最新流行のファッショナブルなハンドバッグみたいに勧める。彼らは自分の経験談をテレビで話し、自分と同じようにライフスタイルを変えることは、誰にだってできると視聴者に信じ込ませる。そして、ワードローブに秋の新色の服を加えるように、体重を減らせば魅力的になって幸せが手に入る、と説くのだ。

食生活のコントロールと運動を通じて「正常な人」の体重削減（と数多くの失敗）の結果を見せる『ザ・ビッゲスト・ルーザー』のようなリアリティ番組もある。世の中に知られ、賞金を手にし、常に注目を集められるようになるというのであれば、たいていはどんな人だって、しばらくのあいだなら、食生活と運動を変えることができる。どんな雑誌や深夜の通販番組でも、新しい減量手段を売り込もうとする業者は、45キロもやせたというような人の「ビフォー・アフター」写真を載せている。

こうしたダイエットと運動が、行動変化をもたらし、それがずっと続くかどうかは、大いに疑問だ。なんといっても、世間の注視のなかで生きているのに、カースティ・アレイにしてもオプラにしても、何度もリバウンドしている（そして、その都度、最新のミラクルダイエットが流行りだし、無数のダイエット本が売られ、新しい教祖が選ばれる、というサイクルが繰り返される）。『ザ・ビッゲスト・ルーザー』の出場者たちの大部分が、番組終了後にリバウンドして戻って来ることについては多くの報告がある。そのうち最もよく知られているのは、シーズン3のチャンピオンだったエリック・ショパンの例で、彼は『オプラ・ウィンフリー・ショー』のなかで、優勝したあとに落とした体重の半分が戻ってきてしまったという情けない話をした。ブログにはこう書いている。「まだ増えた分を落としきれていない。何が問題なんだろう」と。

顕著なリバウンドは、減量手術を受けた患者の最大3分の1にまで見られる（第19章参照）。その理由は、肥満の原因がまだ取り除かれていないからだ。原因に直接向き合わない限り、リバウンドは例外ではなく、当然起こるべきことになる。

カロリー摂取を制限し身体運動を増すことによって環境を厳しくコントロールすれば、

体重は落ちる。これは、環境のコントロールが続くかぎり、効力を発揮する。その完璧な例が陸軍の新兵だ。彼らの体重は、監視された食生活と激しい運動により一貫して減り続ける。これはまた、アメリカ全土で続々と登場している「ファットスクール」や「ファットキャンプ」についても言える。

親は体重超過気味の子どもを夏休みにこうした施設に送り、子どもがやせて帰って来た姿を見て感激する（キャンプに送られた子どものほうは親に恨みを抱いているかもしれないが）。役作りのために体重を増やし、撮影終了後に減量するハリウッドスターの話もこと欠かない（ロバート・デ・ニーロの『レイジング・ブル』を覚えているだろうか？　もちろん、彼らには専属トレーナーと栄養管理士が、24時間つきっきりで口に入れる食べ物を監視している）。そうした減量結果はドラマティックなものではあっても、維持するのは普通簡単なことではない。「環境のコントロール」は「行動のコントロール」とは違うのだ（第17〜18章参照）。

本当の問題は、体重を落とすことではなく、意味のある期間にわたって、落とした体重を維持することにある。どんな生活習慣の変化でも、たいてい最初の3カ月から半年のあいだは減量効果を発揮することを示す報告は無数にある。しかし、そのあと体重が一気に戻ってくるのだ。[*4] 意味のあるレベルで減量を維持できる人の数は非常に少ない（図表3－

図表3-1

みんなリバウンドする
——減少した体重を９年間維持できた肥満の人の割合

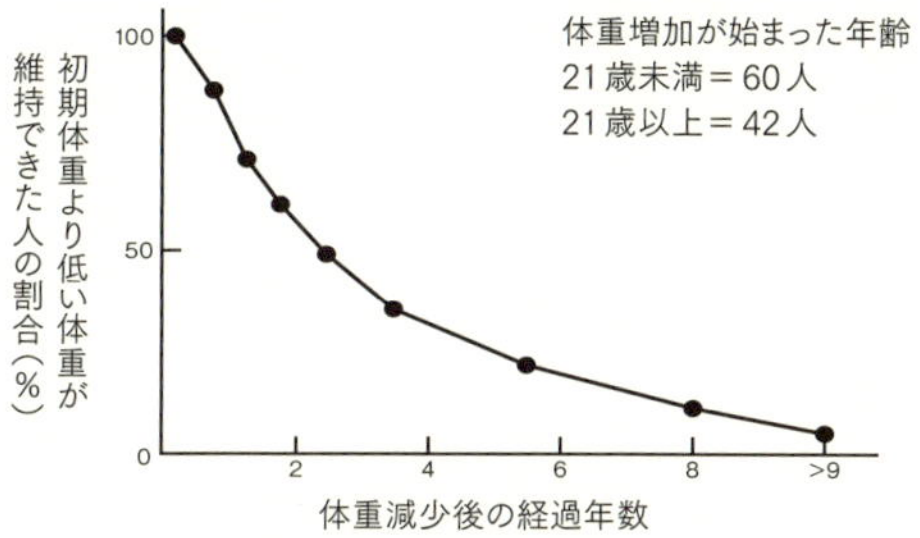

1)。

とはいえ、世間に認められている治療法は「行動またはライフスタイルの改善」というものなので、リバウンドしたら、それは「自己責任」ということになってしまう。リバウンドした人は、ヘルシーなライフスタイルを「選ぼう」としないから、そうなったのだ、とみなされるのだ。そのため医師も保険業界も、そうした状況に介入するのは自分たちの責任だとは考えない。

子どもについても同じことがいえる。注目に値する個々の成功例がいくつかあったせいで、行動またはライフスタイルの改善は肥満治療の基本になった。しかし、これはほとんどの肥満した子どもたちにとって効果のある治療策ではない。**ダイエットが必ずしも効果を発揮しないことは研究によって判明している。運動療法は、さらに効果が**

低い。そして残念なことに、シエナのような子どもにとって、1歳という年齢では、ランニングマシンに乗って走るようなことは不可能だ。さらに、肥満「予防」のためにライフスタイルを変える効果はほとんどないどころか、行動を変えることもまずできず、BMIが改善できる可能性は本質的にゼロである。

理由3●世界中の人が同時に太っている

肥満の流行がアメリカだけで起きているなら、それはただの「流行《エピデミック》」だ。つまり、特定の地域だけで起きる病気の勃発である。もしそうだったら、その病気を引き起こしたということで、アメリカの文化を責める人がいるかもしれない。アメリカの教育と技術的優位性の低下により、アメリカ人には「太っている怠け者」すなわち「暴食と怠惰」というレッテルが貼られてしまった。だが肥満はいまや「世界的大流行《パンデミック》」、すなわち全世界の問題である。イギリス、オーストラリア、カナダも、アメリカのすぐ後につけている。さらには、過去10年間に、肥満の子どもたちは、フランスでも5%から10%に、日本では6%から12%に、そして韓国では7%から18%に増加した。[*5] 実のところ、肥満と慢性代謝性疾患は、それまでそうした問題が一度も発生したことがなかった発展途上国でも起きている。[*6]

かつて、マレーシアのような比較的貧しい国では、栄養失調が問題だった。しかしいまやマレーシアは、地球上で最も2型糖尿病の多い国になっている。中国では小児肥満が広がり、その割合は都市部では8％に達した。ブラジルの肥満増加率は、２０２０年までにアメリカの肥満増加率に追いつくと予測されている。深刻な栄養失調の問題をいまだに抱えているインドでさえ、肥満は避けて通れない。２００４年に17％だった体重過多のインドの子どもたちの数は、いまや27％にまで増えているのだ。シエナはもはや稀なケースではない。同じような子どもが世界中で生まれている。肥満と2型糖尿病における最大の増加率を示している地域はアジア（とりわけ環太平洋地域の国々）とアフリカだが、[*7]それらの国の多くは富裕国ではない。**今では、世界中のどこに行っても、肥満の問題を免れることはできない**のだ。

これはアメリカだけの問題でも、オーストラリアだけの問題でも、イギリスだけの問題でも、日本だけの問題でもない。肥満はグローバルな問題なのだ。これらの国々では、アメリカと同じように、暴食の方向に突き進む文化的な変化が起きているのだろうか？　小児肥満は、知性や、社会的階級、さらには大陸さえ問わずに起こっている。

世界中の国に共通して起きた、過去30年間の変化とは何だろう？　「はじめに」の章で紹介したように、「アメリカの食習慣」は今や「工業化し、グローバル化」してしまった。アメリカのファストフードやテレビ文化をよく思わない国々があっても、アメリカの食生活は実質的に世界中に浸透している。アメリカのファストフード文化は、味、長い賞味期限、低い価格、輸送のたやすさ、そしてその「クールな」要素（効果的なマーケティングのおかげ）によって、いまや世界標準になっている。

こうした食べ物が受け入れられた背景には、地域の飲料水の汚染問題もある。市販のソフトドリンクは往々にして飲料水より安全で安く、手に入れるのもボトル入りの水より楽なのだ。[*8] それらはまた牛乳より安く、手に入れるのも、ずっと簡単だ。

理由4●動物も太っている

ある最近の報告によると、**ここ20年のあいだに、飼育動物の体重増加が見られた**という。この研究は、ネズミからオランウータンまでの8種、2万2000匹の動物の記録を調べたものだ。[*9] 研究対象の動物たちは、世界中の研究所や動物園など、人間の手によって作られた人工的なコロニーで暮らしていた。動物たちは、人間のように市販食品を食べるようなことはしない。とはいえ、彼らのえさは、私たち人間のものと同じように加工されていて、その一般的な原材料も人間のものと同じだ。さらに、こうした動物たちは、私たちと同じ水を飲み、同じ空気を吸っている。

なぜこうした事態が起きているのかはまだわからないが、動物でさえ体重増加の兆しがあるということは「自己責任」論を否定するものであると同時に、地球上のあらゆる生命が何らかの環境刺激の悪影響をこうむっているという考えを支持するものだ（第15章参照）。

理由5●低所得者も太っている

前に述べたように、自己責任には「選択」という意味合いがあり、普通それは意識的な選択を指す。だが、選択の余地がないところでは、自己責任など、とりようがないのではないだろうか？　貧しい人たちのほうが豊かな人たちより肥満や慢性病に陥る率が高いことは、よく知られている。この理由はたくさんあり、1つに絞るのはむずかしい。アメリカの低所得者については、「自己責任」論に反論すべき理由が2つある。

まず、潜在的な遺伝要因にまつわる問題がある。アフリカ系アメリカ人とラテン系アメリカ人が、白人たちより経済的に恵まれていないことはよく知られている。この2つの人口統計グループの肥満率は白人より高く、メタボ症候群のような肥満に関連する医学的問題を抱える可能性も高い。[*10] 実に、ラテン系アメリカ人の40％とアフリカ系アメリカ人の50％は肥満だ。ある種の遺伝的変異は、特定のマイノリティー集団により多く見られる。

こうしたDNAの差異は、高率の肥満や脂肪肝のような、ある種のメタボ症候群の原因の一部になっているのかもしれない（第7章と第9章参照）。遺伝子構造は、どうひっくり返っても選択した結果だとは言えない。

　次に、入手しにくさの問題がある。高額だけれども食物繊維と栄養豊かで糖分の低い新鮮な非加工食品が買える富裕層の「ヘルシー」な食生活と、主に冷蔵保存が不要な長い賞味期限を持つ安い加工商品と飲料からなる低所得者の不健康な食生活とのあいだには違いがある。だが、入手しにくさは値段の問題だけではない。アメリカ全土を通じ、**貧しい地域には、「ヘルシー」な食品が購入できる農産物直売所やスーパーマーケットや食料品店がない場合が多い**のだ。[*11] 多くのスーパーマーケットが、売上の少なさや犯罪のせいで、貧困地区から撤退してしまった。

　アメリカ全土の都市労働者階級が住む地区は、「食物砂漠《フードデザート》」と呼ばれている。というのも、健康的なライフスタイルを維持することができないからだ。あなたが食料品を購入できる唯一の場所が加工食品を並べた街角の店だけだったら、あなたが何を食べるかは「選択」の結果だと言えるだろうか？　サンフランシスコの裕福な地区では、ほぼあらゆるブロックに必ずオーガニック食料品店があるが、サンフランシスコの貧しい地区では、各街角にチェーンのファストフード店がまばらにあるだけだ。

　たとえあらゆる商品が低価格で手に入ったとしても、貧しい人には冷蔵庫がないかもしれないし、場合によってはキッチンすらないかもしれない。多くの一室居住ホテル《SRO》〔低所得者向けの居住施設）にはホットプレートしか備わっておらず、ヘルシーな食事を保存したり料理したりするスペースもない。貧困家庭の親の多くは複数の仕事を掛け持ちしているため、帰宅して子どもたちにヘルシーな食事を作ることができず、ファストフードやピザに頼っている。

最後に、貧困者は「食料不安」にさいなまれている。次の食事が手に入れられるかどうかわからないとき、人々は大きなストレスにさらされる（第6章参照）。そのため、できるときに、手に入るものを食べてしまうのだ。そしてそれは通常、加工食品だ。そうしたレベルのストレスは、「選択」という考えにはなじまない。ストレスをこうむっている人々は、理性的な選択ができない。とりわけ、短期的な目標（たとえば空腹を満足させる）と長期的目標（よい健康を確保する）のどちらかを選ばなければならないようなときに、よい選択をするのは困難だ。

理由6●乳幼児も太っている

ここ40年間の小児肥満の傾向を調べると、すべての年齢層に影響が現れていることがわかる。しかし、**過去10年間に最も高い肥満上昇率を示したグループは、2歳から5歳までのグループだ。**[*12] この年齢層のグループの肥満原因を自己責任や自由裁量に帰すことは不可能だ。乳児は、いつ、何を、どれぐらい食べるかを決めるようなことはしない。買い物をしたり自分の食べる物を調理したりもしない。とはいえ、どんな親でも知っているように、子どもたちは大声で、スーパーマーケットで自分の好みを主張することはできる。

研究によると、子どもたちは、8歳になるまでテレビ番組とコマーシャルの違いがわからないそうだ。アメリカの子どもたちは、平均すると1日3時間から4時間テレビを観ている。テレビ番組には、子どもたちにターゲットを絞り、宣伝する商品が必需品であるかのように洗脳するコマーシャルがちりばめられている。*13 何がマーケティングで、何がそうでないかがわからなければ、そうした攻撃からどうやって身を守れるというのか？

さらには、生後6カ月の乳児における肥満の流行さえ見受けられる。*14 赤ちゃんはダイエットも運動もしない。やるのは、母乳か粉ミルクを飲んで、ベビーベッドで寝ることだけだ。肥満の原因は、現在の食習慣と運動不足だと社会はすぐに批判するが、この生後6カ月の肥満児たちについては、どうやって説明するというのだろう？

肥満の流行に関する理論がどんなものになろうが、それは、この乳児たちの肥満原因も説明できるものでなければならない。**食習慣と運動不足という理論は、こと、この生後6カ月の乳幼児グループについては、まったくつじつまが合わない。**この章の冒頭のシエナや、そのほかの生後6カ月の肥満乳児は、肥満の原因が自己責任だという考えから不利益をこうむっている。こうした子どもたちは、加害者ではなく、被害者なのだ。だが、何の被害者なのだろう？　そして何から被害をこうむっているのだろうか？

自己責任でないなら、誰のせい？

こうして私たちには「なぞなぞ」が残された。人々は今、食べ過ぎ、運動不足に陥っている。2050年までに肥満は常態になり、もはや例外ではなくなってしまう。異常な行動が肥満を引き起こすのだろうか？　もしそうだとしたら、行動が基本であり、行動は選択であり、自己責任が主な原因だということになる。だが、もしそれが逆だったら？　もし体重増加の生化学的プロセスが、そうした異常な行動を引き起こすのだとしたら（第4章参照）？

自己責任について異議を唱えることは、「自由意志」に異議を唱えることに等しい。「自由意志」とは、「外部の状況や必要性によって制限されることなく自由な選択を行う力」と定義されている。では、誰が選択を下しているのだろう？

哲学者や科学者は、何世紀にもわたり、このトピックについて議論を闘わせてきた。アルバート・アインシュタインはこんなことを言っている。「もし月に自我があったら、月は、地球を回る軌道を永遠に回り続けながら、自分の意志で回っているのだと思って疑わないだろう……それと同じように、人間より高度な洞察力とより完璧な知性を持つ存在が人間とその行動を見たら、人間がみずからの自由意志で行動していると思い込んでいる姿をほほえましく思うに違いない」と。

ペンシルベニア大学のアントニー・キャッシュモアは最近、自由意志とは、実際には、DNAと環境および何らかの確率過程（ランダムなプロセス）の相互作用であるという説を提唱した。*[15] DNAは変えることができないし、ランダムなプロセスはランダムに起こるものだから、見張り番の役目を果たすもの、そして手を加えることができる唯一の要因として私たちに残されているのは、環境だけだ。

肥満をもたらしているのは誰か、あるいは何なのかという議論が近いうちに収束する気配はない。しかし私は、肥満の人に、その原因として自己責任を押し付けるのは、次の非常に実質的な理由から理性的な議論にはなりえないと主張したい。つまり、そんなことを押しつけたら、肥満を改善するあらゆる努力が前に進めなくなってしまうのだ。**肥満の世界的大流行は私たちの生化学的反応の変化が原因で、それを引き起こしたのは環境の変化**なのである。第Ⅱ部では、行動は二次的な原因であること、そしてそれは私たちの体の生化学的反応によって引き起こされるものであることについて説明しよう。

第Ⅱ部

脳があなたを太らせる

第4章●エネルギーを体に貯めさせる元凶ホルモン

食べ過ぎるのはあなたの意思のせいではない

メアリーは16歳。大脳の視床下部《ししょうかぶ》（脳の基底部にあり、体内のホルモン調節を司っている部位）に腫瘍がある。彼女は10歳のとき、腫瘍を壊死《えし》させるために全脳に放射線を照射する治療を受けた。それ以来、毎年14キロほど体重が増え、私が治療を担当したときには100キロ近くになっていた。何か物を食べるたびに、インスリンのレベルはとてつもない値にまで急上昇した。脳の損傷により、「視床下部性肥満」と呼ばれる治療がむずかしい体重増加に悩んでいたのである。

家ではいっさい動こうとせず、学校で勉強するのもままならず、非常に深いうつ病を抱えていた。研究調査の一環として、私はメアリーに、インスリンの分泌を減少させるオクトレオチドという薬を投与した。すると、1週間もたたないうちに母親から電話がかかってきた。「ラスティグ先生、びっくりするようなことが起きました。メアリーは今までタコベルに行くと、タコスを5つとエンチリート1つ食べても、まだ足りなかったんです。でも今ではタコスを2つ食べただけでお腹いっぱいになります。それに、家事まで手伝ってくれるようになったんですよ！」

薬物治療が始まったあと、メアリーは私にこう言った。「腫瘍ができてから初めて、もやもやがとれ、頭がすっきりした気分がします」。その後1年以内に、メアリーは抗うつ薬をやめ、22キロ近く減量することができた。

この事例では、誰に責任があるというのだろう？　この例に自由意志は関与しているだろうか？　そして、なぜメアリーは減量に成功できたのだろうか？　もし肥満が本当にエネルギーの過剰摂取（暴食）とエネルギーの燃焼不足（怠惰）の結果だとしたら、過去16年間肥満の子どもたちを診てきた私は、完全にムダな努力を払っていたことになってしまう。だが実のところ、私は長年にわたり、やる気をおこさせようとしたり、頼んだりすかしたり、議論したりして、子どもたちの行動を変えさせようとしてきたのだが、結局のところ、それは不可能だと思い知らされたのだ。

それに、親の行動も変えることはできない。メアリーのケースや、彼女のような子どもたちのケースを扱うことによって、私には、肥満に関する現在の考え方の何が問題なのかが見えてきた。一言で言うと、**行動を引き起こしているのは、意思ではなく、生化学的反応とホルモン**だということだ。

「体のしくみ」を知らないと行動は変えられない

生化学反応が最初にあるという考えは別に新しいものではない。だが、これこそ、医師も科学者も一般の人々も、皆受け入れなければならない考えなのだ。次のケースを考えてみよう。1日38リットルもの水を飲み、1日38リットルもの尿を排泄する患者に出会ったとする（かなり異常な症状だ）。彼の問題は何だろう？　心因性の飲水行動をとる行動障害の患者だろうか？　そうかもしれない。だが、腎臓のレベルで水保持ホルモンが働かない「尿崩症《にょうほうしょう》」という病気にかかっている可能性のほうが高くはないだろうか。

さらには、スープを飲みながら寝込んでしまう25歳の青年はどうだろう。夜じゅうパーティー三昧していたのだろうか？　そうかもしれない。だがそれよりも、中脳を刺激して覚醒させるホルモン「オレキシン」の異常が引き起こす発作性睡眠《ナルコレプシー》を抱えている可能性のほうが高くはないだろうか。

これらはすべて、体の生化学反応が行動を引き起こしている例だ。統合失調症は過去100年のあいだ精神疾患とみなされてきた。だがいまやそれはドーパミン神経伝達の障害で、この生化学的な問題を治療しなければ、たとえどれほど多くの精神療法をほどこしてもムダであることがわかっている。このように**「生化学的欠損」が引き起こした問題であるにもかかわらず、それを「行動障害」とみなしていることが少なくない**のだ。

ホルモンがどのように飲食行動をコントロールしているかを理解するには、まず、食べたものが口に入ったあと、どうなるのかを見ていく必要がある。私たちは、さまざまな脳のシグナル（空腹、報酬、ストレス）に応えて、骨を作ったり、体を成長させたり、燃やしてエネルギーを得たりするために、カロリー豊かな食べ物（脂質、タンパク質、炭水化物、食物繊維に、いくらかの微量栄養素が混ざったもの）を口に運ぶ。

これらのカロリーはまず胃に届く。胃は腹部にある野球グローブほどの大きさの筋肉の袋で、塩酸を分泌して最初の消化を行い、食物をより小さな構成要素に細分する。その後食物は、小腸と呼ばれる次の段階の消化管に進む。そこでさまざまな酵素（タンパク質）が食物を消化し、さらに小さな構成要素に細分する。

食物脂肪は脂肪酸に分解され、食物タンパク質は薄切りにされてアミノ酸になり、炭水化物は割られて単糖になる（大部分がブドウ糖《グルコース》になり、残りは、そのときに応じた量の甘い果糖分子になる）。だが、食物繊維は消化できないので、そのままの形で留まる。繊維は小腸のなかを食物が進む速度を速めるため（第12章参照）、栄養素の吸収量を抑えてくれる。

小腸で吸収されたアミノ酸と単糖は門脈《もんみゃく》を通って肝臓に達し、そこでただちに処理される。脂肪酸は、もう1つのルート（リンパ系）を伝って肝臓に達する。肝臓は、これら3つの栄養素をそれぞれ処理するときに、最初の分け前を手にする。肝臓が処理できないものは、全身循環に回される。ブドウ糖、アミノ酸、脂肪酸の上昇を膵《すい》臓が検知すると、ベータ細胞（膵臓内にある細胞）がインスリンホルモンを分泌する。

脂肪を貯め込む元凶ホルモン

インスリンは俗に「糖尿病ホルモン」として知られており、糖尿病患者はインスリンを注射して血糖値（血液内のブドウ糖の濃度）を下げる。では、ブドウ糖はどこに行くのだろう？　それは脂肪だ。**インスリンの本来の役目は、エネルギー貯蔵ホルモンとして働くことにある。**

何か（通常何らかの形の炭水化物が含まれている）を食べると血糖値が上がり、その上昇率に合わせてインスリンを分泌するように膵臓に合図が送られる（これが「グリセミック指数」のコンセプトのもとになっている理論だ。これについては、第17章で詳しく述べる）。そのあとインスリンは、グリコーゲンを作ることによって肝臓のエネルギー貯蔵量を最大にし、血液中のアミノ酸を筋細胞に取り込ませる。

余分な脂肪酸、つまり血中脂質は、「いざというとき」のために脂肪細胞のなかに貯められ、そこでベトベトした中性脂肪（ステーキ周囲の脂身などがその例）に変えられる。インスリンがなければ、エネルギーの貯蔵は起きない。インスリンは、脂肪細胞のドアを開ける鍵だ。鍵が開けられて初めて、エネルギーは細胞に入り、脂肪として貯蔵される。こうして、インスリンは脂肪を作る。**インスリンが多ければ多いほど、脂肪も増える。**そして、インスリンがあるかぎり、脂肪はそこに留まり続ける。

インスリンのレベルが下がると、このプロセスは逆方向に働く。中性脂肪は分解され、脂肪細胞は小さくなり、そして体重が減り（！）、脂肪酸はふたたび血中に入って肝臓に戻る。そしてそのあと肝臓やほかの器官によって燃やされるのだ。

このように、インスリンを増やしたり減らしたりすることにより、私たちは必要なだけエネルギーを燃やし、その残りを貯蓄している。

ホルモンを管理する脳のしくみ

このエネルギーバランスのプロセスを、脳、とりわけ脳の基底部にある1平方センチメートルほどの「視床下部《ししょうかぶ》」と呼ばれる部位が司っていることは、60年以上前から知られていた。視床下部の大きさは親指の爪ぐらいしかないが、体中にあるほぼすべてのホルモン系を制御する「起点」になっている。

ここでタクシー会社を想像してみてほしい。組織の末端にいるのはタクシー運転手だ。中央の配車係から無線で指示を受けて、乗客を町中に運んでいる。ホルモンの作用を受ける「標的器官」(甲状腺、副腎、睾丸、卵巣)も、いわばタクシーの運転手だ。

これらの器官は中央の配車係、つまり「マスター分泌腺」とも呼ばれる「下垂体《かすいたい》」から送られる指示を受け取っている。こうして下垂体は中央制御系として働いているのだ。下垂体はまた、コンピュータ化された配車システムと同じように、末端の標的器官が分泌するホルモンシグナルによって現地の状況を知る。そしてタクシーの中央配車係が、タクシーのいる場所に応じて配車を調整するように、下垂体も、受け取ったシグナルに応じて指示内容を調整する。

しかし、この制御形態にはもう1つ層がある。採用、解雇、契約、更新、合併、買収の決定を下す最高経営責任者、つまりCEOがいるのだ。会社はタクシー運転手がいなければ収益があがらず、配車係がいなければ効率的にタクシー業務が運営できず、CEOがいなければ長期間持続する経営が行えない。さらに言えば、CEOはタクシー運転手の売上に応じて会社の進路を変えることができる。

視床下部は、このCEOにあたり、血液中のホルモンシグナルを下垂体に送って、下垂体にやるべきことを指示したあと、血流を通して情報を送ってくる末梢分泌腺の機能に応じて、さまざまな決断を下す。そして脳のほかの部位から送られてくる情報を統合して長期にわたりホルモン環境を変えるのだ。メアリーの視床下部は修復不能なまでに損傷してしまっていたため、ホルモンが制御できなかった。だからその行動も制御不能に陥っていたのである。

体は貯めた脂肪を簡単には手放さない

エネルギーバランスの序列は、さらに複雑だ。この親指の爪ほどの視床下部の下位構造は「視床下部腹内側核《ふくないそくかく》」と呼ばれ、エネルギーの貯蔵と消費をコントロールする実行機能を備えている。エネルギーバランスは生存のための非常に重要な機能なので、予備のシステムがあり、万が一、片方のシステムが機能しなくなっても、生命体が死なないですむようにできている。

このエネルギーバランスが、人間の体の最も複雑な機能であることは間違いない。また、エネルギー貯蔵や脂肪細胞の生成は、デフォルトの戦略であることもわかっている。一言で言えば、私たち人間は、**苦労して手に入れたエネルギーを戦わずに手放したりはしない**のだ。

エネルギーバランスを制御しているシステムには、求心性の（入ってくる）ものと遠心性の（出ていく）ものがある[*1]（**図表4－1**）。視床下部腹内側核は、GI管（胃腸管）から、空腹感と満腹感に関して食事ごとに急性の情報を受け取る（この部分は図に示されていない）。どちらの情報も単独で空腹感をオンにしたりオフにしたりすることができるが、それだけではない。視床下部腹内側核はさらに、脂肪の貯蔵と栄養素の代謝に関して、より長期的な情報を受け取る。言いかえれば、生き延びるためにもっと多くのカロリーが必要かどうかに関する情報を受け取るのだ。

この情報は、「**レプチン**」というホルモンとインスリンによって視床下部に伝えられる。情報は視床下部で解読されて、食欲が刺激または抑制され、それに基づいてエネルギー消

図表4-1

脳とホルモンでエネルギーのバランスをとるしくみ

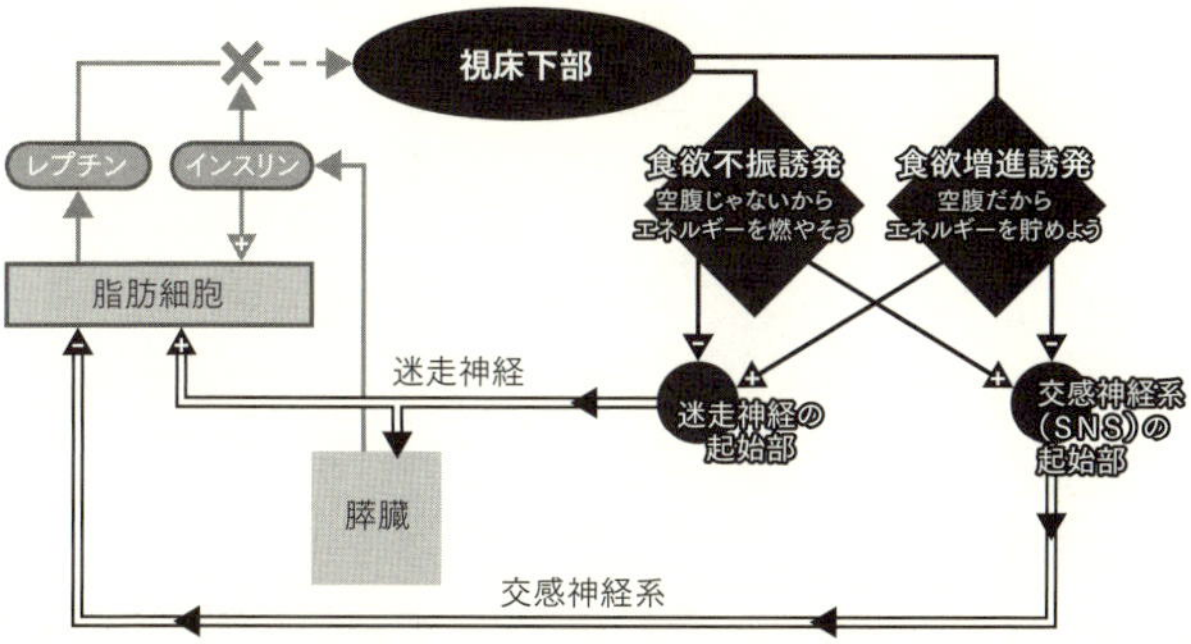

視床下部がホルモン情報を脂肪細胞から受け取る（レプチン）。この情報は処理されて、次の2つのうちのいずれかのシグナルになる。(a) 食欲不振誘発（空腹じゃないから、エネルギーが燃やせる）(b) 食欲増進誘発（空腹だから、エネルギーを貯蔵したい）。食欲不振誘発は交感神経系（筋肉活動と脂肪消失に関与）をオンにし、迷走神経（食欲増進と脂肪獲得に関与）をオフにする。一方、食欲増進誘発はその逆を行う。ところが、高レベルのインスリンはレプチンシグナルを阻害し、「脳の飢餓状態」を模倣して食欲増進を誘発する。こうして、食事をすませても、なお空腹感を抱くようになる。

費が調整される。この時点で視床下部は、自律神経系の2つの経路によって脳からのシグナルを体に送る。自律神経系とは、心拍や血圧、エネルギー代謝などを無意識下で制御している体の部分だ。自律神経系は2つに分かれている。その1つは交感神経系（闘争・逃走反応を担う）、もう1つは副交感神経系（食物吸収やエネルギー貯蔵といった「植物性」の機能を担う）だ。迷走神経は、副交感神経系の重要な構成要素である。

交感神経と副交感神経のあいだにはフィードバックループがあって繊細なバランスが保たれているが、このバランスが狂うと問題が起きる。

あなたの食欲は神経に支配されている

迷走神経は興味をそそる器官だ。この神経は、脳を、腹部のすべての消化器官（肝臓、小腸、膵臓など）だけにではなく、脂肪細胞にも結びつけている。その機能は多岐にわたるが、究極的な目標はただ1つ。すなわち、エネルギーを蓄えることだ。**迷走神経は、あなたの「エネルギー貯蔵神経」なのだ。**迷走神経には、求心性の部分（器官から脳へ）と遠心性の部分（脳から器官へ）がある。求心性の迷走神経は、空腹感の刺激を胃から脳に伝え、食事中には、肝臓から脳にエネルギー処理の進捗情報を伝える。

視床下部腹内側核はこれらすべての求心性シグナルを解釈して、2つの生理学的状態のいずれかを引き起こす。つまり「食欲不振誘発」状態（これ以上食べ物はいらない。必要に応じてエネルギーが燃やせる。気分がいい）、または「食欲増進誘発」状態（まだ食べ物が足りない。エネルギーは燃やしたくない。もっと食べなければ気分がよくならない）だ。

食欲不振誘発シグナルは交感神経系（ＳＮＳ）のスイッチをオンにする。すると、交感神経系は脂肪組織と筋肉にエネルギーを燃やすよう指示することによってエネルギー消費を促す。これにより、体重が減少し、気分がよくなる。食欲不振誘発シグナルはまた、迷走神経をオフにするので、食欲が減少する。

その反対に、食欲増進誘発シグナルは迷走神経を刺激して食欲を増進させることにより、エネルギーの貯蔵を促す。これは、迷走神経を通じて複数の器官にシグナルを送ることにより達成される。つまり、胃腸管には「食物を消化して吸収せよ」という指示、脂肪組織には「より多くのエネルギーを貯蔵せよ」という指示（もっと脂肪を作れ！）、そして膵臓には「インスリンの分泌量を増やせ」（それによって脂肪組織にもっと多くのエネルギーを貯蔵するように）という指示を送るのだ。

3000万ドルが露と消えた幻の肥満特効薬

「レプチン」ホルモン（ギリシア語で「やせている」ことを意味する「レプトス」にちなんで命名された）が1994年に発見されたとき、科学者たちは、もしかしたら肥満は生化学反応に基づいているのかもしれないと初めて思った。レプチンは肥満を研究する科学者にとっては天の恵みだった。

このホルモンは、食物摂取を調節する脳の経路の生化学反応を理解する手掛かりを与えてくれ、科学者たちや米国国立衛生研究所に、この混乱から抜け出す道があるという考えを抱かせた。つまり、薬と科学によって簡単に治療できる方法があるはずだと思わせたのだ。アメリカ政府は、効果のある治療手段を手にするために、肥満研究に大量の資金を投入し始めた。それは今でも続いている。

一方、レプチンは肥満に悩む人々にとっては、最高に期待外れの物質になった。そして、レプチンによる治療法を見つけ、巨利を得ようとしていた製薬会社にとっても災厄にほかならなかった。アムジェンという製薬企業は、特効薬としてのレプチンの可能性にとりつかれ、ヒトを使った臨床実験がまだ始まってもいないうちに3000万ドルを支払って、薬の独占販売権を手にした。しかしそれ以来すっかり幻滅してしまい、レプチン薬の開発をアミリン製薬会社に委託し、そちらで芽が出ることを期待したのだった。

レプチンは脂肪細胞が生成して分泌するタンパク質だ。血流に乗って視床下部に行き、「脂肪内に十分なエネルギーが貯蔵されている」と伝える。*2 レプチンが発見されたことにより、今まで欠けていた輪の部分が閉じ、体の脂肪細胞が視床下部に対して、エネルギーが余っているか（肥満）、または欠乏しているか（飢餓）を伝えるサーボ機構（あなたの家にあるサーモスタットみたいなもの）が明らかになった。

レプチン不足のために肥満になった動物やヒトでは、瞬時にレプチン治療の効果が出て、脂肪が大幅に減るだけでなく、活動量も向上する。*3 つまり、レプチンを補充すると「暴食」と「怠惰」の両方の行動が改善されるのだ。人々が考えたのは、こうだった。もしあなたが太っているなら、あなたのレプチンが正常に機能していないということなのだ。きっと足りないのだから、もっと補充すればいい。これで万事解決だ。そうだろう？

しかし、肥満の人々にとって残念なことに、この単純過ぎる説明は、まさに単純過ぎるものでしかなかった。

食欲を正常化する脳のサインとは

視床下部腹内側核は常にレプチンシグナルを探している。短期的には、ホルモンが食事の量や質をコントロールするが、長期間になると、レプチンが重要になる。レプチンは視床下部腹内側核に、十分なエネルギーがあるから余剰分は燃やしてもいいこと、気分よく感じていることを伝え、長期間にわたって食事摂取量を減らすように、体重を一定に保つようにと指示する。

レプチンシグナルがきちんと機能しているときには、エネルギーのバランスがとれ、エネルギーを通常の速度で燃やすことができて、気分もいい。[*4] どんな人にもその人独自の「レプチン閾値《いきち》」〔ある反応を起こさせる最低の刺激量〕があり、それを超えると、脳はエネルギーが十分に足りていると解釈する。レプチンが十分に足りていると、適切な食欲、正常な身体活動、そして幸福感が得られる。44キロほどしか体重のないような、太りたくても太れない人は、気の毒なことにレプチン閾値が低過ぎるために、余剰エネルギーをすべて燃やすようにレプチンが脳に伝えてしまうのだ。

しかし、レプチンがうまく働かないときや、レプチン閾値が高過ぎるときはどうなるのだろうか？　視床下部腹内側核がレプチンシグナルを検知できないと、脳はこの状態を「飢えている状態」とみなして、エネルギー貯蔵量を増やすように体中に指令を送る。つまり視床下部腹内側核が交感神経系（ＳＮＳ）を介してこのメッセージを体中に中継し、エネルギーを貯めるために活動量を減らすようにと伝えるのだ。こうしてエネルギー消費は20％削減される。これが「怠惰」になってしまったように感じる大きな理由だ。[*5]

さらに、視床下部腹内側核は体にエネルギー貯蔵量を増やさせようとする。膵臓からのインスリン分泌を増やして脂肪細胞により多くのエネルギーを貯め込ませるために、迷走神経の発火量を増やすのだ。その究極的な目標は、より多くのレプチンを生成させることにある。迷走神経は、より多くのエネルギーを貯めさせるために空腹感を引き起こす（暴食）。簡単に言うと、**脳の飢餓状態は、視床下部腹内側核がレプチンシグナルを検知できないために起こる。**

肥満大流行の鍵は「満腹信号」にあった

この現象をもたらす原因は、次の2つのうちのいずれかだ。(1)「レプチンの欠損」。ロックフェラー大学教授のジェフリー・フリードマンは、レプチン欠損マウスからレプチン遺伝子のクローニングをしたことで高い評価を得ている。[*6] レプチン欠損マウスは、人間で言えばソファーでポテトチップスをかじりながらテレビを見ている体重180キロの人みたいなものだ。産まれたときは標準体重だが、レプチン欠損マウスはすぐに、タガが外れたように食べまくりはじめる。そして、まったく動かない。唯一体を動かすときは、えさがケージの反対側に置かれたときだけだ。マウスはヨタヨタとそこまで歩いていき、えさを食べ尽くすと、今度はそこに座り続ける。

こうしたマウスは、遺伝子変異のためにレプチンが生まれつき欠けている。そのため、その「暴食」と「怠惰」な行動は、遺伝子的にあらかじめ定められたものなのだ。脳は脂肪を感知することができず、飢えにさらされているとみなしてしまう。

フリードマンの研究室がもう1つ明らかにしたのは、欠けているレプチンを毎日注射で補充すると、えさの摂取量が減り、身体活動が増えてマウスが正常に戻ることだった。その結果、体重は減った。それだけでなく、肥満に関連するあらゆる身体的な問題（糖尿病、脂肪の問題、そして心臓病から来る早死）がすべて消えたのである。このことはレプチンを、どこから見ても肥満の「究極の答え」であるかのように見せた。レプチン欠損が肥満の世界的大流行の原因であるのなら、レプチンを補充しさえすればいい。そうすれば、運悪く肥満問題を抱えてしまった人々は皆救われる。そうだろう？

現在までのところ、レプチン遺伝子の突然変異を持つ子どもは世界中で14人しか見つかっていない。こうした子どもたちは、脂肪細胞がどれほど大きくても、レプチンを作り出すことができない。驚くことに、レプチンの注射を毎日すると、彼らの体重は急激に落ちる。しかも、減るのは脂肪だけだ（筋肉は減らない）。子どもたちは暴食をやめ、体を動かすようになり、思春期の成長が順調に始まりだす。[*7] こうした患者にとって、レプチンはホルモン補充療法だ。問題を根治することにはならないものの、その次善策である。

脳の飢餓状態を生み出すもう1つの原因は、**(2)「レプチン抵抗性」**だ。そして**これこそ、肥満大流行の鍵**なのである。非常に稀なレプチン欠損例を除き、**地球上にいる15億〔2018年での最新のWHO統計では19億人〕人の体重過多または肥満の人たちは、皆この問題を抱えている**。そして、このレプチン抵抗性の解読こそが肥満解決の「究極の答え」なのだ。

こうした人たちには十分なレプチンがあり、血中レプチン濃度は、その人の体脂肪の量と相関している。このことは、肥満の人たちは、レプチンが欠損しているのではなく、「レプチン抵抗性」の問題があることを示している。[*8] つまり、**これらの人々の視床下部はレプチンが検知できないため、飢餓状態にあると脳が思い込んでエネルギー貯蔵量を増加させ**（暴食）、**エネルギーの使用を節約させようとする**のだ（怠惰）。

1999年に、当時コロンビア大学にいたスティーヴン・ヘイムズフィールドが、肥満の大人に、さまざまな量のレプチンを6カ月にわたって毎日投与した。これらの人々のレプチンレベルは最初から高かった。そして、体重の減少程度は、レプチンの投与量が最大の人でも微々たるものにとどまった。[*9] つまり実験に参加した人たちには、明らかにレプチン抵抗性があったのである。

こうした人たちは、自分の体にあるレプチンにも反応できなかったし、どれほど外部から大量のレプチンを与えても効果がなかった。こうして、ヘイムズフィールドの研究結果は、レプチン単独で肥満治療薬を作るという夢を挫折させ、製薬企業「アムジェン」の関心を失わせることになったのである。

1日500キロカロリーでも体重が増える子ども

実は、私が肥満退治の物語に加わったのも、その前後のことだった。1995年、私はメンフィスのセントジュード小児研究病院で、小児神経内分泌学の専門医として働き始めた。私は脳腫瘍の子どもたちをケアする訓練を積んできており、セントジュード小児研究病院にも脳腫瘍を生き延びた子どもたちがたくさんいた。

脳腫瘍の治療を受けた子どもたちの多くは、ホルモンの欠乏をきたす。なぜかというと、視床下部がダメージを受けるからだ。それは脳腫瘍そのものが原因の場合もあるが、腫瘍を切除する神経外科手術の結果であることも、腫瘍を死滅させるために受けた放射線治療や化学治療のせいであることもある。せめてもの朗報は、私のような内分泌科学者が欠乏しているホルモンの大部分を補充すれば、治療の可能性があることだ。こうした治療をすれば、子どもたちの成長、エネルギー代謝、そして認知状態に影響を与え、適切な時期に思春期の発達を促し、全体的な健康状態を向上させることができる。

それでも、比較的少数ではあるが、脳腫瘍を克服したメアリーのような子どもたち（大人の場合も）が、腫瘍治療が終わったのちに、はなはだしい肥満に陥る場合がある。視床下部が傷ついたために体重が急増するのだ。食欲はほかの肥満の子どもたちとさほど変わらないものの、エネルギー消費量が顕著に減少するのである（メアリーはほとんど動かなかった）。

　こうした状況に陥った子は、ソファーにどっかり座ってテレビを観、食べて、排泄して、寝るだけの日々を過ごし、自分たちの周りの世界に無関心になってしまうことが多い。ある親はこう言っていた。「まるで同じ罪について二度裁かれる『二重の危険《ダブル・ジェパディ》』のようなものです。子どもががんに奪われる危機を脱したと思ったら、合併症に奪われる危機を抱えてしまったのですから」。

「視床下部性肥満」と呼ばれるこのタイプの肥満を抱える患者は、体重を減らすことができない。たとえ1日500キロカロリーしか物を食べなくても体重が増えてしまう。[*10] その理由は、レプチンシグナルを感知する視床下部にあるニューロンが死滅しているからだ。エネルギーバランスを司る「サーボ機構」がショートしてしまっている。これは、最悪のタイプのレプチン抵抗性で、いわば「解剖学的」なレプチン抵抗性である。

脳の一部が傷つくと体はエネルギーを貯め続ける

　1950年代という早期に行われた、ラットを使った研究では、視床下部腹内側核に損傷を受けた動物は、はなはだしく肥満し、食べ物を制限しても元には戻らないことが示された。視床下部腹内側核を破壊されたラットは、必要以上に食物をとり、消費すべき量以下のエネルギーしか消費しなかった。そして、レプチン欠乏マウスとは異なり、どれほどレプチンを与えても、この状況を治療することはできなかった。これらのラットは、「解剖学的」レプチン抵抗性に陥っていた。[*11] レプチンは作用しようがなかったのだ。

セントジュード小児研究病院にいた子どもたちも、視床下部腹内側核破壊ラットに似ていた。破壊されたニューロンを再生する方法はないため、修復は不可能だった。そうした子どもたちは、エネルギーを燃やす代わりに、エネルギーを蓄え続ける体に永遠に囚われていたのである。[*12] その脳は、体が飢えているものと常に思い込んでいた。子どもたちは、どんなにカロリーを制限しても永遠に太り続け、決して気分がよくなることはなく、自分の周りのことにまったく興味がなかった。これがその子と親にとってこの世の地獄でなければ、何と呼べばいいだろう。

さらに悪いことに治療手段はなかった。ダイエットと運動は、こうした子どもたちに効き目がないことで有名だったし、体重減量の薬もまったく効かなかった。1995年、私は病院で、脳腫瘍の治療後に視床下部性肥満に陥った大勢の患者に直面していた。いったいどうやったら患者を助けられるのか？

レプチンを投与することはできなかった。視床下部の損傷が、レプチンの作用を無効にしてしまうからだ。もし少しでも効き目を発揮する治療法があるとしたら、レプチン・ニューロンの作用経路の下流、つまり脳と脂肪細胞のあいだのどこかで働くものでなければならなかった。

エネルギーを使うか貯めるか、決めるのは誰？

通常の場合、物を食べたことに反応して分泌されるインスリンの量は血糖値の上昇と結び付いている。だが、膵臓に余分なインスリンを分泌させる要因はいくつかある。その最たるものが迷走神経だ。メアリーのような子どもたちは、脳がレプチンシグナルを感知できずに、体が飢えていると見なす。すると迷走神経が過熱して、より多くのエネルギーを蓄えようとし、膵臓に働きかけてブドウ糖の上昇に見合う以上の余分なインスリンを分泌させる。この**余分なインスリンの分泌が、ノンストップのエネルギー貯蔵と体重増加を引き起こす**のだ。

実は、副作用としてインスリン分泌を減少させる薬がある。これはオクトレオチド（ノバルティスファーマ株式会社が「サンドスタチン」という商品名で販売している）という薬で、メアリーの治療に使ったのもそれだった。通常は、下垂体に腫瘍ができて成長ホルモンが過剰に分泌される「先端巨大症」と呼ばれる病気の治療において、成長ホルモンを減少させるために使われるのだが、同時にこの薬は、膵臓のインスリン分泌も減少させる。

それでもインスリン分泌を完全に止めてしまうことはなく（もしそうだとしたら糖尿病が引き起こされてしまう）、食事またはブドウ糖負荷試験にすぐに反応して、急激に分泌されるインスリンの量を低く抑えるのだ。けれども、この薬は高価で、注射で投与しなければならず、副作用もある。さらに肥満治療への適用については、実験研究の一環としてしか利用できない。

私と同僚は、視床下部性肥満を抱える多くの子どもたちを、オクトレオチドで治療してきた。[*13] インスリン分泌をうまく減少させられたときには、子どもたちの体重は減り、気分も向上しはじめた。そして治療開始後の数週間のうちに、親たちがこう電話してきたものだった。「あの子が戻ってきました！」と。最も驚いたのは、子どもたちが活動的になることだった。インスリンのレベルを下げると、メアリーのような患者たちの状況は、肉体的にも、精神的にも、そして社会的にも改善したのである。

こうした研究は、「結局のところ、私たちの体は２つの区画からできている」という肥満の重要な概念を裏づける。２つの区画とは、エネルギーを燃やす、脂肪分の少ない区画

（心臓、肝臓、腎臓、脳、筋肉）と、エネルギーを貯蔵する区画、つまり脂肪のことだ。

消化されたそれぞれのエネルギーの分子には、これら2つの体の区画のどちらに行くか、という選択肢がある。つまり、エネルギーは燃やされることになるか、それとも貯蔵されることになるのか？　あなたが食べ物によってとるエネルギーの量が、これら2つの区画を同時に圧倒するようなことは決してない。それほどの量を食べられる人などいないからだ。ということは、これら2つの区画に向かうエネルギーの流れの問題があるはずである。どちらの区画がエネルギーを得ることになるかは、いったい何が決めているのだろう？

余分な「貯蔵ホルモン」が脂肪をぶくぶく貯める

その答えはインスリンだ。**インスリンがあればあるほど、エネルギーは脂肪区画に向かう。**通常の場合、脂肪はより多くのレプチンを作る。そうして作られたレプチンは視床下部に情報をフィードバックし、食欲を抑えてエネルギー摂取を制限することにより、インスリンのレベルを下げる。このようにして、レプチン、脳、膵臓、インスリン、脂肪細胞がかかわる「サーボ機構」は、正常なエネルギーバランスを維持する。

しかし……もしあなたの視床下部がレプチンを感知することができなかったら、脳は飢餓状態にあると判断する（視床下部性肥満を抱える子どもたちの場合は、脳腫瘍によりニューロンが死滅してしまっている）。そして身体活動を抑えてエネルギーを節約し、食欲を増進させて、より多くのエネルギーを蓄えようとする。レプチンが機能しないときには、生化学的反応がまず起こり、その結果として「暴食」と「怠惰」が起きるのだ。

こうしたことすべては、メアリーをはじめ、視床下部性肥満をわずらっている気の毒な人々にとって、嬉しくはなくとも、不都合ではない情報だ。彼らは脳腫瘍をわずらっているのだから、太っていることについて正当な理由がある。そして今では、苦痛を伴う高価なものではあるものの、合理的な治療のアプローチも確立している。

ところが、肥満を抱える圧倒的大多数の人には、頭のど真ん中にどっかり腰を下ろして、エネルギーバランス経路をメチャメチャにしている厄介者はいない。では、この現象は、肥満の世界的大流行とは関係ないのだろうか？　いや、これから見て行けばわかるように、すべてに関係しているのだ。

1998年、セントジュード小児研究病院での勤務が3年目を迎えた頃、私は脳腫瘍を抱える患者の反応から、かなり新しい知識を得ていた。そしてテネシー大学の同僚と、こんなことを考えていた。「脳腫瘍のない成人集団も同じ問題を示すようなことはあるだろうか？　こうした人たちもまた、迷走神経の緊張が余分なインスリン分泌を促すことによって、肥満の原因を作り出しているのだろうか？ 彼らにオクトレオチドを投与してインスリン分泌を抑制すれば、体重が減り、気分が向上し、運動を始めることにならないだろうか」と。

「満腹信号」の邪魔をする悪物

私たちには、そうした患者像がわからなかったので、道端で出会った44人の病的肥満の大人に協力してもらい、予備研究を行うことにした。ノバルティスファーマ株式会社の協力のもと、6カ月間にわたり、研究参加者全員にオクトレオチドを注射したのである。ダイエットもなし、運動もなし、薬だけの実験だった。参加者には、「薬が効けば、何もしなくてもやせられる」と伝えた。

この実験は、最初は予備研究、次はプラセボ対照試験という形で、都合2回行った。結論を先に言うと、大部分の患者は薬に反応しなかったが、約20％にあたる成人では、大幅な体重減少が見られた。減量に成功するかどうかは、インスリンの状況を見れば予想がついた。**薬が効いた運のよい反応者は、脳腫瘍のある子どもたちと同様に、治療前にインスリンを迅速かつ大量に分泌しており、**[*14] **彼らの生活の質はこの薬によって向上した**のである。

これらの研究から学ぶべきことが、最後にもう1つある。それは、実験に参加した肥満の成人すべての人のレプチンレベルは高かったということだ。彼らにはレプチン抵抗性があったのだ。もし彼らのレプチンが正しく作用していたら、肥満してはいなかっただろう。通常の場合、レプチンのレベルが低下すると、脳は体が飢えているものと判断して、安静時のエネルギー消費量を減らす。だが、実験に参加した人々の安静時エネルギー消費量は上昇していたのだ！

そして彼らのエネルギー消費量の増加レベルは、脳腫瘍手術を受けた子どもたちと同じように、インスリンの低下レベルに相関していたのだった。インスリンの分泌を低下させることができた場合には、その患者のレプチン抵抗性も改善していたのである。[*15] このことは、インスリンが脳内でレプチンシグナルを遮断する可能性、ひいてはインスリンが「レプチン拮抗薬《きっこうやく》」〔レプチンの作用を阻害して、その作用効果を弱める薬〕として働くことを示唆している。[*16]

今では、多くの科学者の研究により、視床下部腹内側核内における**インスリンの作用がレプチンシグナルを遮断することが判明している。**[*17] インスリンの血中濃度が薄まれば、レプチン量が低下する。インスリンとレプチンは、それぞれ視床下部腹内側核内の異なる受容体に結合する別々のホルモンだ。作用経路はそれぞれ違うが、シグナル伝達系は同じものを使う。視床下部腹内側核におけるインスリンのレベルが慢性的に高いと、レプチンは視床下部にシグナルを送ることができない。

進化論で推測 「プチ絶食」は逆に太る

生物学の分野で矛盾した出来事が起きたときには、進化論的な説明を探らなければならない。なぜインスリンはレプチンシグナルを遮断する必要があるのか？　エネルギーの貯蔵を体に促すホルモンのインスリンが、エネルギーの燃焼を脳に促すホルモンのレプチンを遮断するメリットは何なのか？

レプチンは、思春期や妊娠中といった高いエネルギーを必要とするプロセスを視床下部腹内側核に開始させるのに必要なシグナルだ。**レプチンが常に正しく機能していたら、体重が増える人はいなくなる。**44キロほどしかない弱々しい体を浜辺でさらしている姿を想像してみてほしい。思春期と妊娠中に必要な体重増加が起こらなくなり、生殖能力は損なわれてしまう。その2つの時期は、私たちの人生で、レプチンの作用を停止させることが必要になる時期だ。そうしないと、体重が増えず、ヒトという種は絶滅してしまう。

インスリンはエネルギーの貯蔵を促すので、1人2役をしてレプチンのセントラルブロッカーとしても作用する、という考えは理にかなっている。つまり、1つのホルモンが2つの協調作用を担うわけだ。確かに、思春期も妊娠中も、高インスリン血症状態である。成人期に至ったとき、または赤ちゃんを出産したあとには、インスリンのレベルが下がり、体重は安定するか減少し、レプチンのレベルも基準値に戻っていく。[*18] ところが、インスリンのレベルが高いまま下がらず、レプチンシグナルが届かないといった不適応状況では、エネルギーが貯蔵されているにもかかわらず、脳は飢えていると判断し、肥満が進んでしまう。

肥満の人と飢えている人の症状を調べてみると、この2つのケースはとてもよく似ている。馬鹿げているように思えるかもしれないが、実際には理にかなっているのだ。双方とも、疲労感と倦怠感と気分の低下を訴える。その理由は、どちらのグループも、レプチンシグナルに適切に反応できていないからだ。飢えているグループではレプチンが欠乏していて、肥満のグループにはレプチン抵抗性がある。

さらに言うと、短期間の絶食（12時間以内）では、レプチンの血中濃度が急低下する。脂肪が蓄えられるよりも早く、低下するのだ。この**短期間では体重はまったく減っていないが、あなたの脂肪細胞はすでに脳に対してあなたが飢えていると伝え、食べ物をもっと多くとらせようとする。**このようにして、減量計画の第1日目には、レプチン抵抗性に加えて、すでにレプチン不足に陥っており、あなたの脳はまったくレプチンシグナルが見えない状況に陥ってしまう。

あの小さめの黒いドレスを着るためにプチ絶食をするって？　おっとっと。そんなことをしたら、「暴食」と「怠惰」に、あなたの体重をダイエット前の値に戻す手伝いをさせることになってしまう。一言でいうと、プチ絶食こそ肥満の常習犯なのだ。あなたの脳が、レプチンの欠乏またはレプチン抵抗性により「レプチンは存在しない」と判断すると、あなたの気分はみじめなものになる。交感神経系が節約モードになり、エネルギー消費と身体活動と生活の質を低下させるからだ。すると迷走神経が過熱して、食欲とインスリンとエネルギー貯蔵を刺激する。

余分な「貯蔵ホルモン」の出所をつきとめる

たとえどんなメカニズムによっていようが、インスリンがレプチンシグナルをネズミとヒトの両方で遮断するのは確かだ。**インスリンは、体のなかでエネルギーを脂肪細胞に貯めさせ、脳のなかでは、レプチン抵抗性と「脳の飢餓」を引き起こす。**インスリンはこのようなワンツーパンチを繰り出して、「暴食と怠惰」、体重増加、そして肥満を世界中にはびこらせているのだ。

こうした考え方は、肥満に関する考え方を逆立ちさせる。通常は、「物を食べたのなら、燃やしたほうがいい。さもないと、体に溜まってしまう」と考える。この場合、体重増加は、2つの行動、つまりエネルギー摂取の増加（暴食）とエネルギー消費の低下（怠惰）の結果とみなされる。しかし、データが示しているのは、まったく逆のことだ。

エネルギーの貯蔵は生化学的なプロセスで、患者がコントロールできるものではない。エネルギーを燃やすことは、生活の質に通じる。というのも、エネルギーを速く燃やさせるもの、たとえば運動、エフェドリン（この薬は市場から撤収された）、カフェイン（効き目は2時間ほど）などは、気分をよくしてくれるからだ。一方、エネルギーをゆっくり燃やさせるもの、たとえば飢えや甲状腺機能低下などがあると、気分は悪くなる。つまり、エネルギー保存の法則は、体が次のように考えているとして再解釈されるべきなのだ。**「エネルギーを貯めたいのだけれど、燃やされてしまうことがわかっているので、食べなければならない」**と。[*19]この解釈では、生化学的プロセスがまずあって、体重増加はそのあとに来る。そして行動は、生化学的反応の結果である。

肥満とは、脳内で起きた生化学的な変化のことである。レプチン抵抗性を促して結果的に体重が増え、体がエネルギーバランスを維持しようとして行動が変わる。「暴食」と「怠惰」という、一見すると性格の欠陥のように見えるものは、肥満の原因ではない。それらは肥満の結果だ。生化学的反応が行動を生み出すのであって、その逆ではないのである。この生化学的変化の要となるのはインスリン、すなわちホルモンだ。**現代の大部分の人々は、体重にかかわらず、同じ量のブドウ糖に対し、30年前に比べて2倍の量のインスリンを分泌している。**ここに、１４７０億ドル（肥満対策にかかる1年間の財務費用）の疑問がある。もしインスリンが悪者で、私たちは皆、人類の歴史始まって以来の高インスリン血症に陥っているのだとすれば、この余分なインスリンはいったいどこから来たのだろう？

　そして、どうやったらこの傾向を元に戻せるのだろうか？

　さあ、いよいよ事態は佳境にさしかかる！

第5章 ● 糖分が脳に快楽を与える

なぜ世界中の人がファストフードに夢中になるのか

サルバドールは15歳。ラテン系の少年だ。肥満に加えて、脂肪肝と高血圧を抱えている。1日に飲む炭酸飲料は4缶分。母親は炭酸飲料など買おうともしないし、家に置いてもいないのだが、サルバドール自身が学校への行き帰りに、コンビニで買ってきてしまうのだ。彼は私たちのクリニックが行っている研究に参加することになり、10日間にわたって、すべての食事を、病院の「メタボ・キッチン」でとることになった。そこではシェフが糖分抜きの食事を調理して、毎日同じカロリーの食事を提供している。

にもかかわらずサルバドールは、毎日缶入り炭酸飲料を買ってきては、化粧台の上に並べていき、母親に「研究が終わったら、一気に飲むんだ」と言った。事実、10日間の研究期間が終わった晩、サルバドールは母親の落胆をよそに、缶をすべて飲み干してしまった。たとえ身体的には中毒になっていなかったとしても、精神的に病みつきになっていて渇望状態にあったということは、炭酸飲料への依存を示している。サルバドールは、渇望が抑えられなかったのだ。

人生は短い。たとえどれだけ安かろうが、悪い料理を食べて過ごすようなことをしたらもったいない。食事は楽しい経験であるべきだ。とりわけ特別なものを食べるときには、なおさらだ。すてきなレストランに出かけて、見るからにおいしそうで、ジュージューという音を立て、うっとりするような匂いを醸し出している手の込んだ料理を食べる。こうしたものに勝る喜びは、そうざらにない。美食は人生の真の快楽の1つだ。

とはいえ、「なじんだ食べ物」は渇望をさらに促す。

一部のアメリカ料理のように1人分の分量がものすごく多いことを除けば、ファストフード店が出す炭酸飲料やフライドポテトといった食べ物に特別な点などないだろう。にもかかわらず私たちは、ファストフードを大急ぎでむさぼる。アメリカ人はビッグマックを、まるでそれが最後のチャンスでもあるかのように口に押し込んでいる（肥満の人たちの死亡率を考えると、本当に最後になるかもしれないが)。

人々が外食でとる食事にファストフードが占める割合は、年々増えている。1950年代のアメリカでは、ファストフードは外食の総売上高の4%を占めるにすぎなかった。だが1997年、その割合は34%にまで上昇した。日々**アメリカ人の成人の30%がファストフード店で食事し、マクドナルドは1日あたり4600万人に食事を提供している。**

では、アメリカ以外の国はどうだろう? そうした国の人々は、幼いときからファストフードを食べてきたわけではない。にもかかわらず、ファストフードはいまや発展途上国で最も売上を伸ばしている。それは「なじんだ食べ物」ではない。人々はファストフードで育ったわけではないのだから。彼らは、ファストフードを新しい食品として消費しているのだ。伝統的になじんできた食べ物ではないのに、なぜファストフードを食べるのか?

安いからか?

いや、海外では決して安い食べ物ではない。なぜメキシコ人は、安くて、しかも表向きにはヘルシーだということになっている本物のタコスがあるのに、「タコベル」に足を運ぶのだろう? そこには、何か値段以上のものがあるに違いない。世界はファストフードに依存してしまったのだろうか? この疑問の中心にあるのは、依存の生物学だ。

食べることは脳にとって「快楽」

私たちの脳は報酬を求めるように「配線」されている。報酬は、人間が生き延びるための主な原動力だからだ。毎朝起きる理由もそこにある。報酬を取り除いてしまったら、生きる理由もなくなってしまう。これは、2007年に米国食品医薬品局の承認取得に失敗したあと破棄されてしまった最近の抗肥満薬「リモナバント」の経験からも明らかだ。

リモナバントは内因性カンナビノイド拮抗《きっこう》薬で、いわゆる「アンチ・マリファナ」薬だった。言いかえれば「アンチ・スナック菓子」薬でもあったのだ。リモナバントは、報酬の感覚を抑制する。減量には効果があったものの、服用者の20%は深刻な精神医学的副作用、とりわけうつ病をこうむり、自殺に至ったケースも何件かあった。まるで、報酬系を殺されるぐらいなら、自分を殺したほうがいい、とでもいわんばかりだ。

脳の報酬系は複雑で、多くのインプットが関わっているが、突き詰めて言えば、それは「快楽経路」だと言うことができる。この経路は、原始的な感情や生殖活動の衝動、生存本能などが収められていて、それらが発現する場所だ。この報酬メカニズムは、種の永続化と生存に欠かせない行動（繁殖のための性行動や、物を食べることを促すための食の楽しみなど）を強化するために進化したと考えられている。

快楽経路はまた、ニコチン、コカイン、モルヒネ、アルコールといった乱用薬物のよい面と悪い面を強める経路でもある。食べるという行動を、動物と人間による行動のなかで最も強い衝動の1つにするために、摂食行動は進化の過程で、快楽と報酬の豊かな源になったのだ。

快楽経路は、脳の2つの部位を結ぶ神経ルートからなる。2つの部位とは、腹側被蓋野《ふくそくひがい》と側坐核《そくざかく》（「報酬中枢」と呼ばれることもある）のことで、両方とも脳の深部にある構造だ。快楽の感覚は、腹側被蓋野が側坐核にシグナルを送って、神経伝達物質であるドーパミンを放出させたときに生まれる。神経伝達物質とは、ある脳の中枢からほかの脳の中枢に送られるシグナルのことだ。放出されたドーパミンが、側坐核にある特定のドーパミンD2受容体に結合すると、快楽の感覚が生まれる。*1

脳がきちんと働いていれば太らずにすむ

では、神経伝達物質と受容体とはいったい何だろう？ 鍵と鍵穴を思い浮かべてほしい。個々のニューロン（神経細胞）は細胞体で、その終端部分は軸索《じくさく》（情報を送る、ニューロンの特殊な線維）と呼ばれている。軸索には、経路の役目をするシナプスがあり、それが隣のニューロンの樹状突起（情報を受けとる、ニューロンの特殊な線維）に結び付く。

最初の細胞内で神経インパルスが生成されると、軸索の終端まで伝わる。そこには神経伝達物質の小さい袋がいくつか詰まっていて、その中身が放出される。これらが鍵だ。放出された神経伝達物質はシナプスを伝って、隣の細胞の受容突起にある受容体（鍵穴）に到達する。

シナプスの経路を伝わる鍵はたくさんあり、そのすべてが目的地に到達するわけではない。シナプスの経路をたどるあいだに、一部は代謝され、一部は「再取り込み」される。ドーパミンは、隣の細胞にあるD_2受容体の鍵穴にフィットしようとして旅するタイプの神経伝達物質の1つだ。そのため、一連の鎖にある隣の細胞を活性化させて発火させる役目は、このホルモンにかかっている。

ものを食べるということは、快楽経路から読みだされるさまざまな情報のほんの1つにすぎない。[*2] どうやらこの経路は、エネルギーが必要かどうかということではなく、おいしいかどうかに基づいて、食べるという行為を仲介するらしい。「満腹なんだけど、あのチョコレートケーキはすごくおいしそう……」というように。

快楽経路がきちんと機能していれば、エネルギーの貯蔵量が十分足りている状況では、

食べ物をそれ以上口に入れないように助けてくれる。「あのマカロニチーズは残そう」というわけだ。しかし、機能不全に陥ると、快楽経路は食物の取り込みを促して、肥満を引き起こしてしまう。

食べ物と薬物に共通する3つの依存症プロセス

ネズミにおいしい食べ物（たとえば、クッキーの生地のように、脂質と糖分がたっぷりつまった食べ物など）を与えると、ドーパミンが腹側被蓋野から分泌されて側坐核内のD_2受容体に結び付くので、ネズミは報われる感覚を抱く。その感覚が続く限り、ネズミは食べ続け、報酬を感じ続ける。このシステムを調節するプロセスは3通りある。

プロセス1　ドーパミンが増えると報酬を感じる

側坐核へのドーパミン伝達を増加させるものは何であっても、報酬の感覚を増加させる。

プロセス2　ドーパミンがなくなると報酬もなくなる

側坐核からドーパミンを除去するものは何であっても、報酬の感覚を消してしまう。

プロセス3　たくさんとるともっと量がほしくなる

側坐核内のD2受容体の数を減らすもの、またはドーパミンがD2受容体に結合するのを減らす行為（たとえば、慢性的な薬物乱用など）は、どのようなものであろうとも、報酬感覚を減らしてしまう。そのため、同じレベルの快楽を手にするには、さらにドーパミンが必要になり、薬物の乱用が進む。

これらの教訓は、**依存症をきたす薬物と同じくらい、食べ物についてもあてはまる。**そして食べ物と薬物は交差する。しばらくすると、人は薬物に感作《かんさ》（同じ刺激に対する反応が増強される現象）するため、**同じ効果を手にするためには、もっと薬物が必要になる。**一度感作されると、動物も人間も、新しい薬物に過敏反応を示すことがある。これは「**交差感作**」と呼ばれる現象だ。

言いかえると、**脳が依存症を抱えるように配線されているときには、依存の対象がある薬物からほかの薬物に簡単に切り替わる**のだ。アルコール依存症から立ち直りつつある人に、コーヒー、タバコ、そして糖分にどれほど執着するようになったかを尋ねてみるといい。強化因子とは、動物または人間が依存性のある薬物に反応する可能性を高める刺激物のことだが、食品は、陽性強化因子の一形態である。ドーパミンが側坐核を刺激すると、薬物、アルコール、そして食べ物の取り込みが強化される。

ドーパミンの強化効果はD_2受容体の刺激によってもたらされる。前述したように、**食物摂取は、モルヒネやマリファナを使用すると増加する。**強化効果は、ドーパミンの放出とD_2受容体の情報伝達によって実測することができる。なぜドーパミンがこれほどまでに重要なのかというと、正常な人では、満腹になったあと、ドーパミンがD_2受容体から除去されるのだが、ドーパミンの結合能力が低下すると、飢えた回路に追加の刺激を与えるために食物摂取を増やすニーズが生じ、体重を増やし続けるからだ。

「満腹信号」の効きが悪いとドーパミンが止まらない

ここでも、またレプチンとインスリンの出番だ。この2つは飢えに対する反応において中心的な役割を果たすだけでなく、この快楽経路でもキープレーヤーとして、食事に反応して報酬の量を調節している。正常な状況では、十分な量を食べたあとは、レプチンがシグナルを腹側被蓋野に送って、ドーパミンの分泌を抑制する。その結果、食事による報酬の感覚が減るのだ。[*3] こうして、レプチンは報酬の感覚を消す。

だが、レプチン抵抗性がある人はどうなるのだろう? そう、レプチン抵抗性こそ肥満の原因なのだ。**レプチンが作用しないと、ドーパミンが側坐核からクリアされず、さらに食べ続けさせる刺激が留まり続ける。**もしあなたにレプチン抵抗性があるとしたら、飲食店の横を通るたびにおいしそうな食べ物の見かけや匂いが「食べてくれ」と合図を送ってくるなか、飢えのシグナルに加えて報酬シグナルまで無視できるだろうか？　飢えと報酬は共謀して、肥満の人を誘い込もうとする。

では、レプチンの共謀者であるインスリンはどうだろう？　人はインスリンに対しては、十分な感受性を持っていることが普通だ。インスリンの仕事は、ドーパミンを側坐核内のシナプス（細胞間の経路）から除去することにある。[*4] そのため、食事中に起きるインスリンの上昇は、さらなる食物の摂取からくる報酬の感覚を鈍くするのだ（「もう十分に食べたから、おかわりはいらないよ」）。これは、快楽経路に埋め込まれたサーボ機構として働いて、食べ過ぎを防いでいる。

でも、あなたにインスリン抵抗性があったとしたら？　**インスリン抵抗性は腹側被蓋野内でレプチン抵抗性を導き、側坐核からドーパミンの除去を妨げることによって、カロリー摂取の増加を促す。**そして、エネルギー貯蔵庫が満杯になったとき、食べ物から、増強された快楽が得られるようになる。[*5]

インスリンとレプチンの抵抗性は、食物摂取を増大させるだけではない。それらは、

「おいしい」食べ物の摂取、つまりマフィンやクッキーやチーズケーキといった、脂肪と糖分にまみれた食品の摂取も増進させるのだ。「ミセス・フィールズ」（アメリカ発祥のクッキー専門店）がどこのショッピングモールにもあるわけが、これでおわかりだろうか？

「貯蔵ホルモン」の効きが悪いと食欲を抑えられない

いいかい、私たちは皆ファストフードが大好きなんだ。当然だろう？ ファストフードは、大量の脂肪と糖分と塩とカフェインを最小のパッケージに詰めこむように作られている食べ物だ（考えただけでよだれが出てくる）。そして、食べ物を安く、素早く、セルフサービスで提供してくれる。かわいい包みとレストランの雰囲気は、「セイリエンス」（もっと好きにさせる特性）を増大させる。

10年前、アメリカのファストフード店は、1250億ドルを売り上げていた。これはアメリカの全食品産業の売上の15％に当たっていた。だが、「好き」は「欲しい」とは違う。そして「欲しい」も「必要」とは同じではない。[*6]

「好き」というのは「趣味」のレベルの状況だ。自分の意思でオンにすることもオフにすることもできる。ドーパミンが側坐核に分泌されると、ビッグマックに食らいついた私たちの報酬の感覚は際立つ。そのあと訪れるのがインスリンによる多幸感だ。普通なら、それで終わりになるはずなのだが、インスリン抵抗性があると、「欲しい」は精神的なニーズを、そして「必要」は生理学的なニーズを引き起こす。もはや、オンやオフにすることはできない。

これこそ、どんな乱用物質にも当てはまる依存の本質だ。ニコチンでも、モルヒネでも、コカインでも、アルコールでも、すべてでこの現象が起きている。そして食べ物も例外ではない。こうした依存は誰にでも起きる。あなただって避けては通れない。

物質依存（嗜癖《しへき》と同じ意味で使うことにする）は、米国心理学会により、「臨床的に重大な障害や苦痛を引き起こす、不適応的な物質乱用パターン」と定義されている。食物依存については、医学文献では数多くの仮説が提唱されているものの、いまだに標準的な定義は存在しない。

7つの基準のうち3つを満たせば「依存症」

米国心理学会の『精神疾患の分類と診断の手引 第4版新訂版』（DSM－Ⅳ－TR）（現在、第5版が刊行されている）によると、物質依存には7つの基準があり、最初の2つは生理学的な依存、3番目から7番目までの基準は、精神的な依存とみなされている。これらの基準は肥満の人にもあてはまるが、特にファストフード店をよく訪れる人たちは、複数の基準をあわせ持つ傾向がある。物質依存があるという診断を下すには、次の7つの基準のうち少なくとも3つを満たしていることが必要だ。

基準1●「耐性」——量が日に日に増える

この症状の定義は、**「同じ効果を得るために、より多くの物質を摂取する必要が生じている、または継続使用したために、同じ量の物質では以前と同じ効果が得られなくなっている」**というもの。ビッグマックは依然としてドーパミンをみなぎらせるが、インスリンがドーパミンを側坐核からクリアしないので、報酬感が維持されない。

そもそもインスリン抵抗性はレプチン抵抗性を引き起こすので、腹側被蓋野内のドーパミン・ニューロンの発火を止められなくなっている。そのため、側坐核はドーパミン漬けになり、食べ物からのインスリン・ラッシュをオフにできなくなる。視床下部も側坐核もレプチンシグナルに反応しないので、あなたは食べたいという衝動に襲われ続ける。

そして、ここに落とし穴がある。側坐核がより長いあいだ、より多くのドーパミンにさらされればさらされるほど、D_2受容体は「ダウンレギュレーション」される。つまり、慢性的にドーパミンにさらされると、Ｄ$_2$受容体そのものが消失しはじめるのだ。

鍵穴が消えてしまって、鍵は途方にくれることになる。鍵はどこにも行き場がなくなる。そして、まだ消えていない受容体に確実に仕事をさせるには、さらに多くのドーパミンが必要になる。あなたは、前と同じレベルの報酬を手にするだけのために、ビッグマックをもっと食べなければならなくなるのだ。

基準２●「離脱症状」――不安とうつに飲み込まれる

この症状は、**身体的なサイン**（震えなど）**と精神的なサイン**（不安、うつなど）**に特徴づけられる。**離脱はドーパミンＤ$_2$受容体が結合されないままになるために起こる。不安とうつの症状は、動物では、危険な環境で時間を過ごしたがらなくなることによって示されるが、ヒトでは、離脱症状が起きる。

あのビッグマックを食べないと、ドーパミンのレベルが低下して、（「アンチ・スナック菓子」薬のリモナバントで治療を受けた患者みたいに）不安とうつの波に飲みこまれてしまうのだ。唯一の選択肢は、ドーパミンの量を増やし、数が減ってしまったＤ$_2$受容体にドーパミンを結合させ、ビッグマックを食べるという悪循環を繰り返すことしかない。

もしその証拠を見たいなら、２００４年のドキュメンタリー映画『スーパーサイズ・

ミー』を観ることをお勧めする。この映画の製作者かつ主役のモーガン・スパーロックは身長188センチ、体重84キロ（BMIは23・8で正常範囲内）の、まずまず健康的な青年だった。さらに言えば、すべての食事をマクドナルドでとるという30日間の苦行を始める前の食事もそこそこ健康的なものだった（ガールフレンドは厳格な菜食主義のシェフだった）。

しかし18日目が訪れるまでに、彼はカメラに向かってこう言っていた。「（車に乗っていたときは）気分は最悪だったよ。とにかくサイテーだった。吐き気がしてたし、ハッピーでもなかった……でも、また食べ始めたんだ。今はサイコーの気分だよ。とってもいい。ほんとに嘘みたいだ」。スパーロック氏は、離脱症状がどんなものかについて実況中継してくれた。たった18日間で、彼は健康的な食生活を送る青年からファストフード中毒者に変貌してしまったのである。

基準3●「乱用」――ドカ食いと暴飲

「食べたり飲んだりする量が増えるか、意図したより長い時間食べ（飲み）続けることによる、摂取量の増大」というのがこの症状の定義だ。動物実験では、薬物を得るためにレバーを押す回数が増えることによって、症状を確認することができるが、ヒトでは、満腹したあとでもまだ食べ続けることによって、乱用の判断が下される。

暴飲は簡単に概念化することができるけれども（一気飲みのサークルメンバーを思い浮かべたらいい）、ドカ食いのほうはとても主観的な問題なので、定義づけがむずかしい。なぜなら、ある人にとって大量に思えても、ほかの人には普通の量だということがあるからだ。

「むちゃ食い障害」（過食性障害とも言い、ドカ食いを繰り返すこと。ただし過食症とは異なり嘔吐や下剤使用などの代償行為を伴わない）の具体的な内容は、気持ちが悪くなるまで食べ続ける、空腹でないときにも食べる、あまりにも食べることが気恥ずかしいので1人で食べる、過食したあとに自分に嫌気がさしたり、気分が落ち込んだり、罪悪感を抱いたりする、ドカ食いに対して強い苦痛を感じるといったものだ。この障害を抱える人たちの多くは、切り分ける前のケーキを丸ごと、といった大量の食べ物をキッチンを暗くして1人で食べ、とても恥ずかしくなったりする。

基準4●「削減や放棄の要望」——ダイエット法をすぐ変える

使用物質の削減や放棄を望んだり試みたりする。前に述べたように、ダイエット商品や「奇跡の薬」は、毎年1600億ドルを売り上げている。体重過多や肥満を抱える人は、ほぼいつも何らかの流行りのダイエットにはまっていて、「体重サイクリング」、つまりダイエットとリバウンドのヨーヨー現象に陥っている。そして、ジュースダイエット、浄化ダイエット、肉食ダイエット、低炭水化物ダイエットなど、少しでも望みがありそうに思えれば、どんなものでもすがろうとする。

だが、そうしたダイエット法は、どれもほぼ長続きしない。数日後、数週間後、あるいは数カ月後に、避けていたもの（糖分であることが多い）をドカ食いして、減らした体重を戻してしまうことがよくある。挫折感とそれに続く落胆は、ひどいものになることも少なくない。そして太ってしまった人は、新たに記事や本で読んだ最新のダイエット法を際限なく繰り返す。努力していないわけではなく、人生がそうしたダイエット探しの渦に飲みこまれてしまっていることが多い。

基準5●「渇望と探求」――学習して甘い物を買う

これは、**「使用物質を自己投与したいという強い衝動を抱く」**と定義されている。食物依存の研究では、渇望は、食べ物を探す動機として説明づけられる。薬物の渇望と探求は学習の結果であることが実験からわかっている。ドーパミンの刺激が記憶の統合を促し、過去の経験が将来の決定をもたらすために使われるのだ。ラットは、薬物を手に入れるために「レバーを押す」。そうすれば報酬が得られると学習したからだ。人間はクレジットカード装置のキーを押す。そうすればフラペチーノが手に入るからだ。

基準6●「生活への干渉」——普通に暮らせない

この症状の定義は、「**依存物質を使用することにより、大事な仕事や人との付き合いといった人生の活動に影響が出ること**」というもの。肥満は、その人の人生の質を大幅に損なう可能性がある。

肥満の人が移動するのは、そうでない人よりずっとむずかしい。飛行機の椅子に座れないほど太っていたら、航空会社に搭乗を拒否されることもある。働きたいと思っても、太り過ぎだという理由で雇われないかもしれない。糖尿病になったら、手足を切断しなければならない事態にもなりかねず、そうなったら車イスの生活になる。

『スーパーサイズ・ミー』では、実験台となったスパーロックの体重が11キロ増え、気分変動、性機能障害、肝臓脂肪の蓄積をこうむった。すべての食事をマクドナルドでとるという彼の行動は極端なものではあったが、このような身体的および生理学的な変化は、たった30日で起きたのだ。

基準7●「認識の上での継続使用」——わかっちゃいるけどやめられない

この症状の定義は、「**それを継続して使用すれば問題を悪化させるとわかっているにもかかわらず、継続使用してしまう**」というもの。肥満に関連して起こる健康問題は数限りない（第9章参照）。こうした健康問題を知っていたり、経験したりしていながらも、ドカ食いが際限なく続く。

ファストフードとアルコールは依存しやすさがそっくり

ヒトにおける食物依存は、物質依存としてすでに確立されている基準に照らして論じられることが多い。[*7] だが、このアプローチには難点がある。1つは、食べ物にそなわっている潜在的に依存性のある特性の問題を、依存症に苦しめられている個人の問題にすり替えてしまうことだ。

私は、潜在的に依存性のある食べ物の特性を、判明しているほかの依存性物質のカテゴリーに位置付けることによって、食べ物自体に焦点を合わせたいと思う。

アルコールは、その生化学的特性を含め、数多くの理由からファストフードに最も似ている物質だ（第11章参照）。

ファストフードはカロリーが高く、糖分、脂肪、塩分、カフェインが豊富に含まれている。それは、高度に加工されていて、エネルギー密度が高く、非常においしく感じるように作られている。食材に含まれていた繊維の大部分、およびビタミンとミネラルの一部は加工の工程で除去されている（第12章参照）。そして、糖分、塩分、さらにほかの添加物が風味を引き立てるために加えられている。こうしてできた最終製品は、消費者が手にとりやすいように、パッケージに入れられて販売される。人は、ファストフードのどの局面に病みつきになるのだろうか？　それとも、そのすべてに病みつきになってしまうのだろうか？

世界最大のハンバーガーチェーンであるマクドナルドについて行われたマーケットシェア分析によると、同店で最も人気のあるメニューのトップ2は、ビッグマックとマックフライポテトだった。バリューセットはマクドナルド、ウェンディーズ、バーガーキングで売上の70％を占めている。マクドナルドにおける最も人気のある組み合わせは、ビッグマック、Mサイズのマックフライポテトと Mサイズのレギュラー炭酸飲料で、締めて1130キロカロリー。値段は5・99ドルだった。[*8]

ファストフードには一応「栄養」が4つある

だが、私たちがここで問題にしているのは依存性だ。だから、ビッグサイズでいくことにしよう。ここで典型的なファストフードメニューの栄養成分表示ラベルについて考えてみたい。内容は、ビッグマック1個、Lサイズのマックフライポテト、そしてLサイズのコカ・コーラ（約940cc）だ（**図表5－1**）。

糖分について「1日あたりの摂取量%（%DV）」（1日の推奨摂取量（または推奨上限量）の何%に当たるかを示した値）が記載されていない理由は、現在のところ、糖分については、1日あたりの推奨摂取量というものが存在しないからだ（第16章参照）。アメリカ人の50%が、ここで例にしている食事、またはそれによく似た食事を少なくとも1週間に1回とっていることに留意されたい。

図表5-1

糖分は95g、小さじスプーン19杯分！
――ビッグマックとポテト（L）、コーラ（L）の栄養値

栄養成分表示ラベル

1人前の分量――ビッグマック1個、Lサイズのマックフライポテト、Lサイズのコカ・コーラ（1,269g）〔2013年〕

1人前の量	
1,360 kcal	脂質由来　520 kcal
	1日あたりの推奨摂取量%＊
総脂質量　58g	**89%**
不飽和脂肪酸　12g	**58%**
トランス脂肪酸　1.5g	
コレステロール　80mg	**89%**
ナトリウム　1,380mg	**54%**
総炭水化物量　190g	**63%**
食物繊維　10g	**40%**
糖質　95g	
タンパク質　32g	
ビタミンA　8%　・	ビタミンC　20%
カルシウム　30%　・	鉄分　30%

＊1日あたりの推奨摂取量%は、1日あたりの総カロリー摂取量が2,000キロカロリーの場合に基づいています。あなたの1日あたりの推奨摂取量%は、あなたが摂取すべき総カロリー量に応じて、それより高いことも低いこともあります。

	カロリー	2,000kcal	2,500kcal
総脂質量	<	65g	80g
不飽和脂質量	<	20g	25g
コレステロール	<	300mg	300mg
ナトリウム	<	2,400mg	2,400mg
総炭水化物量		300g	375g
食物繊維		25g	30g

マクドナルドのビッグマック、Lサイズのマックフライポテト、Lサイズのコカ・コーラからなる食事のカロリーは1,360kcal（標準的な1日のカロリー摂取許容量の3分の2）で、ナトリウムの量は1,380mgになる（1日の許容量の半分以上）。脂質はカロリー摂取量の38%だけだが（これは悪くない）、糖分含有量は95g、言いかえれば砂糖小さじ19杯分、390kcalにもなり、全米心臓協会が勧告している1日の推奨摂取量の2倍を超えている。

ファストフードの「栄養」1●塩分

この食事例には1380ミリグラムのナトリウム（塩）が含まれている。2005年のアメリカ連邦栄養ガイドは、ナトリウムの「許容限界摂取レベル」を1日2300ミリグラムに定めた。この例で、ナトリウムの「1日あたりの摂取量に占める割合」が54％になっているのは、そのためだ。平均的なアメリカ人は、食事にさまざまな加工食品が含まれているために、1日3400ミリグラム以上のナトリウムをとっている。塩分は、食品業界にとって、食品を保存し賞味期限を延ばす手段の1つだ。そのため、塩分の多さとカロリーの高さは、ほぼ常に一緒に存在する（ポテトチップスがいい例）。

とはいえ、塩分には依存性があるのだろうか？　塩分への依存性を支持するデータは、現在のところ、動物モデルに関するものしかない。ラットを使って行われた研究で、ドーパミンが塩分に反応してシグナルを伝達することと、オピオイド〔モルヒネに類似した作用を持つ物質〕を投与すると、ラットが塩をドカ食いすることが判明している。

人間では、塩分の多量摂取は依存症のせいというよりも、学習して身に付けた好みであると伝統的にみなされてきた。しょっぱい食べ物の好みは、幼い頃に学習したものである可能性が高い。乳児は、生後4カ月から6カ月までに、母乳、粉ミルク用の水、そしてそれ以外の食べ物に含まれる塩分に基づいて塩の好みを確立する。

だが、人は明らかに塩分摂取量を調節することができる。たとえば、副腎疾患があるために塩分を渇望する患者は、適切な薬物が与えられれば、塩分摂取量を減らすことができる。さらに、塩分の好みは学習して変えることが可能だ。たとえば、高血圧症の成人は、12週間以内に低塩の食生活に嗜好を慣らすことができる。[*9] というわけで、依存物質の基準に照らすと、塩分はその基準を満たしているとは言えない。

ファストフードの「栄養」2●脂質

ファストフードにとって、多量の脂質は、満足感を与えるために欠かせない要素だ。この食事例の脂質含有量は、1日2000キロカロリーを摂取する人の1日あたりの推奨脂質摂取量の89%までを占めることになる。

飼養研究によると、**脂質由来の余剰カロリーは、炭水化物由来の余剰カロリーより効率的に貯蔵される**ことがわかっている（脂質由来の場合が90～95%であるのに対し、炭水化物由来の場合は75～85%だ）。したがって、脂質は体重増加の代表的な決定因子であると従来みなされてきた。動物は、断続的に純粋な脂肪を与えられると、それをドカ食いする。しかも、摂取するタイプの脂質にかかわらず、ドカ食いに走る。ということは、ファストフードに含まれている過食を促す要因は、脂質が含まれているということであって、脂質の種類は関係ないのだ（第10章参照）。

とはいえ、ラットモデルは、脂質への依存についてては、耐性や離脱症状といった、ほかの依存特性を示していない。それでも、いわゆる「高脂質食品」はほぼ常に、デンプン（ピザなど）も、糖分（クッキーなど）も豊富に含んでいることには注意が必要だ。実際、糖分を加えると、正常体重の人々の高脂質食品への好みが有意に高まる。*10 そういうわけで、**高濃度の脂質と高濃度の糖分の組み合わせは、高濃度の脂質だけの場合より依存度が高い**と考えられる。

ファストフードの「栄養」3●カフェイン

炭酸飲料はファストフードの食事に欠かせない。マクドナルドのバリューセットでLサイズの炭酸飲料を飲んだら、カフェイン摂取量は約58ミリグラムになる。ソフトドリンクメーカーはカフェインを香料添加剤とみなしているが、目隠しテストをしてみると、頻繁に炭酸飲料を飲む人でも、カフェイン入りのコーラとカフェイン抜きのコーラの違いがわかる人はたった８％だ。*11

したがって、炭酸飲料におけるもっと妥当なカフェインの役割とは、**すでに高い報酬（糖分）が得られるようになっている飲み物のセイリエンス（特徴を際立たせるもの）をさらに**

増すためのものだと言うべきだろう。カフェインの依存性については十分に確立されており、『精神疾患の分類と診断の手引 第4版新訂版』に定義されている身体的および精神的な依存基準をすべて満たしている。

実のところ、カフェインを摂取する人の最大30%までが、依存症の基準を満たしている可能性があるのだ。頭痛（脳における血流速度の増加が原因とされる）、疲労感、そして作業能力の低下は、すべてカフェインの離脱時に見られるものだ。さらに、断続的なカフェイン摂取が増えると、耐性が生じる。

子どもたちはカフェインをソフトドリンクやチョコレートから得ているが、大人は主にコーヒーと紅茶からとっている。250cc弱のカップに入った淹れたてのコーヒーには、淹れ方にもよるが、95～200ミリグラムほどのカフェインが含まれる。コメディアンかつ社会評論家だった故ジョージ・カーリンが、コーヒーを「白人のクラック（高純度のコカイン）」と呼んだのは有名な話だ。

とはいえ、今日、チェーンレストランで、ストレートのコーヒーを頼む人はほとんどいないだろう。スターバックスの客を調べた調査では、ほとんどの人がブレンドされた飲み物を頼んでいた。[*12] いっこうに人気の衰えない「グランデ」のモカ・フラペチーノ（ホイップクリームなし）のカロリーは260キロカロリーで、砂糖の量は53グラムになる。したがって、コーヒーや炭酸飲料に含まれているカフェインは、すでに乱用物質としてよく知られており、食物依存現象の重要な部分になっている。

ファストフードの「栄養」４●糖分

人間の「糖分依存」については、事例報告こそ山のようにあるが、本格的な依存症なのか、それとも単に習慣的なものなのかはいまだにはっきりしない。炭酸飲料をファストフードの食事に加えると、糖分摂取量は10倍になる。コカ・コーラ社は、現在全米で販売されている清涼飲料の42％はダイエット飲料（「コカ・コーラ ゼロ」など）だと言っているが、マクドナルドで購入された飲料のうち71％は砂糖入り炭酸飲料だった。

実のところ、２００９年の時点において、砂糖が含まれていないマクドナルドのメニューは7品目しかなかった。つまり、マックフライポテト、ハッシュポテト、ソーセージパティ、チキンマックナゲット（ソース抜き）、ダイエットコーク、ブラックコーヒー、アイスティー（砂糖抜き）である。

炭酸飲料の摂取は、それだけで肥満に関連しているが、[*13] ファストフードの食事をとる人の炭酸飲料の摂取量は、それ以外の人より明らかに多い。大規模に広まっている「炭酸飲料依存」という現象が、依存物質としてすでに判明しているカフェインを含むことによって拍車がかかっている可能性が高いのだ。

ネズミのモデルでは、糖分には依存物質のあらゆる基準が当てはまることが判明している。[*14] まず、ラットに断続的に砂糖を与える（制限したあとに与える）とドカ食いする。次に、ラットは砂糖を与えられなくなると離脱症状の兆候を示す（歯をガチガチさせる、体がブルブル、ガタガタ震える、不安になる）。3つめに、2週間砂糖を遠ざけると、砂糖を渇望して探す行動を示し、より多くの砂糖をむさぼるようになる。サルバドールの炭酸飲料の例と同じだ。上昇したドーパミンレベルがドカ食いを常時促し、耐性の形成に歩調を合わせて、過剰摂取が時とともに増大するのだ。

最後に、砂糖に依存したラットでは交差感作が生じ、砂糖への依存が、アルコールまたはアンフェタミンの摂取に容易に切り替わる。これらのデータから、砂糖には依存性があること、そして、炭酸飲料には二重の意味で依存性があることは明らかだ。

進化論で推測　甘さは「安全な食べ物」のサイン

人間でも糖分が依存物質になる可能性を示すエビデンスは、いくらかある。 実験的研究では、肥満した人が、心理的症状を和らげるために糖分をとることが示されている。糖分にはまっていると自己申告した体重過多の女性たちが、プロテイン飲料よりも炭水化物を含む飲み物のほうが、さまざまな気分障害を和らげられると言っているのだ。

だが、おそらく、糖分の麻酔的効果を示す最良のエビデンスは、「スイート・イーズ」〔「甘い緩和」の意〕という製品だろう。これは糖溶液で、病院ではこれに浸したおしゃぶりを、これから割礼の処置を受けようとする新生児の男の子にくわえさせ、処置の痛みを和らげている。

進化的に見て、甘さは私たちの祖先にとって、食べても安全であることを示すサインだった。というのは、甘い食べ物には毒がないからだ（中毒死することもあるジャマイカ嘔吐病でさえ、完熟していないアキーという果実を食べることが原因だ。未熟なアキーは甘くない）。

このように、**私たち人間は、デフォルトとして甘さに引き寄せられる**のである。赤ちゃんに新しい食べ物を受け入れさせるには、それを何回食べさせることが必要かご存じだろうか？　答えは、10回から13回だ。だが、もし新しい食べ物が甘かったら、何回必要になると思う？　答えは、たった1回！　おしゃぶりを浸すショ糖液が割礼を行うのに十分な無痛覚をもたらせるというなら、糖分は、進化の勝利者なのではないだろうか？

糖分は短時間だけ脳を幸せにする

「国民総幸福量」（GNH）について聞いたことがあるだろうか？　これは、生活の質や社会の進歩を、国内総生産（GDP）よりも精神的な方法で測ろうとする指標のことだ。誰の目から見ても、アメリカ人はあまり幸福ではない。世界最高のGDPを誇っているにもかかわらず、GNHでは世界44位にしか達していない。

もちろん、私たちのワーカホリックな態度（アメリカ人の休暇日数は先進国最低だ）や最近の景気悪化は、すべて不幸な感覚に貢献している。けれども、もしかしたら私たちの不幸せ感は、食べ物に関係しているのではないだろうか？[*15]

おおざっぱに言って、肥満の人は幸せではない。問題は、その不幸せ感が肥満の原因なのか、それとも肥満の結果なのかという点だ。現時点では、どちらが正しいと言うことはできないし、両方とも正しいということも完璧にありえる。

その理由はこうだ。幸福は単なる趣味のレベルの状態ではない。幸福は、神経伝達物質のセロトニンが媒介する生化学的状態でもある。「セロトニン仮説」によると、重篤な臨床的うつ病は、脳内にセロトニンが不足することが原因だということになっている。そのために、脳内セロトニンを増やす「ウェルブトリン」〔一般名ブプロピオン、日本では販売されていない〕や「プロザック」〔一般名フルオキセチン、日本では未承認の処方箋医薬品〕のような選択的セロトニン再取り込み阻害薬（ＳＳＲＩ）が治療に使われる。興味深いことに、これらの薬は肥満の治療にも使われている。セロトニンの合成を脳内で増大させる方法の１つは、大量の炭水化物を食べることなのだ。*16

何が言いたいのかは、もうおわかりだろう。もしあなたのセロトニンが欠乏していたら、あなたはどんなことをしてでもセロトニンを増やそうとする、ということだ。大量の炭水化物、とりわけ糖分をとれば、当初は一石二鳥の効果が得られる。つまり**糖分は、セロトニンの輸送を助け、短期間、快楽を幸福の代わりにもたらす**のだ。

しかし、やがてD2受容体がダウンレギュレーションされると、同じ効果を得るために、もっと大量の糖分が必要になる。インスリン抵抗性はレプチン抵抗性を引き起こし（第4章参照）、脳は体が飢えていると判断して、持続する不幸感に対するささやかな快楽を生み出すためにドカ食いの悪循環を引き起こす。この悪循環は誰にでも起こり得る。ちょっとした不幸をちょっとした快楽で置き換えたら、あら、びっくり！　あっという間に依存症だ。

ファストフード依存は認められつつある

この仮説には、明らかな落とし穴が1つある。きっと読者の方も、本章全体を通して、ずっとそのことが気になっていたことだろう。それは、ファストフードに依存する人など、はたしているのだろうか、という疑問だ。アメリカ人なら誰でもファストフードを食べるが、すべての人が依存しているわけではない。

麻薬については、習慣的に使用すれば、かなりの確率で依存症に陥る。ラッシュ・リンボーにオキシコンチンのことを尋ねてみたらいい〔ラジオパーソナリティーだったリンボーは、オピオイド系鎮痛剤オキシコンチンの薬物中毒に陥った〕。だが、ファストフードはこの枠組みにはフィットしない。習慣的にファストフードを食べていても、思い立ったときに、それをやめることができる人はたくさんいる。それとも、「依存症にかかりやすい」人の集団があって、食べ物を依存物質に選んだのだろうか？　これは、禁煙した人が、食べることに夢中になる理由を説明するものかもしれない。

医師たちは、食物依存症というコンセプトを受け入れ始めている。米国国立薬物乱用研究所の所長であるノーラ・ヴォルコウは、食物依存症というコンセプトを支持していると報じられている。[17] それでも、誰もが肥満と依存症との関連性に納得しているわけではない。たとえば、2012年にイギリスのグループが肥満・依存症モデルに異議を唱えた。[18] その根拠は、次のようなものだった。肥満の人すべてが依存しているわけではないこと、肥満の人すべてが神経画像検査でドーパミン受容体の減少を示したわけではないこと、そしてラット（ドブネズミ）は人間ではないこと（とはいえ、もちろん、ある種の人間はドブネズミだが）。さらに言えば、酒を飲む人すべてがアルコール依存症者になるわけでもない。でも一部の人がアルコールに依存してしまうのは事実だ。

では、あなたはどう判断するだろうか？ サルバドールは炭酸飲料に依存していたのか？ ファストフードは依存の対象になるのか？ 過去15年間にわたって肥満した子どもたちを診てきた私は、断固として言うことができる。そうした習慣を断ち切ることができない子どもや大人は山のようにいると。

実のところ、子どもたちのほうが、断ち切るのがむずかしいかもしれない。[19] その理由は、ファストフードや炭酸飲料を食べて育ってきたからかもしれないし、子どもの脳はより影響を受けやすいからかもしれない。ファストフードが依存物質であると宣言するにおいては、気をつけなければならないことがいくつかある。どれだけ頻繁にファストフードを食べるのか（常時、または断続的に）？ 誰と食べるのか（家族と、それとも1人で）？ 何を注文するのか？　あなたの年齢は？　そして最も重要なのは、食事といっしょに炭酸飲料を飲むか？

脂肪と塩分がファストフードの食事の魅力を増すというデータを前に示したが、本当に病みつきになるのは、砂糖とカフェインの組み合わせなのだ。この点については、本書全体を通して何度も立ち戻ることになる。というのは、これこそ問題の核心だからだ。

第6章 ● ストレスを受けると太るメカニズム

ストレスを受けると体は甘い物が欲しくなる

ジェイニーは現在13歳。5歳のときに視床下部に腫瘍ができ、手術で摘出した。その後の7年間に体重が73キロも増え（いちばん重かったときは110キロあった）、経口ブドウ糖負荷試験では、視床下部性肥満を示唆する大量のインスリン分泌が見られた。病院の外科医は実験手順に従って、迷走神経を切断するという実験的手術を行った。術後9カ月のうちに、ジェイニーの体重は約10キロ減り、空腹感も抑えられ、より活動的になり、気分もよくなった。

その後、約9カ月間、彼女は病院に来なかった。戻ってきたときには、また10キロ体重を増やし、以前の最高体重に戻っていた。ジェイニーは手術によって空腹感を感じなくなったと言っていた。だとしたら、なぜせっかく減らした体重がまた戻ってしまったのだろう？

その答えは、６年生になったときに転校したためだ。新しい学校の生徒たちは、彼女のことをデブとか太っちょとか子ブタちゃんなどと呼んで馬鹿にした。こうして空腹感を感じていなかったにもかかわらず、ジェイニーはストレスに耐えられず、食べ続けるようになってしまったのである。その後、新しい中学校に進学してクラスメートとよい関係が築けた彼女は、また体重を減らすことに成功したのだった。

この気の毒な少女は三重苦にみまわれた。まず、脳腫瘍にかかった。次に脳腫瘍の合併症として太ってしまった。そしてそのうえに、10代になるという不運が重なったのだ（これが3つの苦しみのうち最悪だったかもしれない）。私たち医療スタッフは、ジェイニーの生化学的な問題を治療しようと最善を尽くしたのだが、結局のところ、最も手ごわかったのは、社会的な問題だったのだ。

私の生業は子どもたちを治療することだ。子どもたちの大部分はかわいらしいものの、なかには意地が悪いとしか言えない子もいる。特に思春期の子どもたちはそうだ。マナーの悪さは今日、思春期につきものなのだろう。このテーマで作られたハリウッド映画が、いかに多いことか。

もし高校生活の現実がどんなものだったか忘れてしまった人は、『ミーン・ガールズ』、『すてきな片想い』、『キャント・バイ・ミー・ラブ』を観るといい。もしかしたら、思春期にみなぎる男性ホルモン「テストステロン」と女性ホルモン「エストロゲン」が一部のティーンを怒りっぽくさせ、その結果、いじめっ子になっているのかもしれないし、そういう子たちは、ほかの子をけなしたり中傷したりすることによって存在感を築いているのかもしれない。あるいは、育ちに問題がある可能性もある。子どもたちは、親がどのように社会的問題を取り扱うかを見て育ち、それを真似しようとするからだ。

だが、私にはわかっていることが1つある。それは、**多くの子どもたちは**（**大人も**）**、ものを食べることによって、心理的なストレスを癒そうとする**ことだ。現代の社会全体を通して広がる肥満の増大と同時に増大しているのは、心理的ストレスの広がりとその深刻さだ。[*1]

ストレスが肥満をもたらす2つのメカニズムは、ストレスに誘発されるドカ食いと、ストレスによる脂肪蓄積である。[*2] 動物研究においても人間の研究においても、**ストレスやネガティブな感情を抱くと、たとえ空腹でなくても食べ物の摂取量が増えることが実証されている。** さらには、そうしたときに口にする食品には、糖分、脂肪分あるいはその両方が多く含まれがちであることもわかっている。

私たち人間が30年前に比べ、より多くのストレスにさらされていることについては山のような証拠があり、それは、私たちの胴回りが大きくなっていくことと直接相関しているのだ。

内臓脂肪をピンポイントで増やす「ストレスホルモン」

ストレス、肥満、代謝性疾患の結びつきの起点にあるのは、副腎（腎臓の上にある臓器）が出す「コルチゾール」ホルモンだ。コルチゾールはたぶん、あなたの体のなかで最も重要なホルモンだろう。というのもコルチゾールが足りなくなったら死んでしまうからだ。ほかのホルモン、たとえば成長ホルモン、甲状腺ホルモン、性ホルモン、水分保持ホルモンなどが欠乏しても、体調がすぐれずつらい生活を送ることにはなるが、命を失うようなことはない。だが、コルチゾールが足りなくなったら、あらゆる種類の体のストレスに対処できなくなってしまう。

ハーバード大学疫学教授のデイビッド・ウィリアムズは、2008年にPBSで放映されたドキュメンタリーシリーズ『不自然な原因（Unnatural Causes）』でこう述べている。「ストレスは、私たちをやる気にさせます。私たちが暮らす今日の社会では、どんな人でもストレスを抱えています。ストレスを抱えていない人とは、死んでいる人のことです」

コルチゾールが急増すると、脱水症状になったときにショック状態に陥らずにすみ、記憶力と免疫機能が向上し、炎症反応が抑制され、警戒心が増す。通常の場合、コルチゾールはストレスがつのる状況（ライオンに追いかけられているときや、当然知っているべきことを知らなかったと上司に怒鳴られているようなとき）にピークに達する。コルチゾールは、少量かつ急増期間が短いかぎり、必要不可欠なホルモンだ。

だが、大量のコルチゾールに長期間さらされると、ゆっくりとではあるが、最終的に命が奪われる。プレッシャー（社会的、家族的、文化的なプレッシャーなど）に容赦なく見舞われると、ストレス反応は何カ月も、ときには何年も「オン」状態になる。コルチゾールが血流にみなぎると、血圧が上がり、糖尿病につながる血糖値の上昇を招き、心拍数も増える。

人間について行われた研究によると、コルチゾールは特に「カンフォートフード」（なじみがあって食べると気分がよくなるスナックや菓子）によるカロリー摂取を押し上げるという。[*3]だがコルチゾールはむやみに体重を増やすわけではない。**コルチゾールが増やすのは内臓脂肪なのだ**（第8章参照）。これは、心血管疾患とメタボ症候群に関連付けられているタイプの脂肪蓄積である。

子ども時代のストレスは肥満リスクを上げる

2万9000人におよぶイギリスの公務員の健康を記録した「ホワイトホール研究」という影響力のある研究がある。1970年代から始められたもので、30年以上続けられ、今でもフォローアップ研究が行われている。[*4] 最初の頃研究者たちは、心臓発作の発生率が最も高いのは、上級管理職だろうという仮説を立てていた。しかし、真実は逆であることがわかった。**最も高いレベルのコルチゾール血中濃度と慢性病が見られたのは、いちばん低い階級グループだった**のである。

この傾向は最下層のグループだけに当てはまるものではなかった。上から2番目のグループは、トップランクのグループより病気を発症する率が高く、上から3番目のグループの病気発症率は上から2番目のグループより高く、上から4番目のグループの病気発症率は上から3番目のグループより高い、というふうに、一貫して同じ傾向が見られた。死亡率と罹患率は、喫煙などの行動因子を調整したあとでも、社会的地位の低さと相関していた。同じことは、アメリカについても言える。**糖尿病、脳卒中、心臓病といった病気は、最もストレスを最も抱えている人たち、すなわち中流と下層階級のアメリカ人のあいだで、最**

も広がっているのだ。

ストレス因子は、子どもたちにも深刻な影響を与えている。貧困のなかで暮らしているアメリカの子どもたちは20％近くにもおよぶ。食と住まいの不安定さが生涯にわたって残す傷は脳にとって有害であり、脳の構造を幼い時点で変化させる。[*5] とりわけ、コルチゾールは食物摂取を抑制する働きのあるニューロンを殺してしまう。[*6]

幼いときにしっかりした土台が築けるかどうかは、成長してからの健康と摂食パターンを大きく左右する。したがって、**子どもの頃にストレスを被ることは、思春期および成人期に肥満になるリスクを押し上げる要因になる**のだ。

ストレスの低い閾値と高い「コルチゾール反応性」をもたらすと考えられる因子には、社会経済的地位の低さ、仕事のストレス、女性であること、ダイエットすることが多いと回答すること（慢性的にダイエットを繰り返していることを示す）、そして総合的に見て、やる気と自信に欠けていることなどがある。

どこに行くにもバスを3台も乗り継がなければならず、2つ以上の仕事を掛け持ちし、どうやって食べ物を手に入れるか始終心配し、次の家賃が払えるかどうか不安にさいなまれる……。こんな状態では、どの不安材料も、精神状態だけでなく体の状態にも大きな悪影響を与えてしまう。

そしてもしあなたが白人でなかったら、人種にまつわるストレスが健康上の悪影響を倍増させることだろう。アフリカ系とラテン系のアメリカ人は、年齢、性別、社会経済的地位などが同じ白人に比べて死亡率が高い。遺伝子的な影響ももちろんあるが、ストレスは人種間における健康格差の大きな要因になっている。

子どもが泣きじゃくると母親はアイスを食べたがる

ストレス反応は、中枢神経系に源を発して次々と起こる一連の適応反応だ。人がストレスを感じると（飛行機事故から微積分の試験までなんでもありだ）、「**扁桃体**《へんとうたい》」という脳の部位が脅威と解釈して処理を始める。扁桃体は、ほかの2つのシステム（系）のスイッチをオンにするのだ。

まず、伝言ゲームのように、扁桃体が視床下部に送ったメッセージが、視床下部から下垂体に、下垂体から副腎へと伝えられて、コルチゾールが放出される。緊急時には、コルチゾールは視床下部にフィードバックされて、それ以上の放出を止めるようにと伝える。そのため、コルチゾールの影響は短期的で限定的なものになる（ライオンから逃げられた！ああ、ほっとした。さて昼寝をしよう）。この負のフィードバックループは、通常、長期間コルチゾールにさらされるという有害な状況から脳と体を守っている。

次に、扁桃体は、交感神経系を活性化して、心拍数を上げる。コルチゾールも交感神経系も血糖値と血圧を上げることにより、体がストレスに適応できるようにする。これら2つの系は、ストレスが去ったあとに、シャットダウンしなければならない。

ところが、慢性ストレス、あるいは対処方法が非効率的だったためにストレスに対する反応が増強されると、長期にわたってコルチゾールのカスケード反応〔1つの反応から次々と連なって起こる反応〕が起こる。このようにストレスに満ちた状況が引き延ばされると、コルチゾールは野放し状態になる。

でも、なぜコルチゾールは、慢性ストレスの状態では、みずからの放出を調節するためのフィードバックを送らなくなるのだろうか？　これは、今日の科学界に残る最大の謎の1つだ。どうやら、コルチゾールが過剰に供給されると、コルチゾールシグナルを察知する扁桃体の能力が低下するらしい。慢性的にさらされることにより、脳に対するコルチゾールの負のフィードバックが抑制されてしまうのだ。

なぜ、どのようにして、この状況が起こるのかは、まだ解明されていない。しかし、たとえメカニズムがどのようなものだったにしても、これは悪循環だ。ストレスは、より多くのコルチゾールを生み出し、そのことがまた、より多くのストレスを生み出してしまう。*7

長引くコルチゾールの分泌が何年も続くと、人は食べ過ぎるようになる。とはいえ、どんな食べ物でも食べる量が増える、というわけではない。人間について行われた研究によると、**コルチゾールは特に「カンフォートフード」**（高エネルギー密度の食べ物、つまり脂肪と糖分のたっぷりつまった食べ物）**によるカロリーの取り込みを押し上げる**ことがわかっている。夫の帰宅が遅くなり、子どもたちも泣き止まない。すると、「ベン&ジェリーズ」アイスクリームが突如姿を現す、という事態が起きるわけだ。

睡眠時間が短い人は太りやすい

ある種の人々がストレスによるドカ食いに陥りやすい素因は何だろう？　1つ言えるのは、それはストレスそのものではなく、ストレスに対する「反応」であるということだ。ストレスは、美しいと感じる基準が観る人によって違うのに似ている。同じレベルのストレスであっても、人によって被る度合いが違うのだ。

慢性ストレスは「カンフォートフード」をより多く食べさせるとはいえ、そうなるのは、コルチゾール反応性の高い人だけだ。ストレスを受けると食べ物にはけ口を求める「ストレス・イーター」は、ストレスを感じている期間に、インスリン、体重、夜間のコルチゾール分泌（通常、夜間のコルチゾールレベルはとても低い）において明らかな増加を示す。

カリフォルニア大学サンフランシスコ校（UCSF。主に医学部を専門とする大学院大学で、医学部は世界のトップレベル）の私の同僚であるエリッサ・エペルの研究によると、心理的なストレス要因への反応として最も多くコルチゾールを分泌したのは、高脂質の甘い食品を最も多く食べたグループだった。[*8] ストレスはまた、摂食パターンと脂肪細胞が「プログラム」される小児期において、メタボ症候群の一因になっていると推定されている。

ストレスはさまざまなやり方で食物摂取に影響を与える。ストレスが原因で起こる睡眠不足は、肥満の要因になる一方で、肥満の結果でもある。私たちは皆以前より睡眠時間が短くなっている。とりわけ子どもはそうだ[*9]（ジェイニーもそのひとり）。**睡眠時間が短い人では、やがてBMIが増えはじめる。**それに、睡眠時間が短いと言っても、起きている時間を運動に費やしているわけではない。

生化学的レベルで言うと、急性の睡眠不足は、全身性の炎症を示すマーカーの上昇とメタボ症候群の兆候に関連付けられている。睡眠不足はコルチゾールを増やし、レプチンを減らすことが判明しており、その過程で、飢えと空腹感に似た症状が出る。

脳のレベルでは、睡眠不足は空腹ホルモンであるグレリンを増加させる。[*10] グレリンは、食べる人が食品から手にする「価値」を増大させるとともに、報酬系を活性化する。つまり、あなたに、より多くのチョコレートケーキを食べさせるわけだ。一方、不眠症は肥満の人にはよく見られる。高いＢＭＩは閉塞性睡眠時無呼吸症候群を強くうかがわせる因子で、この症状は二酸化炭素を保持させるため、肥満をさらに悪化させると考えられている。

ストレスが貯まっているサルは依存症になりやすい

食べるという行動に対するストレスとコルチゾールの作用は、生理学的なものから病的なものまで、そして過食から小食にまで広くおよぶ。私が小児科の研修医として48時間ごとに36時間ぶっ続けで働いていたとき、研修医はカフェテリアに直行するグループとコーヒーのみで生き延びていたグループに分かれていた。

私は最初コーヒー派だったのだが、低体重児の臍動脈《さいどうみゃく》にカテーテルを通したときにあまりにも手が震えてしまったため、食事に頼ることにした。その結果、研修医をやっていた期間に20キロも体重が増え、いまだにすべてそぎ落とせてはいない。

コルチゾールを上昇させるサルの実験モデルは「可変採餌困難モデル」〔採餌を困難にするレベルをさまざまに変える実験〕と呼ばれる。これは、いわば動物版の「食料不安」だ。[*11] このモデルは、サルたちが次の3通りのいずれかで食べ物を手にするように設計されている。

（A）アドリブ。つまり食べ物は常に入手可能。（B）毎食時、チューブでできた迷路のなかに隠された食べ物を探さなければならない。（C）AとBをランダムに組み合わせた「可変採餌」。

Bグループのサルたちは毎食時に食べ物を探さなければならないにもかかわらず、体重とコルチゾールのレベルは、Aグループのアドリブザルたちとほとんど変わらなかった。彼らは、次の食事を得るためにすべきことがわかっていたのだ。しかしながらCグループの「可変採餌」ザルたちは、次の食べ物がいつ手に入るかわからない状況がコルチゾールのレベルを押し上げたため、著しい肥満に陥った。

ストレスとコルチゾールはまた、さまざまな乱用薬物への急激な依存を促すが、それは食べ物についても言える可能性が高い。動物について行われた実験では、ストレスまたはコルチゾールの付加（特にコントロールできないストレス）は、コカインのような薬物乱用を増大させることが示唆されている。

サルにコルチゾールを増大させるもう1つの方法は、群れで飼育することにより、社会的階級の軋轢《あつれき》に身をさらさせることだ。すると、常に1頭が社会的序列を這いあがって、群れを支配する雄のボスザルになる。このサルのコルチゾールレベルは、全権を握っているCEOの場合と同様に、群れのなかでいちばん低くなる。子分ザルのコルチゾールレベルは、ボスのものよりもっと高い。

その後、すべてのサルに自己投与できるコカインを与えると、ボスザルは病みつきにはならないが、子分ザルは依存症に陥る。このことは食べ物についても起こる。このように、ストレスと報酬系はリンクしており、ストレスに対処するために食べ物に頼る人たちの食物依存症を既成事実にしている。

「ストレスホルモン」の出すぎはメタボ症候群のサイン

ラットでも人間でも、コルチゾールが上昇すると、インスリンのレベルも上昇する。なぜなら、コルチゾールがあなたにものを食べさせると、食べたエネルギーを脂肪細胞に取り込ませようとして、インスリンのレベルが上がるからだ。

ということは、コルチゾールはエネルギー取り込みホルモンであり、インスリンはエネルギー貯蔵ホルモンだということになるのだろうか？　コルチゾールは、インスリンとは違う影響を肥満に与えるのだろうか？　それとも、コルチゾールとインスリンは、いつも結びついているのだろうか？　それらの影響は冗長性のものなのだろうか？　それとも相乗効果を生み出すのだろうか？　こうした疑問は単に机の上の学術的な疑問ではない。いかに肥満を予防して治療するかを示すフローチャートをたどる際に、答えを出さなければならない現実的な問題だ。

こうした問題に答えを出す唯一の方法は、それぞれのホルモンを別々にコントロールすることだ。人間でそんなことをするわけにはいかないが、ラットではできる。UCSFの同僚、ジェイムズ・ウォーンとメアリー・ダールマンが、真に英雄的な一連の実験を行って、この疑問の答えを優雅に導き出してくれた。[*12]

一言で言うと、**インスリンはあなたに体重を増やさせ、コルチゾールはどこにそれを貯蔵するかを体に指示する**のだ。インスリンとコルチゾールは、食物の取り込みと脂肪細胞について違うことをしているが（第8章参照）、相乗効果を及ぼして、メタボ症候群を悪化させているのである（第9章参照）。

現代の人間が30年前よりずっとストレスを募らせていることについては大量の証拠がある。ストレスは家でも、職場でも、学校でも起こる。言いかえれば、あらゆる人があらゆるところでストレスを感じているのだ。ストレス（たとえば仕事のストレス）、うつ、過剰なコルチゾールは、すべてメタボ症候群と結び付いている。

たとえば、社会心理的ストレスは、大人では、心筋梗塞（心臓発作）のリスクと相関している。メタボ症候群の決定的な特徴の1つは、副腎の過剰活性化による過剰なコルチゾールの存在だ。これらの例はすべて、コルチゾールがメタボ症候群の発症に最も重要な役割を果たしていることを示唆している（第9章参照）。

進化論で推測　なぜストレスで内臓脂肪が増えるのか

なぜコルチゾールは、脂肪を内臓にためこむのだろう？　脇腹のぜい肉にためたほうが、病気になりにくくてすむのに（第8章参照）。ストレスにさらされた私たちの先祖は、大量のエネルギーを迅速に手に入れる必要があった。ライオンから逃げなければならなかったり、隣人と戦ったりしなければならなかったからだ。

内臓脂肪はより速く脂肪酸に分解するうえ、肝臓に直接結びついているので、すぐ燃やすことができる。だから、麻薬を静脈注射するみたいに、肝臓に直接送ることができる。余分なエネルギーを内臓に備えることは、ストレスが身体的なものであったときには適応による結果だったのだ。ところがストレスが身体的なものでなくなった今日では、内臓脂肪は、財産ではなく負債になってしまった。

減量の努力を台なしにする3つの「悪」

空腹、報酬、ストレス。これら3つの脳の経路が、高インスリン血症（過剰なレベルのインスリン分泌）をもたらすと、肥満とメタボ症候群が引き起こされる（第9章参照）。私たちは、この3つの経路のことを「辺縁系トライアングル」と呼んでいる。いったん入り込んだら、二度と出られないという点で、バミューダトライアングルによく似ているからだ。[*13]

視床下部腹内側核で慢性的にインスリンが作用していると、レプチンはシグナルが出せなくなる。すると、脳はこれを飢えと判断し、交感神経系活動を低下させ（怠惰になる）、迷走神経の活動を増大させる（空腹になる）。腹側被蓋野《ふくそくひがい》では、慢性的なインスリンが、レプチンシグナルを抑制することによって快楽報酬経路を解除する（報酬をもたらす）。

あなたは食べ物、とりわけ高脂質で糖分のつまった料理を食べたくてたまらなくなり、過剰なエネルギー摂取という結果に陥る。扁桃体の慢性的な活性化はコルチゾールのレベルを押し上げる（ストレスを抱く）。そのこと自体が、大量にエネルギーを摂取させるとともにインスリン抵抗性をもたらし、インスリンのレベルを徐々に押し上げて体重増加が加速する。

これこそ、実質的にすべての肥満の人に起きていることなのだ。**空腹、報酬、そしてストレスは、共謀して体重減量の努力を無効にしようとする。**「暴食」と「怠惰」な行動は実際に起きているものではあるが、それらは脳の生化学構造に起きた変化の結果として起きたものだ。そしてこれから第Ⅲ部で見ていくように、これらの行動は、脂肪細胞の成長を促す生化学反応の結果でもあるのだ。

第Ⅲ部
細胞があなたを太らせる

第7章 ● 細胞が脂肪で満たされるしくみ

脂肪細胞をからっぽにすることはできるのか

ケイは現在7歳の少女だ。産まれたときの体重は正常だった。最初にクリニックにやってきたのは2歳のとき。当時の体重は20キロ（正常体重の2倍）、BMIは30だった（同年齢の正常なBMIの2倍）。母親と姉はガリガリにやせている。検査の結果、脳腫瘍の子どもたちと同じように、大量のインスリンが分泌されていた。

母親は、太りやすい食べ物を家からすべて取り除き、できるかぎりケイに運動をさせたが、まったく効果がなかった。その後、5年間にわたり、ケイはダイエットと運動、そして体重を減らすさまざまな薬物療法を試したにもかかわらず、体重増加を押しとどめる方法は何もないように見えた。7歳になったとき彼女の体重は63キロになり、脂肪肝、脂質異常症、高血圧を抱えるようになった。

最後の手段として、ケイは胃の容積を小さくするために胃を縛るラップバンド手術を受けた。当時彼女は、肥満症治療手術を受けた最年少の患者だった。それから半年以内に体重が14キロ近く減少し、ついにそれまで区別のつかなかった顔と首が分離した。各検査の値もすべて改善した。母親は大喜びだった。なんといっても、ケイは今、自分でおしりが拭けるようになったのだ。


要するに、あなたの体脂肪は、慢性病を引き起こす最大の長期的リスクなのだ。脂肪ほど糖尿病と心臓病とがんに密接にかかわる要因はない。だとすれば、脂肪《ファット》は、「宿命《フェイト》」なのだろうか？

皆口をそろえて「脂肪をなくして、寿命を延ばし、健康な生活を手に入れよう」と言う。けれども、そんなことができる人はまずいない。では、いったいどうすれば脂肪は落とせるのだろうか？　もっといいのは、そもそも脂肪が体にたまるのを防いで、できれば筋肉を減らさないですむことだが、そんなことができるだろうか？　こうした問題に答えるには、脂肪の蓄積を引き起こす原因について、もう少し知っておかなければならない。

人は誰でも1個の細胞から始まる。それは、精子と卵子が1つになってできた細胞だ。

大人になると、250種類以上の細胞を合計50兆個から100兆個持つことになる。脂肪細胞はいったいどこから来るのだろう？　そもそも、なぜ脂肪細胞が必要なのだろう？　脂肪細胞はどうやってできるのか？　脂肪細胞を増殖させるものは何か？　脂肪細胞があまりできないようにすることは可能か、そうしたほうがよいのだろうか？　できた脂肪細胞の中身はどうやって埋まるのか？　最後に、脂肪細胞が埋まってしまったら、どうすれば空にできるだろうか？　これがいちばん知りたいことだろう。

こうした疑問こそ、肥満問題を解決して過去の医学的珍現象にしようとする科学者や製薬業界を駆り立てるもの（そしてその過程で彼らを大儲けさせているもの）だ。残念なことに、肥満の世界的大流行が始まって30年も経つのに、いまだに肥満の科学は解明されていない。

脂肪細胞の数は2歳までに決まる

脂肪の貯蔵組織の大きさは、脂肪細胞の「数」と「サイズ」という2つの要因に左右される。実際には、脂肪細胞が作られたあとの最終的な運命を握るのは脂肪細胞の数だ。作られた脂肪細胞は、中身を埋めてもらいたがっている。脂肪細胞は風船みたいなものだと考えてみてほしい。

空っぽのときはとても小さいので、袋のなかにたくさん入れても、たいした場所はとらない。脂肪はこの風船をふくらませるものだ。ふくらんだ風船をたくさん詰めれば、部屋全体もふさがれてしまう。というわけで、肥満をコントロールするには、脂肪細胞の数だけをコントロールすればいいわけだ。

だが、これは口で言うほど簡単ではない。脂肪細胞は、いつ、どうやって生まれるのだろう？　1970年代初頭、ロックフェラー大学のジュールズ・ハーシュは、**脂肪細胞の数は2歳までに決まる**ことを実証した。もっと最近では、低レベルのターンオーバー（新しい細胞と古い細胞が入れ替わること）はずっと生じてはいるものの、大部分の脂肪細胞は人生の非常に早い段階で作られることが報告されている。*1

そもそも、なぜ脂肪細胞は必要なのだろう？　ふざけた答えをするなら、それがなければ、女の子が男の子みたいに見えてしまうからだ。一方、進化論的に見れば、脂肪細胞はエネルギーの貯蔵庫で、種にとって、とりわけ飢饉におそわれたときに生き残るために必要だからだ。

脂肪細胞には保護作用があって、重要な内臓のクッション材になってくれる。さらに、特殊化した脂肪細胞は、産まれたあとの赤ちゃんに温かさを与えて、自然界の厳しさに屈してしまわないように保護してくれる。脂肪細胞は単なる貯蔵倉庫ではない。代謝を正常に保つために欠かせない活発な要素だ。

第8章で見ていくが、脂肪細胞は体にとって必要不可欠なものなのだ。**脂肪細胞は、健康そのものの姿でいられるか、それとも長引く苦しい死に至るかの違いを生み出す。**

妊娠中に何を食べるかで、子どもの太りやすさが変わる

ある人は太り、ある人は太らない理由はなんだろう？　ケイと彼女の姉は両親も、環境も、価値、食事も同じ条件のもとで育ったのに、なぜあれほど身体的に違うのだろう？ サッカーのことしか頭にない子がいると思えば、ドーナッツのことばかり考えている子がいるのはなぜなのだろう？

誰でも自分は人生をコントロールしていると思っている。でも実際にはそうではないのだ。完全に人生をコントロールできている人など存在しない。だからお願いだ、頼むから、自分の脂肪細胞をコントロールできているという考えは捨ててほしい。脂肪細胞は、ずっと前からあなたに備っていたものなのだ。脂肪をコントロールできるという考えは、減量産業とファッション産業が、あなたを奴隷にして、大金を支払わせるために広めたものだ。

おそらく、あなたの脂肪細胞をコントロールするあなたのお母さんの能力は、今よりも、

あなたがお腹にいたときのほうが強かっただろう。お母さん自身、そのことには気づいていなかっただろうが（これは、精神分析医にあなたのお母さんについて文句を言いたいときに使える、もう1つの材料だ。そんなものを探していれば、だが）。

肥満の世界的流行と足並みをそろえるように、出生時体重も、過去20年以上のあいだに世界中で200グラムも増加した。[*2] これは、肥満になるリスクを新生児の時点で抱えさせてしまっているのだろうか？　おそらく出生時体重が増えた理由は、母親の体重増加が胎児の体脂肪に影響を与えたものと思われる。**妊娠中に母親の体重が増えれば増えるほど、産まれてくる子の体重も増える**のだ。[*3] そして、脂肪細胞を抱える時期が早ければ早いほど、後の健康リスクも大きくなる。[*4]

母親は幸福も不幸ももたらすことができる。なぜなら妊娠中に食べたり飲んだりしたものは、よきにつけ悪しきにつけ、子どもの運命を変えることになるからだ。

脂肪細胞の数を決める4つの要因

あなたの脂肪細胞の数は、次の4つの異なる生理学的な経路によって、産まれる前から決まっている。そのいずれについても、今となっては変えようがない。

要因1●遺伝子――原因の9%しか説明できない

遺伝について語るとき、普通私たちは、DNA配列に起きた変化のことを指す。科学者たちは、しょっちゅうこんなことを言っている。肥満原因の50%は遺伝子（生まれ）にあり、50%は環境（育ち）にあると。実際、エネルギーのバランス経路にあるいくつかの遺伝子の突然変異が、将来のリスクをもたらすことはわかっている（病的肥満のうちの約2%のケース）。

とはいえ、徹底的な調査が行われたにもかかわらず、肥満の原因が遺伝子にあると突き止められた人は、そう多くはない。世界中の研究者がヒトゲノムをスキャンした結果、一般集団で肥満に関連している遺伝子が32個見つかったのだが、[*5] **これらの遺伝子は、合計しても、肥満の原因の9%を説明するにすぎない。**

そして、たとえあらゆる悪い遺伝子変異を持っている人がいたとしても、それらによる体重増加はたったの10キログラムだ。これでは現在起きている肥満の世界的流行は説明できない。

最後に、遺伝子プール（集団が持つ遺伝子の総体）は、そんなに早く変化するものではないので、遺伝子原因説では、過去30年に起きたことが説明できない。これらの調査結果は、**肥満原因の探究は、遺伝子以外のものに目を向けるべき**であることを示している。

要因2●エピジェネティクス――遺伝子の働きを変える

エピジェネティクスは、ジェネティクス（遺伝）とは違う。これは、遺伝子をオンまたはオフに変え、時が経つにつれてさまざまな病気を発症させる、遺伝子周囲の環境の変化（通常は不適切な変化）のことを指す。ちょうど、居間のシャンデリアの調光器のスイッチのようなものだと考えるといいかもしれない。

その例で言えば、遺伝子《ジーン》は電球で、エピジーン（遺伝子を変えずに、その発現に影響を与えるもの）は調光器のスイッチにあたる。電球が切れていたり、スイッチがオフの位置に固まって動かなくなってしまったりしたら、調光機能は使い物にならない。常に暗い光のままになって、本を読むこともできなくなる。エピジーンは、それと同じように、遺伝子がオンになる程度をコントロールするのだ。

エピジェネティクスは今、ホットな研究分野として脚光を浴びている。あなたが関心を払うべき理由は、次の4点だ。まず、エピジェネティクスによる変異は、遺伝子の変異と同じぐらい大混乱をもたらす可能性があるということ。しかし、実際のDNA配列は変わらないままになるので、たとえ不良のエピジェネティクスによる変異を抱えていても、そのことは、全ゲノム配列を解析したところでわからない。だから気づかないままになってしまう。

次に、エピジェネティクスによる変異は通常、妊娠してから赤ちゃんが産まれるまでのあいだに起こる。つまり、あなたは遺伝子の産物であることに加えて、エピジーンの産物でもあるのだ。

3つめに、母体の栄養的変化や身体的ストレスの変化は、胎盤を通して胎児にも伝わる。そして、そうした変化は遺伝子の発現と働きを変化させ、産まれてくる子どもに一生残る影響をおよぼすことになる。

4つめは、最も不吉な事実だ。エピジェネティクスのパターンが変化すると、50％以上の確率で、このエピジェネティクスの変化を自分の子どもに伝えることになり、その子もまた自分の子に伝える、というふうに際限なく続いていく。最近の研究では、**赤ちゃんが生まれたときのDNAにあるエピジェネティクスの標識により、9歳になったときの脂肪蓄積率が予測できる**と報告されている。[*6] つまり、胎児が胎盤を通して受け取ったものは、将来肥満になるリスクに巨大なインパクトを与える可能性があるのだ。

要因3●発達プログラミング——子宮で栄養が足りないと肥満になりやすい

比較的新しい医学分野に「健康と疾患の発生学的起源（DOHaD《ドーハッド》）」を研究するものがある〔将来の健康や特定の病気へのかかりやすさは、胎児期や出生後早期の環境の影響を強く受けて決定されるという考えに基づいた研究分野」。いまや私たち研究者は、苛酷な子宮内環境（栄養不足、栄養過多、母体のストレスなど）が、何らかのシグナルを胎児に送り、それが将来の脅威に関する情報を伝えるのではないかと考えるに至った。つまり「外の世界は厳しいよ。準備しておいたほうが身のためだよ」と赤ちゃんに伝えるわけである。

これにより赤ちゃんは、産まれたあと、もう必要がなくなったのにもかかわらず、余分なエネルギーを貯め込み続けて脂肪を増やし、究極的に健康障害を引き起こすことになる。赤ちゃんの子宮内環境と出生後環境のミスマッチだ。言いかえれば、赤ちゃんは、長生きすることを犠牲にして生き延びるようにあらかじめ「プログラムされている」わけである。

出生前の生物学的影響が出生後の肥満という結果をもたらしているのではないかという仮説を最初に提唱したのは、イギリスの疫学者デイビッド・バーカーだった。彼は、母体の栄養状態が胎児に影響を与える様子を調べた。その結果、**妊娠週数に比べて小さい赤ちゃん（SGA）としてとても小さく生まれた乳児は、将来、肥満、糖尿病、および心臓病にかかるリスクが高かった**のである。[*7]

この所見は「オランダ飢餓研究」によっても裏付けられた。[*8] 第二次世界大戦末期の4カ月ほどにわたってオランダが国民に配給していた食料は、1人あたり1日400〜800キロカロリー分しかなく、当時母親の胎内にいて栄養不足を経験した人は、中年になって、肥満とメタボ症候群をこうむったのだった（第9章参照）。

ＳＧＡ新生児に関して行われた複数の研究は、こうした子どもが出生早々急激な発育を遂げ、肥満と持続性のインスリン抵抗性を発症させて、小児メタボ症候群に陥ることを示している。ある分析研究では、インドのマハーラーシュトラ州プネー県で産まれた新生児をロンドンで産まれた新生児と比較したところ、インドの新生児の出生体重はロンドンの新生児よりも平均して７００グラム少なかったにもかかわらず、そのインスリンレベルは顕著に高かったことがわかった。

出生時体重を調整したのちの比較では、インドの新生児には、ロンドンの新生児に比べて、より多くの脂肪症、4倍高いインスリン、そして2倍高いレプチンのレベルが見られた。[*9] これらの赤ちゃんは、生まれたときからすでにインスリン抵抗性とレプチン抵抗性がそなわっていたため、肥満とメタボ症候群にかかる運命を背負っていたのである。

さらに悪いことに、未熟児もインスリン抵抗性を示す。[*10] その理由は、早産にまつわる何かが発達プログラミングを変えてしまうからだと考えられている。この状況は、赤ちゃんの体重増加を急速に押し上げようとして高カロリーの粉ミルクを処方する小児科医の善意によって、かえって悪化させられてしまうことがよくある。そんな粉ミルクを飲まされる赤ちゃんは、小児期や大人になってメタボ症候群になる非常に高いリスクを背負わされることになるのだ。

しかし、その逆もまた真なりだ。妊娠週数に比べて大きい赤ちゃん（ＬＧＡ）もまた、後に肥満とメタボ症候群になる。[*11] こうした赤ちゃんにも高インスリン血症とインスリン抵抗性があるが、その理由は未熟児の場合とは違う。ＬＧＡの赤ちゃんが大きく産まれてくる理由は、妊娠糖尿病（ＧＤＭ）のせいなのだ。

これは、糖尿病の一種で、妊娠している女性の約5％に見られる。母親の高血糖値は、胎児に高血糖値と高いインスリンのレベルをもたらし、これが脂肪細胞を増殖させる。**妊娠糖尿病の母親から産まれた赤ちゃんが後の人生で肥満と糖尿病にかかる率は3倍**だ。母親から子への糖尿病の「垂直伝播《でんぱ》」は、アリゾナ州に居住しているアメリカ先住民のピマ人の研究で立証されている。明らかにこれは「永遠にあげ続ける贈り物」だ。

ところが、妊娠糖尿病がなくても肥満は生じる。母親が妊娠糖尿病ではなかったＬＧＡの赤ちゃんでも、インスリン抵抗性を引き起こしてメタボ症候群になるリスクは2倍になるのだ。動物について行われた研究では、胎児の栄養不足と栄養過多は、両方ともエピジェネティクスを変化させ、ベータ細胞（膵臓内にある、インスリンを作る細胞）を継続分割しにくくする。ＬＧＡの子どもたちは、インスリンの貯蔵量が少ない。そして、成長していくにつれて体重が増え、最終的に糖尿病になる。

だが、これは予防可能だ。最初の子を産んだあとに肥満症治療手術を受けて、2人めの子を出産した肥満女性たちのケースでは、2人目の子がLGAで産まれてくる確率と、その子が将来肥満になるリスクの両方が低下したことが判明している。母親を治せば、子どもも治すことができるわけだ。

なぜ、そんなことが起きるのだろう？　その答えはこうだ。通常の場合、胎児の脳が発達するにつれて、ホルモンであるレプチン（胎児の脂肪細胞から来る）が視床下部に対し、肥満にならないように、正常に発達するように、とシグナルを送る。ところが、レプチン不足（栄養不足のSGAの赤ちゃんと同じ）またはインスリンのレプチン拮抗作用（SGA、GDM、LGAと未熟児に見られる）のいずれかにより、正常な視床下部の発達が損なわれて、正しいシグナルを受け取ることのできない脳を持つ赤ちゃんが産まれてくる可能性がある。

こうした赤ちゃんの脳は、体が常に飢えていると判断してしまうのだ！　そして産まれ落ちた瞬間から、食べ物をより多くとり、人より運動しなくなる。こうして、のちの人生で肥満になるように運命づけられる。食べ物が供給過剰に陥っている現代社会では特に。[*12]

要因4●環境有害物質——さらされると太る物質

最後に、私たちの暮らす環境にある有害物質が、胎児の脂質組織の過剰な発達をプログラミングしている可能性がある。「オビソーゲン」〔太らせ因子〕と呼ばれる、環境内のおびただしい化合物が、3つの分子スイッチに作用して、脂肪細胞を分化させるスイッチをオンにすることがあるのだ。胎児初期にこうした物質にさらされると、「脂肪細胞の積み荷」を増加させ、たとえ短期間しかさらされなかったとしても、将来肥満になる土台が築かれる（第15章参照）。

この4通りの論理的思考が伝えているのは、**病気にかかるリスクを左右する主な決定因子は、あなたが産まれる前に、脂肪細胞が発生する時点ですでに生じている**ということだ。この問題にあなたが介入することは不可能だ。こうした事態は、胎児の肝臓（インスリン抵抗性）か胎児の脳（レプチンシグナル）、または発生中の脂肪細胞自身に問題があり、脂肪細胞の数と脂肪格納能力を増やしてしまうために起こる。

だとすれば、それはもう終了してしまっていて、手が出せないということだろうか？　ケイのような子どもたちは、皆手術を受けて体重を減らさなければならないのだろうか？　自分の運命をコントロールするすべはまったくないのだろうか？　いずれにせよ、もう万事窮すなのだから、もうこの本を読むのをやめて、フライドポテトとアイスクリームを主食にすべきなのだろうか？　いや、まだ完全に手立てがないわけではない。

「貯蔵ホルモン」の出すぎを止めるには

脂肪細胞の数があらかじめ決まっていることは、これでご理解いただけたと思う。では、その中身を埋めることについてはどうだろう？　実は、それこそ本書の核心部であり、あなたの長期的健康が左右される点なのだ。

事実を見ようとしないで、「脂肪細胞は、私たちがものを食べ過ぎて、あまりにも運動しないから肥大してしまう」という古臭い説明を口にするのは簡単だし、世間では実際、そう言われ続けている。ある最近の報告など、アメリカの肥満の流行のすべては、カロリー摂取の増加で説明がつくとまで言っている。[*13] その一方で、「スクリーンタイム」の増加と学校で体育の授業が減少したことによるエネルギー消費の低下も、思春期の子どもたちの肥満とメタボ症候群に直接の関係がある。

私たちが暮らす世の中における、カロリー増加と運動不足という明らかな変化のほかにも、睡眠負債〔毎日の睡眠時間が十分に確保できず、睡眠不足が溜まること〕、気温の変化、肥満誘発ウイルスにさらされる、といった環境変化が原因例として挙げられている。ソーシャルネットワークでさえ、肥満の原因として示唆されているほどだ。[*14]

もし原因がそれほど簡単なことだったら、どんなにいいだろう。しかし、これらすべての原因例は肥満との相関関係でしかなく、因果関係ではない。肥満と慢性代謝性疾患の旅路は、エネルギー貯蔵ホルモンのインスリンで始まりインスリンで終わる（第4章参照）。

インスリンがなければ脂肪蓄積は起きない。インスリンは糖分を脂肪分に取り込ませる。インスリンは脂肪細胞を成長させる。インスリンが多ければ多いほど、脂肪も増える。肥満の原因は数多くあるとはいえ、何らかの形のインスリン過剰（高インスリン血症）こそ、肥満の人の圧倒的大多数がたどる「最終的な共通経路」だ。この経路をブロックすれば、脂肪細胞は空のままになる。

「貯蔵ホルモン」が増える3つの原因

さらに私たちの体は以前よりずっと多くのインスリンを作りだしている。**今日の思春期の子どもたちが分泌しているインスリンの量は、1975年当時の同年齢の子どもたちに比べると、なんと2倍**だ。[*15] おそらく、高いインスリンのレベルは全肥満の75〜80％の原因になっていると思われる。
あなたがインスリンを増やす方法は、次の3つだ。

原因1●白い炭水化物を食べる

食事、とりわけ精製炭水化物が豊富な食事を食べたために（第10章参照）、あなたの膵臓が余分なインスリンを作りはじめると（インスリン分泌過多）、この余剰インスリンが脂肪細胞にエネルギーを貯蔵させる。[*16] これが起きるのは、あなたの脳が迷走神経、つまり「エネルギー貯蔵」神経を通して膵臓にシグナルを送ったときだ。

原因2●肝臓が不調になる

特定の食べ物を食べたために（第9章と第11章参照）肝臓に脂肪が蓄積されると、肝臓が不調になる（インスリン抵抗性）。すると膵臓は、肝臓に仕事をさせるために、さらに多くのインスリンを作らざるをえなくなる。こうして体中でインスリンのレベルが高くなるとともに、体中の部位で脂肪細胞の中身が埋まるようになり、ほかの臓器も不調になる。

原因3●「ストレスホルモン」が上昇する

ストレスホルモンであるコルチゾール（副腎が分泌する）が上昇すると、2つのことが起こる。肝臓と筋肉に働きかけてインスリン抵抗性にし、インスリンのレベルを上げて、エネルギーを脂肪として貯蔵する。さらに、脳にも働きかけて、より多くの食べ物をとらせる可能性がある（第6章参照）。

もちろん、これら3つのインスリン問題は相互排他的ではなく、2つ以上の問題を同時に抱えることもある。そうした場合は、診断と治療がさらにむずかしくなる。

さらには、現代社会においてインスリンと体重が増加する方法が、もう1つある。3つのクラスの医薬品（炎症をコントロールする**ステロイド剤**、気分を安定させる**抗精神病薬**、そして糖尿病の治療に使われる**血糖降下薬**）は、インスリンのレベルを押し上げて、多大な体重増加を引き起こすことで悪名高い。

結論から言うと、ブドウ糖分子が血中にあると、それは次の3つの運命のいずれかをたどる。つまり、燃やされるか（運動による）、脂肪に貯蔵されるか（インスリンによる）、または尿に排泄されるか（これは最終的に腎臓を殺してしまう）だ。最初から、このような薬を使わないほうがずっといいのだが、通常の場合、薬は2匹の悪魔のましな方であることが多い。

減量がむずかしいのは「貯蔵ホルモン」のせい

ご想像に難くないように、これらの生化学的経路はかなり手ごわい。脂肪細胞は、ゼネラルモーターズや保険会社のＡＩＧと同じぐらいダウンサイズしたいと思っている。そして、あなたの年齢は関係ない。脂肪はどこうとはしないのだ。風船はいったん膨らまされたら、またぺちゃんこになりたいとは思わない。

減量がこれほどまでにむずかしいのは、インスリンのせいだ。私たちが暮らしている現代社会は、インスリンレベルをどんどん吊り上げている。進化論的な観点から言うと、私たちの先祖は、飢饉に瀕して脂肪を蓄えるために、一所懸命働かなければならなかった。彼らの子どもたちは、生き延びたいと思ったら、このような運命に「子宮内」にいるうちから準備しなければならなかったのだ。

そしてひとたび脂肪を貯蔵したら、戦わずに手放すようなことはしなかった。というのも、脂肪細胞が縮むと、レプチンを作らなくなるからだ。そしてレプチンがないと、思春期も、妊娠も起こらなくなり、人類は消滅してしまう。さらに追い打ちをかけるように、私たちが現在備えている装備一式は、脂肪の損失を促すことにおいて、最小限の効果しか発揮しない（第19章参照）。

では、いったいどうやったら脂肪細胞をスリムダウンさせられるだろうか。残された選択肢は何か？　有望な研究ツールの1つは、脂肪細胞の血液供給を絶つことだ。研究者たちは、脂肪細胞への血液供給を遮断する「血管新生阻害薬」と呼ばれる化学物質を使う可能性を積極的に調べている。これらの化合物を使って動物について行った実験では、脂肪組織が溶けていくことが実証された。

しかし、人間を使って臨床実験ができるようになるのは、まだ何年も先のことだ。ほかの化合物も開発中だが、それらも使用できるようになるのはまだずっと先である。実際、多くの製薬会社は、一攫千金が望めるにもかかわらず、肥満研究ビジネスから手を引いている（第19章参照）。

というわけで、少なくとも今のところ、希望は1つしかない。すなわち、生化学反応を反転させることだ。**エネルギーの貯蔵をやめさせ、レプチン反応性を治さなければならない。インスリンレベルを下げれば、それが2つともかなう。**

だが、この戦略には問題が2つある。まず、誰もが同じインスリン問題を抱えているわけではないことだ。そのため、一般的な指針を与えたところで、全員に効くわけではない。だから、何らかの方法で「カスタマイズされた」肥満薬が必要だ。

次に、生化学反応を引き起こすのは環境の変化だ。**生化学反応を治したかったら、環境を治さなければならない。**これは簡単なことではない。ともあれ、第V部では、そういった指針をいくつか紹介しよう。

第8章 皮下脂肪は「長生きの素」、内臓脂肪は「死の脂肪」

ラテン系の母親は子どもがやせていると嘆く

「次期米国公衆衛生局長官に太っちょのレジーナ・ベンジャミンを指名して批判をあびるアメリカ政府」

2009年7月21日、ABCニューズ・ドット・コム
スーザン・ドナルドソン・ジェイムズ記者

バラク・オバマ大統領が次期米国公衆衛生局長官に指名したレジーナ・ベンジャミン医師は、カトリーナ台風で被害を受けたアラバマ州に医療クリニックを開設して貧しい人々を救ったことにより、マッカーサー基金の「天才賞」を受賞している。しか

し、このふくよかなアフリカ系アメリカ人の医師は、20歳以上の全国民の34％が肥満に悩む国で、自分自身体重過多に陥っているために、やり玉にあげられているのだ。

医学界の重鎮さえ同意見だ。「これは問題だと思います……」と世界で最も権威のある医学誌の1つ『ニューイングランド・ジャーナル・オブ・メディシン』の元編集長マーシャ・エンジェル医師は言う。「信用を損ないかねないでしょう……公衆衛生の主な懸念が肥満の全国的流行であるのに、見るからに体重過多の米国公衆衛生局長官が任命されるようなことは、国民に疑念を抱かせます」

どこから見ても知性優れた女性であるエンジェル医師でさえ、わかっていないのだ。ベンジャミン医師は、みずから好きこのんで肥満になったのではないことが。あれほどの才能、性格、そして経歴があっても、ベンジャミン医師は暴飲暴食にふける怠惰な人間だというのか？　彼女は体重過多だろうか？　そう、それはイエスだ。では彼女は病気か？いやいや、そんなことはない。

現代の世界に住む大部分の人は、太っていると思われたくない。だが、ここで「政治的に正しくない」見解を述べることにしよう。小児科の同僚と私は、ラテン系の母親が病院に赤ちゃんを連れてくる姿をいつも見ている。そうした子どもたちは成長ランキングの上位にいて、丸々としている。母親は心配があるから病院にやってくるのだが、その心配が普通とは逆なのだ。「食べないんです《ノー・コメ》」と言って母親は嘆くのである。

アジア人はほかの人種よりBMI基準が厳しい

肥満には、人種的・民族的な面があることは否めない。肥満の一部は、社会的規範、つまり文化的にそれが求められるために引き起こされている。たとえば、とても貧しい国の一部では、肥満は財力の豊かさや憧れをあらわす文化的規範とみなされている。肉や乳製品といった脂肪分の多い食品はあまり出回っていないし、あったとしても口にできるのは裕福な者だけだからだ。

そんな発展途上国からアメリカにやってきた移民は、突然、リッチでエネルギー豊富な食べ物の洪水にみまわれ、そうした食べ物を大量に摂取するにつれて、インスリンが増大する。ときおり、文化に基づく考えは、数世代にわたって引き継がれることがある。移民たちは肥満した子どもたちを見て、健康そのものであり、自分が子どもを大事に育てた証だと思う。後にしてきた故郷の国では、やせた子どもたちは病気にかかりやすく、早死のリスクにさらされているからだ。残念なことに、アメリカでは、肥満はその逆であるという事実に、まだ気がついていない。

では、もっと「政治的に正しくない」話を明かすことにしよう。体重が136キロもある10代のアフリカ系アメリカ人女性に、自分が肥満かどうかと訊くと、その多くは、否定的な答えを返し、自分はただ「ふっくら」しているだけだと言う（これは、太っているわけでもやせているわけでもなく、体にメリハリがあって、出るべきところは出ていることを指す）。

多くのDJは、今でもラッパー「サー・ミックス・ア・ロット」の曲『ベイビー・ガット・バック』（1992年）をかけている。歌詞はこうだ。「俺はおっきなケツが好きなんだ。嘘つくわけにはいかないさ……」（当時のヒップポップ音楽にはうといけれども、小さなお子さんがいるという人は、『シュレック』のドンキーが歌っていた曲だと言えばわかるかもしれない）。

とはいえ、女性は体重について聞かれると常に過小評価する傾向にあることは、ずっと前から知られている（女性の読者たちよ、心配は無用だ。男たちだって誇張はお手の物だから。男たちはいつだって、身長やほかのモノの長さをいつも過大評価する！）。まさに美と同じように、肥満の基準も見る人によって異なるのだ。

肥満には遺伝子も一枚かんでいるらしい。どれほど脂肪が体につくと病気の兆候が出るかを調べた研究はいくつもあり、その結果は意外とは言わないまでも、驚くほどはっきりしている。

白人ではＢＭＩ値が30前後になると代謝の問題が現れはじめる。だから疫学者たちはＢＭＩ30を肥満が始まる区切り点にしている。だが、アフリカ系アメリカ人はＢＭＩ値が35前後にならないと、メタボによる心不全の兆候が表れない。一方、**アジア人ではＢＭＩ値25あたりで病気の兆候が表れはじめる**。[*1]

平均的に言って、アフリカ系アメリカ人女性が重い体重のために何らかのネガティブな健康問題を抱えはじめる時点は、アジア人女性より約12キロ重くなった時点だ（その中身の半分は脂肪で、半分は筋肉）。

体重の構成要素は４つ、害があるのは１つだけ

私の患者の多くは「体調が悪くならないかぎり、体重が重くても問題なんてありません」と言う。それは正しい場合もあるだろう。だが、正しいと言っていられるのも時間の問題だ。ということで、体重に関する重要な教訓についておさらいしておこう。体重計に乗るとき、私たちは自分の体を構成している４つの要素の合計重量を測っている。問題になるのは、それらの要素の１つだけだ。

構成要素1●骨——多ければ多いほど長生きできる

人は、骨が多ければ多いほど長生きできる。小柄な年配の女性が股関節を骨折すると、最後の一撃になってしまう。アフリカ系アメリカ人はラッキーなことに、ほかの人種より骨密度が高い。

構成要素2●筋肉——あればあるだけ健康になれる

筋肉も多いほうが健康にいい。筋肉はブドウ糖を取り込む。運動をすればするほど筋肉も増え、筋肉が増えれば増えるほどインスリン感受性も高まる。アーノルド・シュワルツェネッガーがボディービルダーだった時代、(筋肉増強剤を使っていたかどうかにかかわらず)BMIは32だった。肥満だったからではなく、体中が筋肉だらけで脂肪が極端に少なかったからだ。**骨と筋肉を築き上げることは、エネルギーを貯めないで燃やす方法を手に入れることになる。**その結果、体重にかかわらず、健康状態が向上するのだ。

構成要素3●皮下脂肪——量と寿命が比例する

皮下脂肪は体中の脂肪の約80%を占め、マリリン・モンローに、あの砂時計のようなメリハリを与えていたものだ。信じられないかもしれないが、**皮下脂肪は多ければ多いほど**

健康にいい。 貯蔵皮下脂肪の量が長寿に比例することを示す研究はいくつもある。皮下脂肪がほとんどない小柄な高齢の女性は、股関節の骨折からだけでなく、病気にかかりやすいので早死しやすい。

構成要素4●内臓脂肪――死の脂肪

私たちに常に害をもたらす唯一の要素が、この内臓脂肪だ（別名、腹部脂肪、異所性脂肪、または「太鼓腹」）。これは、腹部内部や臓器（肝臓や筋肉など）といった、つくべきではないところについた脂肪だ。内臓脂肪は体全体の体脂肪の約20％、または総体重の約4〜6％を占める。内臓脂肪は、あなたの健康がよくも悪くもなるテコの支点だ。

脂肪が少なすぎる人は寿命が短い

体重を構成するあらゆる要素の重さが、すべて平等に作られているわけではない。体重計はウソをつく。そう思っているあなたは、少なくとも健康と寿命の点から言えば、結局正しい。実のところ、いまやアメリカ人の大多数のBMI値は25以上だから、体重過多のカテゴリーに分類されて当然だ。

だが研究によると、平均的に言って最も長い寿命をまっとうするのは、ＢＭＩが25から30の人なのである。[*2] だとすれば、体重過多はよいことなのだろうか？　答えはイエスだ。ケイト・モスに憧れている人はよく聞いてほしい。とはいえ、その余分な体重が正しいところについていれば、という条件付きである。

あなたは、体についたすべての脂肪が魔法のように消えたらどんなにいいだろう、と思ったことはないだろうか？　才能豊かな美容整形外科医が、痛みを与えずに望ましくない脂肪をすべて取り去ってくれたらどんなにいいかと。正直に認めよう。これは、地上に暮らすすべての人が常に抱いている夢だ。男性も含めて。

もう一度考えてみよう。脂肪がまったくない人生とはどんなものかと。それはとてもみじめなだけでなく、短命だ。実際、この状況を直に経験している気の毒な人たちがいる。脂肪異栄養症《リポジストロフィー》というのがその病名で、人類最悪の病気の１つとみなされているものだ。[*3] 遺伝的に抱える人もいるが、エイズ治療の合併症として起こることもある。

この病気を抱えた人は異様な外見になり、やせ衰えて、墓場をさまようような姿になる。それはたとえどころではなく、遅かれ早かれそこに向かうことになるのだ。体がエネルギーを蓄えたいと思っても、エネルギーには行き場がない。そこで、唯一行けるところ、つまり肝臓、筋肉、血管に行くことになる。脂肪異栄養症の人の臓器は脂肪にまみれ、糖尿病、高血圧、心臓病を引き起こすのだ。

要するに、脂肪は必要なのである。少なくとも、あなたを生かして健康にしてくれる追加のエネルギーを収める皮下脂肪、つまり「でっちり」は欠かせない。ごくまれな例外を除けば、あなたの皮下脂肪が慢性病の要因になることはまずない。病的肥満の成人でも、その20%にあたる人たちの代謝状態は完全に正常で、病気の兆候はまったくなく、寿命も普通の人と変わらない。実のところ、**皮下脂肪が少ないほど、早い死を迎える傾向が強い。**

体重の6%しかない内臓脂肪があなたを殺す

肝心なのは、腹部だ。肥満・健康・長寿にまつわる問題はすべて、あなたの腹部の内臓脂肪、つまり「太鼓腹」の脂肪なのである。少なくとも統計上は。体の構成要素の1つで、**全体重のたった4~6%を占めるだけの内臓脂肪が問題**なのだ。ただし、この内臓脂肪の多寡は、約15年分の人生を左右する。*4

内臓脂肪では、サイズが本当に問題になる。腹が出ているかいないかは、50代で心臓発作かがんによって命を落とすか、80歳を超えて生き続けられるかどうかの違いを生む。貯蔵内臓脂肪は貯蔵皮下脂肪より代謝的にアクティブで、炎症を引き起こす。つまり、インスリン抵抗性を引き起こし、それが、糖尿病、がん、心血管疾患、認知症、老化をもたらすのだ。

一般の人たちは皮下脂肪をもっと気にするが（見た目が悪いため）、皮下脂肪はなくしにくい。実際、カロリー制限をするか、絶食療養をしなければ、ほとんど落とすことはできないが、それを続けるのはほぼ不可能だ。

医師が気にかけるのは、内臓脂肪のほうだ。なぜかというと、内臓脂肪は人を殺すからである。**ダイエットをして体重を減らすとき、最初に減るのは内臓脂肪**だ。内臓に脂肪がつくのは、エネルギーがすぐ手に入るようにするためで（第6章参照）、最初になくなるのも内臓脂肪なのだ。これはよいことだ。

だが、あなたの体は皮下脂肪をなくすことには抵抗する。その理由は、レプチンを作るのは皮下脂肪であり、あなたの体（脳）は、レプチンがあなたにとってよいことだと知っているからだ。

もっと具体的に言うと、内臓脂肪とは、「異所性」の脂肪、つまり肝臓と筋肉といった臓器内の脂肪のことで、これが本当のキラーなのである。だが、ＭＲＩや肝臓の超音波検査などの特殊な画像診断技術を使わなければ、内臓脂肪の量を測定するのはむずかしい。

慢性代謝性疾患は、脂肪が筋肉、そしてとりわけ肝臓につき始めたときに起こる。

この事実は、ＢＭＩをレントゲンによる体脂肪の比率に比較した最近の研究によって裏付けられている。ＢＭＩ測定によって正常とみなされた女性の最大50％と男性の20％は、内臓脂肪量（悪い脂肪の量）から見ると、実際には肥満に分類される。[*5]

この論文の著者、エリック・ブレーバーマンは、ＢＭＩ（ボディー・マス・インデックス）のことを「バ《B》ロニー（でたらめ）・マ《M》ス・イ《I》ンデックス」と呼んでいる。なぜなら、ＢＭＩは、それを信じている人に誤った安心感を抱かせてしまうからだ。

実のところ、ロンドン、ウェストミンスター大学のジミー・ベルは、腹部のＭＲＩスキャン画像を調べて、体が太っているかどうかは意味がないことを発見した。病気を引き起こすのは、内臓脂肪なのである。彼は「外見やせ、内側太り《Thin on the Outside, Fat on the Inside》」（ＴＯＦＩ《トーフィ》）という言葉を編み出した。[*6] 要するに、問題になるのはあなたの内臓脂肪、とりわけ脂肪肝なのだ。

最も重要な健康情報は「胴回り」

体重計はレスリングの体重別階級を決めるときには便利だが、それ以外には、ほとんど役に立たない。特に自分の健康度や、代謝性疾患や死のリスクがあるかどうかを判断するには、まったくもって無益である。ＢＭＩも問題ありだ。ＢＭＩでは、体の４つの要素、つまり骨、筋肉、皮下脂肪、内臓脂肪がそれぞれどれだけあるか見分けることができない。

それでも医師がBMIを使うのは、たとえ個々の患者についてはあまり意味がなくても、集団の健康度を測るには便利だからだ。つまり、5ポイントのBMIの余裕があるアフリカ系アメリカ人（ベンジャミン医師もそのひとり）と代謝的に正常な20％の肥満の人をのぞけば、BMIが30を超えている場合には、内臓脂肪の占める割合が抜きん出て高く、ある程度の代謝障害を抱えている可能性が高いのだ。

とはいっても、私たちには、体脂肪がどこについているか、どれくらいついているか、そしてそれが何を意味するのかを知るため、BMIよりましな測定手段が必要だ。**自分の健康状態を判断する最も手っ取り早く費用もかからない手段は胴回り**である。胴回りは、ほかのどんな健康パラメーターよりも、病気と死のリスクをよりよく反映する。*7

これは間違いなく、あなたの健康情報のなかで最も重要な情報だ。なぜかというと、胴回りは内臓脂肪について教えてくれるからだ。大きな胴回りは「りんご」型の体型を示し、医師はそれを見て、糖尿病、心臓病、脳卒中、がんのリスクが高いことを知る。

にもかかわらず、医師たちは診察室で胴回りを測るのが大嫌いだ。なぜなら、金属製の巻き尺が必要になるし、測定値は間違いだらけで、測り方も人によって違い（認可されている方法は2通りあるのだが、それぞれまったく違う体の目印を使う）、時間と手間がかかるだけでなく、患者に「親密なやり方で」触れなければならないからだ。

さらに、医師は測定結果を手にしても、「食べる量を減らして、もっと運動することが必要です」という以外に、こうして得た情報の利用法を知らないことが多い。

「皮膚の黒ずみ」は「貯蔵ホルモン」が出すぎているサイン

胴回りを測ることに代わる、まあまあの手段はベルトのサイズを測ることだ。男性では約102センチ、女性では約89センチを超えると、内臓に脂肪がついている可能性が高い。内臓脂肪は、大人でも[*8]子どもでも[*9]インスリン抵抗性と代謝性疾患のリスクと密接に結びついている。しかし、突き出したビール腹の下側にあわせてズボンをはく人が、胴回りを誤って測ってしまうことは容易に想像がつくだろう。

そこで、もし誰か手伝ってくれる人がいるときには、お尻回りを測ってみるといい。**ウエストをお尻回りで割った比率が女性で0・85、男性で1・0を超える場合は、インスリン抵抗性があることを示す警告になる。**この比率が0・8以下であれば、代謝的に正常だ。

子どもでは、胴回りのサイズが性別、年齢、人種によって異なるため、その測定はより複雑になり判断もしにくい。基準が公表されてはいるものの、さまざまな医学学会が発行している児童肥満のガイドラインで、代謝性疾患をスクリーニングするために胴回りを使う方法を推奨しているものは今のところ皆無だ。

自分の代謝状態を見極めるもう1つの簡単な方法は、首のうしろ、脇の下、指関節を見ることである。探すのは黒色表皮腫、つまり、皮膚が黒ずんで厚くなり、周囲の皮膚との境目が浮き上がる症状だ。これをただの汚れだと思ったり、首回りの場合は、シャツに付く「襟の汚れ」と同じものだと思い込んだりする人は多い。

けれども、実際には、これは過剰なインスリンが皮膚を（正確に言うと、上皮細胞増殖因子受容体を）活性化させたものなのだ。首や脇などの摩擦が起こるところにはまた、軟性線維腫（イボのような突起）ができる場合もある。**黒色表皮腫も軟性線維腫も、インスリン抵抗性があることを視覚的に知らせてくれる印で、将来慢性代謝性疾患を抱えるリスクを負っていることを教えてくれる。**これら以外の代謝性リスクを知る手段は高額で、採血や特殊な装置、そして専門的なデータ分析が必要になる。

皮下脂肪をダイエットで落とすと筋肉も減る

私を含め、すべての医師は、減量が健康増進に役立つと言う。2つのマイナーな点を除けば、それは事実だ。このマイナーな点の最初のものは、減量は、ほぼ不可能だという事実である。減量手段にどれだけの金がムダに費やされているか考えてみるといい。

2点目は、それは半分しか真実ではないということだ（私だって、ウソをつくことはある！）。ダイエットして体重を落とすとき、落ちるのは何だろう？　脂肪もいくらかは落ちるが、**ダイエット中に意識して運動し、筋肉を落とさないように心がけないかぎり、実際には脂肪より多い量の筋肉がそぎ落とされる**のだ。

筋肉は体にいい、ということを覚えているだろうか。たとえ皮下脂肪が簡単に落ちたとしても、それは健康増進には役立たない。肥満女性のグループを、脂肪吸引術の前と後で調べた研究がある。これは、皮下脂肪だけを吸い出したもので、平均9キログラム減量したというのに、代謝状態は改善していなかった。[*10] 簡単でないことに加え、体重を減らすことは、効果の面から言うと、いささか、ばくち的な要素があると言わねばならない。

そして、ここに減量のジレンマがある。体の各構成要素の量をX線で調べるDEXAスキャン〔デキサX線骨密度測定装置〕のおかげで、**ダイエットによって皮下脂肪を落とすと、同じ量の筋肉も失われる**ことがわかっている。だから体脂肪のパーセンテージはそのままになる。これは、よくもあり悪くもあるニュースだ。

では、医師は、患者にどのように話すべきなのか。この点に疑問の余地はない。つまり、もしあなたが肥満で、健康状態を向上させたいのだったら、いくらか脂肪を落とさなければならない。だが、落とすべき脂肪は内臓脂肪、つまり異所性脂肪（脂肪肝のような、臓器に付いた脂肪）だ。もしついでに皮下脂肪も落とせたら、それはボーナスだ。

あなたの医師は、体重のほんの5％にあたる重さを減量するだけでも、健康増進に役立つと言うだろう。それは本当だ。なぜなら、その5％はおそらく、あなたの内臓脂肪、つまり異所性脂肪で、代謝的に活発な脂肪から来るからだ。

米国国立衛生研究所は、肥満の人は、命にかかわる病気のリスクを減らすために、体重の7〜10％を減量するようにと勧めている。[*11] 減らすのが内臓脂肪である限り、私もその意見には賛成だ。内臓脂肪を減らすことこそ、あなた自身の健康を向上させる鍵なのだから。

太るパターンは3つ、解決策も3つ

胴回りをチェックし続けよう。ズボンがよりよくフィットするようになったら、健康になったということだ。でも、何らかの合理的なダイエット法で、あの大きなお尻の脂肪を減らせると思っているなら、考え直したほうがいい。

短期間なら、それも可能かもしれない。だが、皮下脂肪が落ちると、レプチンのレベルも低下し、脳はそれを飢えのサインと考えて、交感神経系の活動を低下させる（第4章参照）。そして、エネルギー消費量を低下させ、気分を不調にして、迷走神経《ベガス》をオンにする。まさにラスベガス万才！　だ〔エルビス・プレスリーが主演した1964年の映画の題名〕。

このいまいましい迷走神経は、あなたの食欲、インスリン、エネルギー貯蔵量を増加させて、失ったものを埋め合わせようとする。そして、**最初に取り戻すのは内臓脂肪**なのだ。またここで一杯食わされてしまった。

それならば、やせられる人などいるのだろうか？　理性的なダイエット法とは何か？　効果がある方法は？　どんな戦略をとれば、健康が改善できるのか？　もしそうしたことが不可能だとしたら、私はこの本を書いてはいない。簡単に言えば、それは、あなたがそもそも、どうやって太ったかによる。なぜなら、肥満は単一の病気ではなく、多くの病気がからまったものだからだ。万能薬のようなものはないのである。医学のすべてのことと同様に、異なる問題は異なるアプローチを必要とする。

第4章から第6章で見てきたように、**人がものを食べる理由は3つあり、それらの解決策はすべて異なっている。**2つはインスリンに関わる問題で、1つはコルチゾールの問題だ。これらの解決策については、第17章から第19章で詳しく説明する。短く言うと、内臓脂肪を減らすには、必ずしも減量する必要はなく、ほかの何かをすることが必要なのだ。

第9章●メタボ症候群があなたを殺すまで

大事な前提——太っているほど早く死ぬ

ダイアナはラテン系アメリカ人。まだ8歳だというのに、体重はすでに90キロを超えている。そして、思春期も始まっていないのに、2型糖尿病の診断を下された。2年前から母親と一緒にホームレスのシェルターで暮らし、十分な量の食事が与えられているにもかかわらず、いつももっと欲しいと泣いている。

母親は娘の世話をちゃんとしていると思いたいために、シェルターでもらう自分の食事を娘にあげている。さらに悪いことに、ダイアナは学校で3度目の朝食を食べる。これは米国農務省が貧困層向けに提供している学校栄養プログラムの一環だ。母親は娘に最善のことをしているつもりだが、実際には娘を不健康にし、早死のリスクさえ与えてしまっているのだ。

数字はウソをつかない。少なくとも集団レベルでは、太っていればいるほど早く死ぬ。2003年に行われた生命表〔各年齢の者が1年以内に死亡する確率や生き延びられる期待値などを死亡率や平均余命などの指標によって表したもの〕の分析では、**BMIが45の人は、20年分の人生を失う**ことが示された。[*1]

一般的に、太った人は早死する。今やフォードはアメリカ国内の肥満者向けの車を製造し、棺桶でさえスーパーサイズがあるほどだ。しかしそれは、大きな母数をもつ統計調査の結果であって、個人のレベルでは番狂わせが起こる。肥満の人々の20%の代謝プロファイル〔代謝の全体像を眺めること〕は正常である一方、40%までの正常体重の人々の代謝プロファイルは異常なのだ。自分の寿命を延ばす手段を手にするには、自分がどの立場にいるかを知ることが不可欠だ。

メタボ症候群は怖い病気の「詰め合わせ」

人は肥満で死ぬわけではない。肥満と「旅する」病気によって死ぬのだ。そういった代謝不全こそが、肥満を悲惨なものにしている。**「メタボ症候群」には、糖尿病、高血圧、心臓病、がん、認知症など、あなたを殺す病が詰め込まれている。**

メタボ症候群は典型的に「全米コレステロール教育プログラム」（NCEP）の「成人治療パネル」によって、1つでも全部でも早死を引き起こす可能性のある5つの慢性疾患（肥満、糖尿病、高中性脂肪血症や低HDLコレステロール血症のような脂質異常症、高血圧、心血管疾患）が集まったものだとされてきた。

NCEPは、この5つのうちの3つがあれば、メタボ症候群だと言う。とはいえ、メタボ症候群は、それほど簡単に定義できるものではない。ほかの専門的な組織は、それとはすこし違う基準によって定義している。[*2]

診断基準が異なる理由は、真の原因がわからないからだ。すべての基準はカットオフ値〔検査結果の陽性と陰性を分ける数値〕を設定しているが、それらはエラーをはらんでいる。子どもにおけるメタボ症候群の基準を確立するのはさらにむずかしい。[*3]

だが、それは絶対にやらなければならないことだ。というのも、子どもたちの肥満は心配になるほどの速度で増えてきており、放っておけば、彼らの人生は15年から20年分も減ってしまうからである。メタボ症候群は、世界中の心臓病の主な原因として、もうじき喫煙を追い越しそうなところまできている。

心血管代謝疾患のリスク要因が、あるタイプの人に「群がる」ことは、何十年も前から知られていた。とはいえ、肥満、脂質異常症（異常な量のコレステロールまたは脂肪あるいはその両方が血中に存在すること）と高血圧との関係が認められたのは、ようやく1980年代になってからだ。そのときになって初めて、インスリン抵抗性と腹部肥満の役割が明らかになったのである。

しかしメタボ症候群は一連の病気の一側面だとみなさなければならない。そして患者はメタボ症候群のすべての病気を抱えるわけではない。さまざまな病気がいくつか組み合わさる傾向がある。

人種によってかかる確率が7倍も違う

メタボ症候群を抱えた男性は、メタボ症候群を抱えた女性に比べて、非アルコール性脂肪性肝疾患にかかる可能性が7倍高い。しかし、**かかりやすい病気を左右する最大の決定因子の1つは人種**だ。

たとえば黒人は白人がかかる高中性脂肪血症（血中の中性脂肪濃度が高くなること。第10章参照）にはかからないが、体重にかかわらず高血圧を抱える傾向が高い。そのため、糖尿病と心血管疾患にかかる率が高いにもかかわらず、黒人は白人に比べてメタボ症候群を診断されることが少ないのだ。

反対に、ラテン系アメリカ人は高中性脂肪血症にかかる率が高いが、高血圧を抱える率は低い。ラテン系の男性は、非ラテン系男性に比べて、メタボ症候群の診断が下される確率が7倍になる。黒人とラテン系アメリカ人は、白人に比べてインスリン抵抗性を抱える率が高いように見受けられる。

こうしたデータが裏付けているのは、メタボ症候群に備わる人種・民族・性別による違いとそれらの要素が、診断のための確固としたカットオフ値の設定をとてもむずかしくしているという事実だ。

メタボ症候群が引き起こす10のリスク

メタボ症候群になるには、なにも太っている必要はない。何といっても、**正常体重の成人の40％までもがメタボ症候群にかかっているのだ！**　肥満はメタボ症候群の「マーカー」ではあるが、メタボ症候群の唯一のマーカーではないし、メタボ症候群を引き起こす原因でもない。

メタボ症候群が太った人々だけの問題かどうかは別にして、誰もが同意するのは、**インスリン抵抗性がメタボ症候群の明らかな特徴である**ということだ。そして、やせた人々もインスリン抵抗性を抱える。だが、どうやって？　そしてどこに？　体はなぜインスリン抵抗性に陥るのだろう？　次に示すのは、どのようにメタボ症候群が起こるのかを想定したものだ。[*4]

リスク1●肝臓のインスリン抵抗性

メタボ症候群は、体がエネルギーを蓄積し、それを肝臓と内臓脂肪組織に貯蔵したときに始まる。これにより肝臓がインスリン抵抗性になり、代謝機能不全に陥る。こうして、体中のあらゆる臓器にダメージを与える有害なカスケード反応〔滝のように連鎖して起こる反応〕が起こる。

リスク2●高インスリン血症

肝臓はインスリン抵抗性になり、エネルギーが適切に送り出せなくなる。そこで肝臓に普段の役割を果たさせるために、膵臓がインスリンの分泌量を増やす。これによりインスリンのレベルはさらに高くなり（高インスリン血症）、これが皮下脂肪組織にさらなるエネルギーを蓄えさせ、持続する体重増加を引き起こして、肥満を促進する。

リスク3●脂質異常症

肝臓は余分な脂肪を皮下脂肪組織に貯蔵するために、中性脂肪として輸送しようとする。すると、血中脂質が増えて、脂質異常症（第10章参照）を引き起こす。これは、心臓病をもたらすリスク要因の1つだ。

リスク4●高血圧

高濃度のインスリンは血管に作用して、血管の内壁を覆っている平滑筋細胞をふだんより急速に増殖させる。このプロセスが動脈壁を収縮させて、高血圧を引き起こす。

リスク5●心臓発作・脳卒中

インスリン抵抗性と脂質異常症と高血圧が体中で大暴れして大損害を引き起こす。これが心血管疾患をもたらし、心臓発作や脳卒中を生じさせる。

リスク6●肝硬変

肝臓内の脂肪が炎症を起こすと、インスリン抵抗性がさらに進む。究極的に肝臓に瘢痕《はんこん》が形成され、これが非アルコール性脂肪性肝疾患〔第11章と第14章参照〕をもたらす。これは後に、肝硬変になる危険性がある。

リスク7●不妊症など

女性がインスリン抵抗性と高インスリン血症を抱えると、卵巣が過剰なテストステロン〔男性ホルモンの一種だが女性も少量生成する〕を作り出してエストロゲン〔いわゆる女性ホルモン〕の生成を減少させ、多嚢胞性《たのうほうせい》卵巣症候群、多毛症〔過剰な体毛〕、不妊症を導く場合がある。

リスク8●2型糖尿病

肝臓のインスリン抵抗性が悪化して体脂肪が増えると、膵臓はより多くのインスリンを作り出さなければならなくなる。ついには、膵臓のベータ細胞が体の要求に追いつけなくなり、相対的インスリン欠乏〔完全に欠乏してはいない状態〕に陥る。最終的に、ベータ細胞は働かなくなり、2型糖尿病に突き進む。

リスク9●がん

インスリンは、細胞分裂を引き起こすホルモンの1つだ。高インスリン血症は、さまざまながんの発症と増殖に関連付けられている。

リスク10●認知症

まだ立証されてはいないものの、脳のインスリン抵抗性が認知症の引き金になるという初期エビデンスが得られている。

あなたがメタボ症候群になる2つのプロセス

基本的に言って、メタボ症候群に含まれているさまざまな病気は、私たちが税金で支払っている全医療費が実質的に行きつく先となっている。だから、これらの病気発症プロセスを理解することは、現在の潰滅的な医療を少しでも前進させるために欠かせない。

プロセス1●肝臓に脂肪が貯まる

正常な場合、肝臓に向かうカロリーは総摂取量の約20％だ。肝臓はこのエネルギーを3

つの仕事に使う。まず、自分自身の代謝と生存のためにエネルギーの一部を燃やす。

2番目に、エネルギーの源がブドウ糖（生きとし生けるものすべての主要エネルギー源で、複合糖質の構成要素）である場合、ホルモンであるインスリンに促されて、余分なブドウ糖をグリコーゲン（「動物デンプン」とも呼ばれる）に変える。肝臓はブドウ糖を、このグリコーゲンという形で貯蔵するのだ。グリコーゲンは危険なものではなく、必要なときに分解されてブドウ糖に戻る。

3番目に肝臓は、さまざまな形でやってくる過剰なエネルギーを処理しなければならない。それらには、食事性脂肪の消化によりもたらされる脂肪酸、タンパク質の消化によるアミノ酸、アルコール摂取によるエネルギー、または果糖分子（半分はグラニュー糖などのショ糖の形で、約半分は異性化糖の形で体に入ってくる）エネルギーなどがある。この**余分なエネルギーは肝臓が処理して脂肪に変える**。

肝臓はこの脂肪を外に送り出さなければならない。さもないと、肝臓の機能が大混乱に陥ってしまう。もし送り出せないと、肝臓は急激に機能不全に陥る。要するに、**肝臓にとっては、グリコーゲンは味方だが、脂肪は敵**なのだ。そして、**肝臓脂肪の蓄積を促すものは何であっても、メタボ症候群の潜在的な引き金になる**（第10章と第11章参照）。このことは、ダイアナのように幼い子どもたちについても言える。

プロセス2●退治できなくなるほど活性酸素が増える

さて、それが最初の問題であることはわかった。では、それ以外に代謝不全をもたらすものは？　しかも、あれほど多くの組織にダメージをもたらすものは何なのか？　ブドウ糖は、地球上のあらゆる生命体にとって、ナンバーワンのエネルギー源だ。ブドウ糖が食べ物から得られなければ、肝臓は利用できるものを使って、それを作り出そうとする。

ブドウ糖の代謝は2つの別々の経路によって行われる。最初の経路は「**解糖系**」と呼ばれるもので、ブドウ糖を、中間エネルギーのピルビン酸に分解し、少量のエネルギーを放出する。第2のステップは、**クエン酸回路**と呼ばれる。この代謝はミトコンドリア〔細胞の石炭炉のようなもの〕のなかで起こり、ピルビン酸を燃やして二酸化炭素と水に分解し、その過程で大量のエネルギーを放出する。

体に取り込まれたエネルギーの約80％は、クエン酸回路で代謝される。体がエネルギーを燃やすとき、いくらか毒性の代謝物〔反応の結果生じる分解産物〕がミトコンドリア内で作られる。これらは**活性酸素**と呼ばれ、いわば体にとってオキシドール〔殺菌消毒液〕の役目をする。体の部位によっては、活性酸素はよい目的に利用される。たとえば、白血球〔生体防御に関わる免疫担当細胞〕のなかでは、感染症にかからないようにするために外部からの異物の侵入を防ぐ免疫防衛システムの一部として働く。

だが活性酸素は正常なエネルギー代謝の副産物でもあり、肝臓や膵臓といったほかのタイプの細胞のなかで作られたときには、細胞のDNAやタンパク質や細胞膜などを傷つける可能性がある。ダメージをくらう前に活性酸素の力を消すには、抗酸化剤の助けが必要だ。その役目を果たすのが、**ペルオキシソーム**と呼ばれる、細胞のもう1つの部位だ。

ペルオキシソームには抗酸化剤がいっぱい詰まっているが、その大部分は、微量栄養素の形で口から取り込む食べ物からもたらされる（第14章参照）。ペルオキシソームはミトコンドリアのすぐ隣で暮らしていて、「掃討作戦隊員」として余分な活性酸素を退治する。

ペルオキシソームが細胞内で生成される活性酸素の速度に追いついているときは、あなたもあなたの細胞も健康なまま留まることができるが、追いつけなくなると、細胞は傷ついたり死んだりしてしまう。これら2つの打撃、すなわち肝臓に貯まった脂肪と活性酸素は一緒になって細胞を故障させてしまい、機能停止に陥った細胞の数がある程度に達すると、メタボ症候群の土台が築かれることになる。[*5]

4つの食材がメタボ症候群を引き起こす

多くの研究者が多大な研究費を費やして、メタボ症候群を引き起こす遺伝子を探してきた。だが肥満そのものがあまり解明されていないのと同じように、遺伝子分析もこれまでのところ、たいして物事を明らかにしてくれてはいない。実際、**遺伝学によって説明できるメタボ症候群の原因は、ほんの10％程度にすぎないのではないかと示唆されている。**[*6] だとすると、原因の90％は環境の変化、とりわけ食べるものの質と量の変化、およびそれらがどのように肝臓のインスリン抵抗性を促すのかにかかっていることになる。[*7]

エネルギーの食物塊がブドウ糖（デンプン）として体に入ってきたとき、肝臓には複数の安全策がある。それには、ほかの臓器に処理させる（痛み分け）ことや、肝臓を守るためにグリコーゲンに作り変えることなどが含まれる。

けれども、ほかの臓器では代謝できない食物を肝臓が処理しなければならなくなると、活性酸素と肝臓脂肪が過剰に発生し、中性脂肪（血清脂質）として送り出されることになる（第11章参照）。**ミトコンドリアの処理能力を超えてエネルギーが押し寄せると、結果的に肝臓に活性酸素の蓄積と脂肪沈着が起こり（いわば「ミトコンドリアの便秘」）、慢性的な代謝疾患が引き起こされる。**

アメリカ人の食生活では、こうした問題のある食べ物の影響は、それらを頻繁に食べる年齢層ほど高くなる傾向がある。では、この代謝障害を引き起こすユニークな特徴を持つ食べ物とは何だろうか？　私の考えでは、それは次の4種類だ。

食材1●トランス脂肪酸

トランス脂肪酸は、その組成のためにミトコンドリアによって分解されない。[*8] この脂肪酸は以前から、慢性代謝性疾患、とりわけアテローム性動脈硬化と関連付けられてきた。トランス脂肪酸はかつてあらゆる加工食品に含まれていたが、徐々に私たちの食生活からなくなりつつある。それでも、焼き菓子やチョコバーなどにはいまだに含まれている。実際、**個装されていて常温で店の棚に置かれている食品は、すべて容疑者**だ。

米国食品医薬品局と食品業界はトランス脂肪酸の問題を認知しており、アメリカ全土でそれを禁じる法律はないものの、一致協力してアメリカ人の食生活から取り除こうとする動きを現在も続けている。たとえば、元ニューヨーク市長のマイケル・ブルームバーグは、ニューヨーク市内のレストランでトランス脂肪酸を使用することを禁止した。しかしトランス脂肪酸の削減にもかかわらず、肥満と糖尿病を抱える人はますます増えている。

食材2●分枝鎖《ぶんしさ》アミノ酸

分枝鎖アミノ酸とは、9種類の必須アミノ酸のうちの、バリン、ロイシン、イソロイシンの総称で、私たちの体では作り出せないため、食べることによって取り込むことが必要だ。分枝鎖アミノ酸の血中濃度は、摂取量に直接関係している。**分枝鎖アミノ酸はトウモ**

ロコシに高濃度で含まれているため、トウモロコシで育ったあらゆる家畜（アメリカ産のビーフやポークなど）は、あなたの総身体負荷に潜在的に寄与していることになる。

これらのアミノ酸は体中のタンパク質を築くのに不可欠なものではあるが、余分は肝臓でエネルギーとして燃やされる。ボディービルダーは、プロテインパウダーとして分枝鎖アミノ酸を大量にとる。彼らがボディービルディングをやっている限り、それは問題ない。だが、それ以外の人にとっては大問題だ。

分枝鎖アミノ酸がエネルギーに代謝されると、肝臓内でグリコーゲンになるのをバイパスして、直接ミトコンドリアに行って燃やされるか、脂肪に変えられる（第10章参照）。デューク大学のクリストファー・ニューガードは、メタボ症候群を抱える患者の血流では、これらのアミノ酸のレベルが通常より高いことを指摘している。[*9] しかし現時点では、相関関係は判明しているものの、因果関係については定かではない。

食材3●アルコール

アルコールは興味深い。というのは、**毎日少量飲む場合、とりわけ、ワインの形で体内に取り込まれるときには、メタボ症候群を予防するように見受けられる**からだ（コレステロール値が高い人は、医師から夕食のときに1～2杯のワインを飲むように勧められているかもしれない）。[*10]

だが、**大量のアルコール摂取は明らかにメタボ症候群を押し進める。ビールや焼酎のようなアルコール飲料がメタボ症候群を進行させる**という明らかな研究結果も、アメリカではビールについて、日本では焼酎について示されているのだ。[*11]

アルコールはまた、グリコーゲンで留まることなく、ミトコンドリアに直行する。とはいっても、アルコール原因説では、子どもがメタボ症候群にかかる理由や、なぜサウジアラビアやマレーシアのように飲酒が禁止されているイスラム諸国でも肥満が猛威を振るっているのかが説明できない。

食材4●果糖

ここでついに、「食生活のヴォルデモート」(『ハリーポッター』シリーズの悪役)、つまり糖分に含まれる甘い分子にたどりつく。甘くてカロリーのあるものなら、それは果糖だ。議論の余地はない。果糖こそ、世界中で消費量が増した食べ物であり、見境なく大量に使われている食物である。そして、これこそ子どもたちが制限なく食べ続けているものなのだ。

果糖については動物研究のデータもヒトについての研究データもある。私たちは、ゴールデンチケットまで手にしている。つまり、相関関係に加えて因果関係も判明しているのだ。乳幼児を含め、どの年齢層も、ここ30年間に果糖の消費量を増やしている。私が信じるかぎり、果糖こそ問題の核心だ。これについては、第11章で詳しく見ていくことにする。

薬で予防できないのか?

薬を飲めばいいのかって? 一言で言えば、答えはノーだ。このプロセスを止める薬は存在しない。なぜなら、活性酸素の生成は人生につきものだからだ。とはいえ、それから派生するさまざまな結果を治療する方法はある。

たとえば、脂質異常症のためのスタチン系薬剤やフィブラート系薬剤、高血圧を下げる降圧剤、心拍を強くするさまざまな薬、脂肪肝の治療のためのビタミンEやメトホルミン、慢性腎疾患のための透析や移植手術、がんを治療するさまざまな化学治療法、そして今ではアルツハイマー用の薬まである。

それでもあなたのミトコンドリアは依然不調なままだ。そして脂質生成と活性酸素による損傷は弱まることなく続き、あなたの細胞も、あなたも死んでしまう。だが、あなたもダイアナも、まだ運が尽きたわけではない。そうしたプロセスを大幅に遅らせることは可能だ。

活性酸素の生成と毒性を弱める最も簡単で合理的なアプローチは予防だ。特定の基質利用性を制限し（食生活を見直す、第11章、第17章、第18章を参照）、肝臓のエネルギー代謝速度を遅くし（食物繊維をもっと食べる、第12章参照）、抗酸化能力を高め（微量栄養素を食べる、第14章参照）、ミトコンドリアの数を増やして能力と効率性を高める（運動する、第13章参照）ことはできる。

ここで話しているのは、食物の摂取と消費を変える、ということだ。今までずっと自分を甘やかしてきて、今になってみんなと同じことをしたくなったあなたも、まだすべてを失ってしまったわけではない。生活習慣を改善した糖尿病患者（たとえば、適切な食事をとって運動をした人など）に関する研究では、活性酸素による全身負荷が軽減され、健康状態が改善され、寿命が増加することなどが明らかになっている。[*12]

おっと！　またダイエットと運動じゃないか！　本書もただのタワ言なのか？　おんなじ話を聞くために、なんで金を払わなけりゃならない？　もうわかってることじゃないか……。あなたはそう思ったかもしれない。いや、そうではないのだ。なぜなら**肥満の解消は、ただ「食べる量を減らして、もっと運動」すればいいわけではない**のだから。ここで検討しているのは、もっと具体的なこと。なぜなら「どの食べ物でとろうがカロリーは同じ働きをする」わけではないのだから。

第Ⅳ部

社会があなたを太らせる

第10章●「脂肪悪玉説」が脂肪を増やす

13歳の少女が3カ月で9キロやせたダイエット法

13歳のサリーは美しい少女だ。だが11歳のときから1年間に9キロも体重が増えるようになり、中学校で上演するミュージカルの主役を任されたものの、衣装が小さ過ぎて体に合わず、とても恥ずかしい思いをしていた。家族もサリーの生活習慣を変えようと協力したが、その効果が現れないため、ついに私がいるクリニックを訪れたのである。

経口ブドウ糖負荷検査を行ってみると、膵臓が過剰なインスリンを分泌している（第19章参照）一方で、インスリン抵抗性と耐糖能異常（血糖値を正常に保つ働きの障害）があることがわかった。そこで低炭水化物ダイエット法を勧め、インスリンのレベルを下げるためにメトホルミンを処方した（第19章参照）。

その結果、最初の3カ月で約9キロ体重を減らし、続いてさらに約4・5キロ減らしたあと、その体重をキープしている。もう以前のように異常に空腹になることはなく、インスリンのレベルも正常に戻った。今サリーは人生をこよなく楽しんでいる。

人類のあけぼのには、狩猟者、つまりハンターがいた。大部分のハンターは狩りをして食べ物を手に入れたが、魚をとる者もいた。そうした獲物から脂質とタンパク質をとり、次の狩りまでに間隔が長く空いていたので、貯蔵した脂肪を取り崩して暮らしていた。彼らの肝臓は、ハンターの体重とエネルギー供給状況に応じて、2つの方法のいずれかで食事性脂肪を処理していた。エネルギーが不足しているときには、**脂肪酸**（長鎖脂肪酸）から、炭素2個ずつを**アセチルCoA**《コエー》（アセチル補酵素Aとも呼ばれ、ケトン体のもとになる）の形で切り出す。これらのフラグメントは肝臓内またはほかの臓器内のミトコンドリア（細胞の一部で、エネルギーが生成される場所）によってエネルギー源として燃やされる。

一方、エネルギー供給が余分にあるときには、脂肪を**低比重リポタンパク**（LDL、いわゆる悪玉コレステロール）として知られる粒子に詰め込んだ。これらのLDL粒子は血流に乗って体を循環し、最終的に中性脂肪（脂肪の塊）として脂肪細胞に入り込み、食べ物が少ないときのエネルギー供給源として蓄えられる。

インスリンがないとき（飢えているとき）には、この貯蔵中性脂肪が分解されて**遊離脂肪酸**になる。このサイクルは繰り返される。つまり、貯められた中性脂肪が血流に放出されて肝臓に再び入り、炭素を2個ずつ切り出して、ふたたび**アセチルCoA**《コエー》（ひいてはケトン体）になるのだ。

ハンターたちは、炭水化物が何であるか知らなかったし、知る必要もなかった。というのも、人間も含め、動物の死体には炭水化物がないからだ。私たちの体はかつても今も、脂肪をエネルギー源として燃やすことに完全に順応しているのである。

これが、低炭水化物ダイエットとして知られることになったダイエット法のよりどころだ。自然界に存在するこの食習慣は今でも世界の片隅に残っている。たとえば、ケニア中北部に暮らすマサイ人やサンブル人（肉を食べ、ミルクと動物の血を飲む）、北極圏のイヌイット（魚、肉、クジラの脂を食べる）などがその例だ。

1900年代初頭にイヌイットのもとで数年間暮らした北極探検家のビリャルマ・ステファンソン（1879〜1962）は、その間ほとんどクジラの脂身だけを食べて暮らしていたが、体調はそれまでの人生で最高だったという。彼は、炭水化物をまったく食べないイヌイットには、がん、心臓病、糖尿病をはじめ、ほかの慢性病を患う率が驚くほど少ないことを記録した最初の人になった（残念なことに、近年、イヌイットの食生活に加工食品が入り込んだことにより、これはもはや真実ではなくなってしまった）。

１９２０年代の末にアメリカに戻ってきたとき、ステファンソンは実験を行った。医学的な管理のもとで1年間肉だけを食べ、その食生活にまったくネガティブな影響がなかったことを証明したのだ。そのときの経験と観察結果は、彼が１９６０年に出版した『がんは文明病か？（*Cancer: Disease of Civilization?*）』〔未訳〕という本にまとめられている。

低炭水化物ダイエットは本当に安全なのか？

低炭水化物ダイエットは神話的なステータスを得るようになった。１９７０年代に医師のロバート・アトキンスによって芸術の域にまで高められたためだ。パン抜きのチーズバーガー、ベーコンと卵、ブロッコリのチーズソースがけ。トーストもポテトもない食事。ビール好きには最悪だ。このアトキンス・ダイエットはその後も、肥満の治療と健康増進の最高の手段とあがめる信奉者を大勢惹きつけてきた。そしてその人気は、２００２年に世界で最も権威ある医学誌の1つ『ニューイングランド・ジャーナル・オブ・メディシン』に低炭水化物ダイエットの効用を説く2本の論文が掲載されるにおよんで最高潮に達した。[*1]

このダイエットは今でも熱烈な支持者から信奉され、主流の肥満専門家もその時流に乗り、マウスをクリックするだけで、この食事法に好意的なコメントがざくざく手に入る。しかし最近、低炭水化物ダイエットには批判が集中している。その理由は、アメリカでやり続けるのはとてもむずかしいからだ。さらには健康に悪影響をおよぼす可能性があるという批判も寄せられている。[*2]

ヴィーガン食事法は本当にヘルシーなのか?

人類のあけぼのには、ハンターとともに採集民もいた。採集民は大地から生えてきたものを食べ、炭水化物とタンパク質を果実と野菜でとっていた。エネルギーが不足しているときには、ブドウ糖は肝臓にすべて使われてしまった。逆に、エネルギーが足りているときには、肝臓がブドウ糖をすべて吸収することはなかったため、血糖値が上昇し、それに伴ってインスリンが放出された。エネルギーが十分に余っているときには、血糖値がさらに上がり、インスリンもそれに歩調をそろえて、つらくなったとき（飢えにさらされたときなど）に使えるように、エネルギーを脂肪として蓄えた。

こうした食生活に基づいているのが、今日のヴィーガン食事法〔卵や牛乳も食べない完全菜食主義〕だ。この食事法は文化にかかわらず、世界中のさまざまなところで行われている。というのも、みずから野菜を栽培している人にとって、それこそいつでも手に入る食材だからだ。アメリカでは、多くの人々が主義としてヴィーガン食事法を実践しているが、ときにそれは極端なものになる（たとえば果食主義者《フルータリアン》はフルーツ、ナッツ、種子しか食べないが、そのなかには、植物を傷つけることを嫌って、熟して地面に落ちた実しか食べない人もいる）。この食事法も完全に健康的なものになりえるし、適切に実践すれば、命を救う手段にもなる。*3

脂質と炭水化物の組み合わせは想定されていない

マイケル・ポーランが2006年に上梓した『雑食動物のジレンマ』〔ラッセル秀子訳、東洋経済新報社刊、2009年〕は、これら2つの食事法の対立に触れている。進化論的に言うと、脂質と炭水化物の代謝は別々に発達したものだ。それぞれの代謝プロセスから得られるエネルギーの合計量は微々たるものでしかない。

しかし、この2つのまったく違う経路（脂質は順序よく分解されるが、炭水化物は解糖プロセスをたどる）の代謝産物は、ミトコンドリアにおいて、アセチルＣｏＡという形で出会うことになる。第9章で見てきたように、ミトコンドリアが処理するアセチルＣｏＡの量は、細胞がどれくらい健康であるかに完全に依存している。それはまた、細胞が大量のエネルギーを処理する重圧に潰されてしまうかどうかも決定づけることになる。

ハンターが脂質を食べると、肝臓はベータ酸化（ミトコンドリアが炭素2個分ずつ脂肪酸を分解するプロセス）を行って自分が使うエネルギーを取り出し、余ったＬＤＬは、脂肪組織に送り出して吸収させる。採集民が炭水化物（ブドウ糖）を食べると、ブドウ糖が体に吸収されたあと、肝臓が自分の必要分を取り出す。残りのブドウ糖はインスリンが血中に送り出して、筋肉と脂肪組織に吸収させる。肝臓では、余分なブドウ糖はすべてグリコーゲンに変えられて貯蔵される。

私たちの祖先は、厳密にハンターだけだったり、採集民だけだったりすることはほとんどなかっただろうが、住んでいた場所および季節に応じて、いずれかの食物タイプ（脂質または炭水化物）を好んだに違いない。そのため肝臓は、過剰なエネルギーからみずからの身を守るため、炭水化物用と脂質用に別々の安全弁を発達させたのだと思われる。

いずれの場合も、ミトコンドリアがアセチルＣｏＡにさらされる機会は、ミトコンドリアの処理能力を超えないように精密に調節されていた。ミトコンドリアは、噛める以上のものを噛みちぎる必要はなかったのだ。

しかし、人類は灌漑と農業技術を身につけ、私たちは雑食動物になった。サリーも、私たちの社会に暮らすあらゆる人々も、ほんのわずかな例外を除いて、脂質と炭水化物を一緒に食べる（ステーキとポテトなど）。食べ物がいっそうあふれるようになるなか、私たちは両方の代謝経路、つまり脂肪を炭素2個分ずつ分解する経路と炭水化物の解糖経路の双方に大きな負担をかけるようになった。

いまや、両方の経路から引きも切らずにやってくるアセチルCoAを処理し続けなければならないミトコンドリアは、大苦戦を強いられている。脂質たっぷり炭水化物たっぷりの食事も、1回きりならなんでもないだろう。だがそれが連続して1万回（10代にさしかかる年齢になるまで食べ続ける約10年分の食事に相当）にもなると、ダメージが生じかねない。こうして慢性代謝疾患やメタボ症候群が増加するのだ。

17世紀までメタボ症候群が見られなかった理由

ここに思考の糧がある。ごくわずかな例外を除き、自然界にある食べ物は、脂質か炭水化物のいずれかを含んでいるが、両方含んでいることはめったにない。肉、魚、鳥は炭水化物を含まない。穀物、根菜、塊茎《かいけい》（ジャガイモやヤムイモなど）には脂質がない。アボカド、オリーブ、ココナッツといった果実は脂質を含むが、その炭水化物含有量はごくわずかだ。木の実は例外の1つだが、それでも炭水化物含有量はかなり低く、食物繊維を多量に含んでいる（だから色が茶色いのだ。これについて詳しくは第12章で）。ミルクはもう1つの例外だが、人類は新石器時代に農業が始まるまで、人間のもの以外の哺乳類のミルクを飲むことはなかった。彼らには従うべき米国農務省のフードピラミッドはなかったのだ。

私たちがグルメになり、脂質と炭水化物を同じ食事のなかでとるようになってはじめて、人間の細胞はミトコンドリアの消耗というしっぺ返しをくらうようになった。このことは、代謝性疾患が17世紀初頭の商業の到来と時をあわせて登場した理由を説明してくれる。というのは、その時点まで、食べ物は依然として自分の手で殺す〔肉類〕か、あるいは自分の手で育てる〔野菜類〕かのいずれかだったからだ。

ついに私たちは大食漢《グルマン》になり、脂質と炭水化物を同じ食事のなかでとるようになった。これが、素晴らしくもあり恐ろしくもある加工食品の本質だ。しかし大きな例外がある。それは、脂質と炭水化物を同時に含む食べ物だ（ヒントをあげよう。それはすごく甘い）。

果糖は70年代から問題視されていた

心臓病は20世紀初頭から徐々に広がりだした。そんななか、1931年に、ハーバード大学教授のポール・ホワイトが、パイオニア的な論文『心臓病』を発表する。ホワイトはドワイト・アイゼンハワー大統領が心臓発作を起こしたとき、大統領かかりつけの心臓専門医になった人物だ。食生活の改善により心臓病を減らそうとする動きは、予防策をとりたいアメリカ政府の思惑と重なって、1960年代までには大きなうねりになっていた。

それは栄養面における「聖戦」のお膳立てをすることになり、全米のキッチンやレストランで戦いが繰り広げられた。ゴールは食生活の改善だった。しかし、私たちは、あらゆる栄養に関する仮説をムダにし、世間の人々の信用を損ね、その過程で何百万人もの人を殺してしまうことになった。このバトルロワイヤルの余波は、これからも数世代にわたっておよび続けることだろう。

戦いの最初の一斉射撃は、歯科医のコミュニティから沸き起こった。1960年になるまで、砂糖が引き起こす歯科的問題として判明していたのは虫歯だけだった。[*4]だが1945年に水道水のフッ素添加が始まると、虫歯はもはや公衆衛生の問題ではなくなり、レーダーから姿を消してしまった。

そんな折、ジョン・ヤドキンとアンセル・キーズが登場する。イギリス人の生理学者かつ栄養学者だったヤドキンは、慢性病の性質を研究していた。そして1957年に、冠状動脈血栓症（心臓発作）の原因の根源は食事構成に潜んでいるという仮説を立てた。さらに1964年までには、自然的観察を通して、心臓病と最も密接に関連しているのは、ショ糖の摂取であることを突き止めた。彼は、糖分だけが血清（血液中の）中性脂肪とインスリンのレベルを上げることを示した最初の人物である。

1972年には、このテーマに関する労作『ピュア・ホワイト・アンド・デッドリー（*Pure, White, and Deadly*）』〔未訳〕をイギリスで出版し、世間に大きな影響を与えた〔この本は、本書の著者が序論を書き、2013年にペンギンブックスから再出版されている〕。ヤドキンはショ糖、厳密には果糖分子の生化学反応に関して数多くの論文を発表した。果糖分子は、砂糖に甘さを与えている正体だ。それらの過剰摂取が、冠状動脈性心臓病、糖尿病、胃腸障害、眼疾患、およびほかの炎症性疾患の原因になると最初に警告したのもヤドキンだった。

一方、ミネソタの疫学者だったアンセル・キーズは、第二次世界大戦中のKレーション〔1日3食分が一包化された戦闘食〕の考案者として、一般のあいだですでによく知られていた。1952年に在外研究期間をイギリスで送ったキーズは、脂質とコレステロールの高い食品からなるイギリス式食習慣が心臓病を急増させているのを目の当たりにした（「バンガーズ・アンド・マッシュ」〔ソーセージとマッシュポテト〕や「フィッシュ・アンド・チップス」を思いおこされたい）。彼はアメリカでもイギリスでも、最も上等な食生活を送っている者、そして肉を買う余裕がある者のあいだで、心臓病が最もよくみられることに気がついた。そして、コレステロールと食事性脂肪が心臓病の直接原因であることを証明するというミッションを胸に抱いて、アメリカに戻ったのだった。

「脂肪悪玉説」が抱える4つの問題

キーズは1960年代と70年代に、心臓病患者のコレステロールのレベルが高いことを示す多くの研究論文を発表した。さらに、食事性脂肪の増加がコレステロールの増加を引き起こすことも示した。世間に大きな影響を与えた**「7カ国」研究**（1980年）は500ページの大作で、食事性脂肪はそのコレステロールにより、唯一の心臓病の原因であるという概念を説明するものだった。しかし残念なことに、その論文には問題点が4つある。

問題1●都合の悪いデータを除外していた

7カ国研究は、もともと23カ国研究として始められたものだった。キーズの7カ国とは、日本、イタリア、イングランド、ウェールズ（イギリスとは別の国としてカウントしていた）、オーストラリア、カナダ、アメリカだった。これら7カ国に限って言えば、食事性脂肪と心臓病の関係は、かなり説得力のあるものだった。

しかし、23カ国すべてを含めると（オーストリア、セイロン、チリ、デンマーク、フィンランド、フランス、ドイツ、アイルランド、イスラエル、メキシコ、オランダ、ニュージーランド、ノルウェー、ポルトガル、スウェーデン、スイスが加わる）、相関関係の説得力は大幅に薄まってしまう。キーズはまた、イヌイット（北米）、トケラウ人（オセアニア）、マサイ人とレンディーレ人（ともにアフリカ）といった「先住民族」も意図的に除外していた。彼らは動物性脂肪しか食べないが、その心臓病の発生率は地球上で最も低い。

問題2●トランス脂肪酸の影響だけを見ていた可能性がある

心臓病における食事性脂肪の影響に関する解釈は、メタボ症候群の重要な病因になっているトランス脂肪酸（マーガリンなど）の摂取により複雑になっている。トランス脂肪酸の使用は1960年代にマーガリンの到来とその普及によってピークを迎えた。インペリアル・マーガリン社の広告「王様にもふさわしい！」を覚えているだろうか？　それはちょうどキーズがこの疫学的研究を始めた頃のものだ。もしかしたら彼は、先進国については飽和脂肪酸の影響を研究していたのではなく、トランス脂肪酸の影響を研究していたのかもしれない。キーズの研究はこの2つの脂肪を別々に扱っていないため、真相はわからないままだ。

問題3●脂肪が低い国は糖分も低かった

相関関係自体に問題がある。グラフの一方の端にあるのは日本とイタリアだ。これらの国の人々の飽和脂肪酸摂取量は最も低い。しかし、この2カ国の人々は、食事性糖質の摂取量についても、研究対象国のなかで最も低いのだ。とすれば、糖分も脂肪も同じように低いとき、この相関関係をもたらしたのは脂肪なのか、あるいは糖分なのか、どうしてわかるのか？

問題4●ショ糖と飽和脂肪酸、どちらが原因かわからない

この大作の262ページ目で、キーズはこう書いている。「冠動脈性心疾患の発生率が食事におけるショ糖由来カロリーの平均パーセンテージと有意に相関している事実は、ショ糖と飽和脂肪酸の内部相関によって説明できる」と。言いかえれば、心臓病はショ糖とも相関関係にあるということだが、キーズはこれに問題があるとは考えなかった。

多変量相関分析（CやDやEの影響がどのようなものであっても、AがBを引き起こすかどうかを見極めるといった分析）を行うときには、双方向から検討を行わなければならない。この場合で

言うと、ショ糖を一定にしても食事性脂肪が依然として心臓病と相関することを示さなければならないのだ。しかしキーズはそうした分析を行わなかった。その理由は不明である。ではいったい、どちらが原因なのだろう？　脂肪、それとも糖分？

脂肪悪玉説は「非」研究者によって広められた

ヤドキン対キーズの戦いの最中に、心臓病の脂質原因説が浮上した。１９７０年代に、テキサス大学のノーベル賞受賞チーム、マイケル・ブラウンとジョーゼフ・ゴールドスタインによって、肝臓が脂肪酸をリサイクルする方法が発見されたのだ。[*5]この発見により、私たちは４つの重要な教訓を得ることになった。

まず、ＬＤＬすなわち低比重リポタンパク（食事性脂肪を輸送する主な粒子）と、肝臓のＬＤＬ受容体（リサイクルするためにＬＤＬをガツガツ食べるもの）が判明した。次に、食事性脂肪は血液中のＬＤＬレベルを押し上げることがわかった。３番目には、異常に高いレベルのＬＤＬを発生させる稀な遺伝病の患者は、非常に若くして心臓発作で命を落とすことが明らかになった。そして４番目に、大規模な成人の集団で、血中ＬＤＬレベルが冠動脈性心疾患のリスクと比例することが証明されたのだ。

この研究が示唆することは、一見すると、とても理論的なものに映る。ここで、食事性脂肪をA、LDLをB、冠動脈性心疾患をCとしよう。するとこの研究が示唆するのは「もしAがBをもたらし、BがCに相関しているなら、AはCをもたらすはずであり、AがなければCも生じない」ということになる。

この1970年代後半に浮上した論点は、1977年にジョージ・マクガバン上院議員による超党派かつ立法権のない「栄養と人間欲求における合衆国上院特別委員会」に取り上げられ、ゲアリー・タウブスによってまとめられた。[*6] マクガバンはニック・モッタンという名の労働組合リポーターを任命し、彼には何の科学的バックグラウンドもなかったにもかかわらず研究調査を任せ、アメリカ初の食事に関する目標を起案させた。

その結果モッタンは、このテーマに関して大規模な研究や調査をするのではなく、ハーバード大学公衆衛生大学院の栄養学者だったマーク・ヘグステッドの業績にほぼ全面的に頼ったのである。ヘグステッドは、食事性脂肪こそアメリカの食習慣の悩みの種であり、その摂取量を抑えることが解決策だという考えを抱いていた。

こうして、モッタンは報告書のなかで、アメリカ国民は脂質の摂取を食事摂取量の30％に、飽和脂肪酸を10％に抑えるよう勧めた。モッタンは、すべての科学者が自分の推奨に同意しているわけではないことを認めたが、アメリカ国民はこのアドバイスに従わなければ、健康状態を改善する道はないと主張した。たとえそれが正しくなかったとしても、損することは何もなかった。

7年の月日とさまざまな紆余曲折を経て、ついに米国農務省、米国心臓協会、そして米国臨床栄養協会は皆この報告書を承認した。モッタンの発明品である「アメリカの食事目標」は実施されて、低脂肪製品を供給するために工場の設備を一新した食品業界は新たな命令を大急ぎで満たそうとした。そして、私たちの食生活も変わり始めたのである。

飽和脂肪酸は犯人ではない！

一見すると、それはまったく論理的に見えた。AからB、BからCにつながるのだから、Aがなければ、Cもない。つまり、食事性脂肪がなければ、LDLもなく、心臓病もない。だが、そうはいかないのだ。AはBをもたらすが、DもEもFもGももたらす。そして、そこからCに行くことは絶対にない。換質換位《かんしつかんい》〔命題の述語の矛盾概念を主語にし、もとの主語を述語として新命題を導く推理〕を行うと、「Cがなければ、Aはない」になる。これは明らかに誤ったロジックだ。

ここにあるのは、あらゆるLDLは悪玉だという暗黙の了解である。だが実際には、L

DLには2つのタイプがある。1つは「タイプA LDL」と呼ばれる**大型低密度LDL**で、もう1つは「タイプB LDL」と呼ばれる**小型高密度LDL**だ。

大型低密度LDLは血流のなかに浮かんでいる。これは大き過ぎるために、血管内壁の裏にもぐりこんでアテローム性動脈硬化プロセス（動脈の壁が厚くなる）を始めることはできない。80％までの血中LDLは大型低密度LDLで、心血管の観点から見れば、よいことも悪いこともしない。

一方、小型高密度LDLは浮かずに沈んでしまう。そして血管細胞の裏側に入り込めるほど小さいので、アテローム性動脈硬化プラークの形成に特異的に関与しているとみなされている。食事性脂肪は確かにLDLのレベルを押し上げるものの、それが押し上げているのは大型低密度タイプのLDLだ。**小型高密度タイプのLDLのレベルを押し上げるのは、炭水化物**なのである。[*7]

ここにもう1つ玉に瑕《きず》の情報がある。食事性脂肪は単一の存在ではないのだ。少なくとも7種類の脂肪で構成されている。内訳については、**図表10－1**を見てほしい。そのうちのいくらかは、オメガ3脂肪酸のように体によい脂肪で、心臓病を防ぐのに役立っているものもある。トランス脂肪酸は悪玉だ。私たちの細胞のミトコンドリアは、それらを完全に分解してエネルギーにすることができない。

図表10-1

同じ脂肪でも働きはぜんぜん違う！
——人間の健康に役立つ順に並べた脂肪の種類

食事性脂肪	供給源	医学的価値または危険性
オメガ3脂肪酸	天然魚、アマニ油	抗炎症性がある、血清中性脂肪を下げる、細胞膜を修復する
一価 不飽和脂肪酸	オリーブ油と 菜種油（キャノーラ油）	肝臓代謝を刺激する、アテローム形成を低減する
多価 不飽和脂肪酸	植物油	抗炎症性があるが、大量に摂取すると免疫機能不全を引き起こす可能性がある
飽和脂肪酸	牧草で育てられた家畜の肉、ミルク、乳製品	特定の遺伝的背景（家族性高コレステロール血症）を持つ人のあいだにアテロームを形成させる。大型低密度ＬＤＬを非常に高レベルに押し上げる
中鎖脂肪酸	ヤシ油、ココナツオイル、ヤシ核油	エネルギー源、アテローム形成を刺激するという示唆もある
オメガ6脂肪酸	農場で育てられた（トウモロコシと大豆で育てられた）家畜と養殖魚	アテローム形成、インスリン抵抗性、免疫機能不全、炎症誘発
トランス脂肪酸 （半硬化油）	合成された脂肪。 加工食品にしか存在しない	アテローム形成と非アルコール性脂肪性肝疾患

↑ 役立つ
↓ 有害

「どの食べ物でとろうがカロリーは同じ働きをする」わけではないのだ。分解されずに残った脂肪は動脈の壁に沈殿する。心臓発作を引き起こすにはうってつけの状況だ。オメガ6脂肪酸には炎症誘発作用があり、心臓病に関連付けられている。

キーズの個人的な敵は飽和脂肪酸だった。これは、この脂肪スペクトルの真ん中に位置し、悪さもしなければ、体にいいわけでもない。実のところ**飽和脂肪酸は、最近の研究によって、アテローム生成プロセスで主要な役割を果たしているという従来の嫌疑が晴らされている。**[*8]

でも、低脂質のデザートにはエビデンスがあるだろう？　低脂質の食習慣は心臓病を予防するはずだろう？　と思われるかもしれない。この疑問の答えを探ったのが、「女性の健康イニシアチブ」と名付けられ1993年に開始された研究だった。この研究では、5000人近くの閉経後の女性が8年間にわたって追跡された。研究対象者の脂質（飽和脂肪酸、一価不飽和脂肪酸、多価不飽和脂肪酸）摂取は1日の総摂取カロリー量の30％に制限された。だが、その結果、心臓発作あるいは脳卒中の発生率にはまったく変化がなかったのである。大規模、長期的、前向き、ランダム化比較試験の結果は、完全な失敗に終わったのだった。[*9]

「脂肪を減らせだって？　なら糖分を増やすか」

とはいえ、1980年代の初頭では、糖質、炭水化物、脂質のタイプについての懸念は、まだ知られていなかった。「連邦栄養ガイドライン」によるお墨付きとともに、キーズはノックアウトパンチを繰り出して食の戦いに勝利し、ヤドキンは抹殺されてしまった。私たちは食事性脂肪を40％から30％に減らすように懇願され、食品業界は低脂質食品の需要を満たすために、製品を一新させることが必要になった。これはレシピの改変を意味した。しかし、油脂分を取り除くと、食品は段ボールのように味気ないものになってしまう。企業にとって、おいしさは売上に直結する。

こうして、**低脂質の食品をおいしいものにしなければならなくなった食品企業は、炭水化物、すなわち糖分の含有量を増やした**のだった。その一例が、今でも店で売られているナビスコ社の「スナックウェル」シリーズだ。個装ごとに、脂質を2グラム分減らした代わりに、13グラムの炭水化物を加えたもので、そのうちの4グラムは糖分である。

1990年代には、手に入る食品に大きな変化が起きた。脂質を含んでいる食品、たとえば牛乳などは、消費が低下したり、伸び悩んだりした。反対に、炭水化物につきものの繊維が取り除かれた精製炭水化物の売上は、天井知らずになった。覚えているだろうか。**精製炭水化物は大量のインスリンを意味し、それはまた、脂肪組織に、より多くのエネルギーが貯められることを意味する**と。こうして、人間の生化学反応に対する理解は、一見論理的で善意に満ちてはいるものの、悲劇的な欠陥を抱えてしまった。その後遺症として、肥満が大流行したのだった。

結論――低炭水化物ダイエットはメタボにも減量にもよい

しかし、食事性脂肪は「連邦栄養ガイドライン」で言われているほど常に悪いものとは限らないことが徐々にわかってきたことに加えて、ロバート・アトキンス医師やほかのパイオニアの業績のおかげで、「低炭水化物ダイエット」という言葉がアメリカの語彙に登場するようになる。そして、レストランではパンの代わりにレタスでパティを包んだハンバーガーを出すようになった（フライドポテトも抜きで）。

2000年代初頭までには、炭水化物を制限した食事法が、その真価を問われることになった。肥満と2型糖尿病の治療において、低脂質ダイエットと直接対決することになったのだ。そして、比較対照試験の結果から、私たちは次の5つの教訓を得たのである。[*10]

まず、**炭水化物の制限は、糖尿病治療の第一目標であるブドウ糖のコントロールを向上させる。**第2に、**低炭水化物ダイエットには、少なくとも低脂質ダイエットと同等の体重減少効果がある。**第3に、**炭水化物を脂質で置き換えることは、一般的に、心臓病のマーカーと発生率によい影響を与える。**第4に、**炭水化物制限は、メタボ症候群の症状を改善する。**第5に、**炭水化物制限の有益な効果は減量とは関係なく生じる**（サリーの例を考えてみよう）。

低炭水化物ダイエットは、食の世界において、さまざまな名のもとに存続し続けている。とはいえ、それを言うなら、ヴィーガン食や伝統的な和食といった低脂質・高炭水化物の食事法も同じだ。なぜなら、それら2つの食事法には共通項があるからだ。

そして、脂質であると同時に炭水化物でもある特定の食材がある。それは、成功している世界中のダイエットから、ことごとく排除されている食材だ。それこそ雑食動物の真の報い、そして肥満とメタボ症候群の世界的流行の本当の犯人なのである。

第11章 ● 安くてうまい「果糖」という毒

成功するダイエットに共通しているたった1つのこと

8歳の男児ゲイブリエルは体重45キロ。血圧はやや高めだ。父親は2型糖尿病の患者で、すでに胃のバイパス手術を受けている。一家の食生活を分析したところ、特に異常は見あたらなかった。ただし父親は100%天然の「オドワラ」ジュース社のトラック運転手をしており、同社の製品を欲しいだけ家に持ち帰ってもいいと言われていた。

母親は息子が飲むジュースの量を1日コップ1杯に制限していたが、ゲイブリエルは、母親に隠れて1日3杯飲んでいた。両親に会った私たちは、家じゅうからジュースを撤去するように勧めた。その結果、1年以内に、父親は9キロ体重を落とし、糖尿病も改善した。そしてゲイブリエルの体重増加も止まり、血圧も正常に戻った。

低炭水化物ダイエットと低脂質ダイエットは両方とも正しいのだろうか？　それとも両方とも間違っているのだろうか？　アトキンス・ダイエット（タンパク質と脂肪）、オーニッシュ・ダイエット（野菜と未精白穀類）、そして伝統的な和食（炭水化物とタンパク質）には共通項があるだろうか？　一見すると、それらはまったく正反対の食事法に見える。だが、**1つ共通項がある。すべて糖分を制限している**のだ。

歴史上成功したダイエット法は、すべて糖分を制限している。砂糖はあらゆるもののなかで、人類の知る限り最も成功した食品添加物だ。**食品業界が「味をよくするために」砂糖を添加すると、私たちはそうした食品をもっと買うようになる。そして砂糖は安いため、世界中で製造される加工食品に何らかの形でたいてい入り込んでいる。**砂糖（厳密に言うと果糖）は、本書のレックス・ルーサー（スーパーマンのかたき役）だ。

栄養学者はいつも砂糖を「エンプティ・カロリー」（栄養素をほとんど含まないカロリー）に分類する。デンプンと置き換え可能なものという認識だ。しかし、砂糖は特別の「積み荷」を抱えている。砂糖の成分は、半分ブドウ糖、半分果糖だ。甘さを与えているのは果糖で、これこそ、究極的に私たちが追求している分子である。**慢性代謝性疾患を引き起こ**

すのは果糖なのだ。

そのため砂糖は表向き炭水化物だが、本当は脂質（果糖が肝臓で代謝される方法から見て）と炭水化物（ブドウ糖が代謝される方法から見て）が1つに合わさったものだ。両方の代謝経路は超過勤務をしなければならない。だからこそ、砂糖は雑食動物の真のジレンマなのである。

世界の砂糖消費量は50年で3倍に

さて、もしあなたが飢えていてエネルギーが枯渇しているとしたら、砂糖を食べると肝臓のグリコーゲン貯蔵量を急速に満たすことができるため、あなたにとって砂糖は有益なものになる。だから、アメフトのオフェンスラインマンは、競技場で3時間戦ったあと、好きなだけゲータレードを消化できるわけだ。

しかし、世の中の圧倒的大多数の人は飢えてもいなければエネルギーが枯渇しているわけでもない（地球上では、いまや太った人間の数は、栄養不足の人の数を30%も上回っている）。私たちの体は砂糖があふれる現在の環境には順応できていない。そして糖分は私たちをゆっくりと殺しつつあるのだ。

果糖は、総摂取カロリー量に占める割合においても、総合的な消費量においても、その数値が激増した。合計すると、アメリカ人は現在砂糖を1人1日約184グラム、年間にすると60キロ以上消費している。現在の果糖消費量は100年前に比べて5倍になり、過去30年間に2倍以上になった。[*1] 米国疾病対策センターが最近行った調査によると、アメリカ人の50%は、砂糖が添加された清涼飲料水を1日1缶飲み、1日4缶以上飲む人も5%いると推測されている。[*2]

言いかえれば、私たちはただ単に食べ過ぎているだけではないのだ。私たちが口にする砂糖の量が増えているだけでなく、日々割り当てられた総カロリー量に占める砂糖の量も増えている。**私たちが消費している総カロリーの20%から25%が、ティースプーン22杯分にあたる砂糖からきている**ことは、もはや避けられない事実なのだ。[*3] 思春期の子どもの一部は、総カロリーの40%までを糖分の形でとっている。そんなことがいいはずはない。

わかったよ。アメリカが砂糖漬けになり、チョコレートでコーティングされてしまっているってことは。でも、世界のほかの国はそうじゃないんだろう？　それとも……？　**世界の人口は2倍しか増えていないのに、砂糖の消費量は過去50年間で3倍**になった。これは砂糖が世の中にはびこるにつれて、世界の1人当たりの砂糖摂取量が50%増えたことを意味する。心臓血管の健康状態を最適に保つために米国心臓協会が科学的声明のなかで提唱した**1日の糖分最大摂取量200キロカロリーという値**[*4]**は、実質的に地球上のすべての**

まじい激増だ。

「天然由来だからヘルシー」は真っ赤なウソ

この章の題を見たとき、あなたの最初のリアクションは「ああ、やっぱり！　異性化糖が悪者なんだ！」というものだったかもしれない。だとしたら、あなたは半分正しい。マスコミや消費者運動グループは、合成食品であることと肥満流行の悪影響を与えていると考えられることにより、異性化糖を批判しはじめた。その結果、2007年以来、異性化糖の消費量は減り続けている。にもかかわらず、私たちの肥満率は変わっていない。

異性化糖はアメリカとカナダでは広く使われているが、EU諸国と日本では、それほど多用されてはいない。それ以外の国ではショ糖〔砂糖の主成分〕を使っている。たとえば、オーストラリアと環太平洋地域〔日本は除く〕では完全にショ糖しか使っていないが、それでも肥満とメタボ症候群の発生率については、アメリカのすぐうしろを追いかけている。

急速に満腹になる効果とエネルギー摂取量の増減およびその代謝の変調を調べた研究では、異性化糖は厳密に言ってショ糖と何ら変わるところはなかった。ただし、異性化糖はショ糖より高い血中果糖濃度をもたらすため、それが代謝的にネガティブな結果をもたらす可能性はある。[*6]

そうしたことを受けて、トウモロコシ精製業者協会は騒々しいキャンペーンを繰り広げ（異性化糖の原料にトウモロコシが使われる）、公共広告を通じて、異性化糖は地面から取り出した天然の産物であり、無害な甘味料だと主張した。異性化糖は生化学的に「天然の」ショ糖（ブドウ糖と果糖からなる）に似ている。というのは、甘くするために、酵素過程によってブドウ糖の約半分が果糖になるように「コーンシロップ」（ブドウ糖）を加工しているからだ。しかし問題は、異性化糖が砂糖よりよいか悪いかということではなく、糖分（どんな形であっても）が「有毒」かどうか、ということである。

健康を気づかう読者の方は、清涼飲料水よりジュースを飲んでいるかもしれない。お金に余裕のある人は、「サニーデライト」（果汁5％のジュース）ではなくオドワラやほかのオーガニック飲料メーカーの「100％天然果汁」のジュースを飲むだろう。そうした**ジュースの製造企業は、健康増進効果をいくつも売り込み、添加甘味料は使っていないから体にいいと主張する。それは真っ赤な嘘だ。**

フルーツが体にいい理由は、食物繊維が含まれているからだ（第12章参照）。実のところ、カロリー面から言うと、**100％天然果汁のオレンジジュースは、清涼飲料水より、むし**

ろカロリーが高い。清涼飲料水の果糖含有量は1オンス〔約28グラム〕につき1・7グラムだが、オレンジジュースでは1オンスにつき1・8グラムなのだ。

ノンカロリー甘味料以外の甘味料は、すべて果糖を含んでいる。白砂糖、甘ショ糖〔サトウキビから作られる砂糖〕、甜菜《てんさい》糖〔根菜のビートから作られる砂糖〕、フルーツから作る砂糖、黒糖、そしてそれらの安価ないとこである異性化糖はみなそうだ。これに、メープルシロップ、蜂蜜、アガベシロップ〔メキシコのリュウゼツランの樹液を煮詰めて作るシロップ〕が加わる。それらもすべて同じだ。運び屋は関係ない。荷物が問題なのだ。結論を言おう。糖分摂取は問題だ。33％の糖分摂取は飲料からきている。そして、甘い飲料を最も多く飲んでいるのは、行政や医療のサービスを十分に受けられない貧しい人々なのだ。

ブドウ糖、エタノール、果糖。いちばん体に悪いのは？

すべての炭水化物が同じようにできているわけではない。ちょうど脂質にグラデーションがあるように〔第10章参照〕、炭水化物もその代謝に応じてグラデーションがある。[*7]それらの働きを理解するために、同じ120カロリーの3つの異なる炭水化物、つまりブドウ糖、エタノール〔穀物アルコール〕と果糖の代謝について考えてみよう。

ブドウ糖が体に入ったときの5つのプロセス

生命にはなくてはならないものであるにもかかわらず（第10章参照）、食物性ブドウ糖は完璧ではない。果糖抜きで自然界に存在しているときは「デンプン」と呼ばれ、本当の「エンプティ・カロリー」として、貯蔵または燃やされるエネルギーになる。しかし、アトキンス・ダイエット、パレオ・ダイエット（旧石器時代食）、そしてカロリー制限を行っている人たちが皆口をそろえて言うように、ブドウ糖分子には3つの代謝的欠点があり、時を経るうちに組織を損ない始めるため、摂取制限を行う必要が出てくる。

これを理解するために、120キロカロリー分のブドウ糖（お茶碗半分の白米など）を食べたことにしよう。そのうち20％、すなわち24キロカロリーは肝臓に行き、残りは体内のほかの臓器によって代謝される。次に示すのは、そのあとどうなるかだ。

プロセス1●血糖値が上がって体重が増える

ブドウ糖の代謝はインスリンに左右される。ブドウ糖を摂取すると血糖値（血液中のブドウ糖濃度）が上がり、インスリンの分泌を刺激する。インスリンは脂肪細胞にエネルギーを蓄えさせるため、体重が増える。

プロセス2●グリコーゲンになる

肝臓に行ったブドウ糖の圧倒的大部分はグリコーゲン（動物デンプン）の生成にあてられる。グリコーゲンは肝臓細胞には害を与えない。これはまた、肝臓がブドウ糖を血中に放出するのを妨げるため、糖尿病の予防になる。

プロセス3●ミトコンドリアに消費される

少量のブドウ糖は、肝臓のミトコンドリアによって代謝され、エネルギーになる。

プロセス4●中性脂肪に変換され、心臓と血管の疾患リスクが上がる

肝臓に行ったブドウ糖のうち、グリコーゲンにもならず、ミトコンドリアによってエネルギーに代謝されることもない残りのブドウ糖は、中性脂肪に変換される。血中に中性脂肪が多量にあると、心臓血管（循環器）疾患のリスクが高まる。

プロセス5●タンパク質と結びつき、老化の原因になる

ブドウ糖は細胞内のタンパク質と結びつくことがあり、それが起きると、次の2つの問題が起きる。

・体中でブドウ糖がタンパク質と結びつくと、タンパク質は柔軟性を欠くようになり、老化プロセスの一因となって、臓器機能不全を引き起こす。
・ブドウ糖分子がタンパク質に結びつくたびに、活性酸素（第9章参照）が放出され、ペルオキシソーム内の抗酸化物質がただちにそれを吸い取らないと、組織に損傷がおよぶ（第14章参照）。

あらゆることがそうであるように、ブドウ糖も多過ぎると体に悪影響をおよぼしかねない。とりわけ、食物繊維が欠けているときにはそうなる。なぜかというと、インスリン反応を抑制してしまうからだ（第12章参照）。とはいえ、そのような悪影響が現れるようになるのは、ブドウ糖を大量に、しかも長期間にわたって食べ続けたときだけだ。

一般的に、大量のブドウ糖（パスタ、白パン、米などのデンプン）を食べると体重が増えるが、病気になることはない。しかし、長い年月にわたってブドウ糖をとり続けて体重が増えた

場合には、その結果内臓に付いた脂肪が最終的に病気をもたらすことになる（第8章参照）。しかし、同じ量のカロリーをエタノール（酒の主成分）または果糖の形でとった場合には、肝臓にとってもっと強烈なパンチ（というより手榴弾のようなもの）になり、ブドウ糖の場合より、もっとずっと早く体を壊してしまう。

エタノールが体に入ったときの6つのプロセス

エタノールは、「発酵」という炭水化物代謝の副産物として自然に生じる物質だ。120キロカロリーのエタノールを飲む（たとえば、アルコール度数が80度ぐらいの蒸留酒を40cc飲む）と、その10％（12キロカロリー）は胃と腸のなかで代謝され（初回通過効果）、10％は脳とほかの臓器で代謝される。この脳内での代謝が、酔いという作用をもたらすのだ。肝臓に届くのは約96キロカロリーだ。これはブドウ糖の約4倍である。この点は重要だ。というのは、悪影響は用量に比例して生じるからだ。

プロセス1●活性酸素がつくられる

多量のエタノールが肝臓に入り込むと、活性酸素の形成が促され、細胞が傷つく。

プロセス2●ミトコンドリアのところに行く

グリコーゲンになるブドウ糖とは対照的に、エタノールは直接ミトコンドリアに行く。

プロセス3●脂肪に変えられ、インスリン抵抗性が起こる

残りはすべて「新生脂質合成《デノボ》」と呼ばれるプロセスによって脂肪に変えられる。脂質が蓄積すると、肝臓のインスリン抵抗性と炎症が引き起こされる。

プロセス4●アルコール性肝疾患が起こる

このプロセスが繰り返されると、最終的には、アルコール性肝疾患が引き起こされる。その結果、ジワジワ苦しみながら死ぬか、よくても肝臓移植が確実に必要になる。

プロセス5●心臓病になる

もう1つの可能性として、脂質が肝臓を出て骨格筋に蓄積するケースがあるが、そこでもインスリン抵抗性により、心臓病が引き起こされる。

プロセス6●アルコール依存症になる

最後に、エタノールは脳の報酬経路に作用するため、酒を飲む人は、さらに飲みたくなる。これが制御不能になると（第5章参照）、依存症が引き起こされる。

このように、同じ量のカロリーでも、**エタノールはブドウ糖より慢性病を引き起こす可能性が高くなるのだ。**

果糖が体に入ったときの11のプロセス

自然界では、果糖は決して単体では存在しない。無害な姉妹分子であるブドウ糖とつねに一緒だ。この2つの分子の化学組成は同じだが（$C_6H_{12}O_6$）、同じものとはとても言えない。**果糖はブドウ糖よりずっと多くの悪さをする。**

まず、メイラード（褐色）反応について考えてみよう。これは赤血球のヘモグロビンをヘモグロビンA1c《エーワンシー》に変えるのと同じ反応だ。医師たちはこの反応を利用した検査によって、特定の時間内に糖尿病患者の血糖値がどこまで上がるかを知る。

反応生成物の色は褐色だ。だから、時間が経つとバナナは茶色くなり、熱を加えるとバーベキューソースにおおわれた肉がカラメル化される。あなたは自分の体の肉を摂氏

１９０度で1時間焼くことによってメイラード反応を起こすこともできるし、摂氏37度で75年間焼くことによってメイラード反応を起こすこともできる。結果は同じだ。

そして果糖はメイラード反応をブドウ糖より7倍速く発生させることがわかっている。*8 この差異は一見すると微々たるものだが、**体中の細胞をより速く老いらせ、老化現象、がん、認知機能の低下など、さまざまな退行変性プロセスを引き起こしかねない。**今では、**果糖がメタボ症候群の主要原因になっていることを示唆する研究がたくさんある。**

実のところ、果糖の代謝はエタノールの代謝によく似ている。それを見ていくために、ここで１２０キロカロリー分のショ糖（ブドウ糖60キロカロリーと果糖60キロカロリー）を摂取した場合について考えてみよう。たとえば、２３７ｃｃのグラス１杯分のオレンジジュースがそれにあたる（前に説明したように、ジュースは清涼飲料水より悪いとは言わないまでも、それが与えるダメージは同じぐらい悪い）。

60キロカロリー分のブドウ糖は、前に述べたように20％対80％に分かれ、12キロカロリー分のブドウ糖が肝臓に行く。しかし、あらゆる臓器で代謝されるブドウ糖とは違い、**果糖はほぼ肝臓でしか代謝されない**（ごく稀なケースでは腎臓も少量の果糖を代謝する能力を持つことがある）。

こうして、そのほとんどすべてが肝臓に行きつく60キロカロリーの果糖に、この12キロカロリー分のブドウ糖が加わり、肝臓には合計72キロカロリーが押し寄せることになる。これは、ブドウ糖だけの場合に比べると3倍の量だ。この果糖独特の代謝方法は、メタボ症候群に関連付けられている現象を引き起こす可能性がある。

プロセス1●尿酸が生まれ、痛風をもたらし、血圧が上がる

処理量が3倍になるということは、ブドウ糖だけだったときに比べて、肝臓が代謝のために必要とするエネルギーも3倍になるということだ。こうして、肝臓細胞からアデノシン3リン酸（ATP、細胞内でエネルギーを運ぶ重要な化学物質）が奪われる。ATPが欠乏すると、老廃物である尿酸が生成され、痛風をもたらすとともに、血圧を上昇させる。

プロセス2●直接ミトコンドリアに入り、パンクさせる

果糖はグリコーゲンの生成過程には入らずに、直接ミトコンドリアに入る。するとアセチルCoAが過剰に生成され、それを代謝するミトコンドリアの能力を超えてしまう。

プロセス3●脂肪になり、心臓病を押し進める

余ったアセチルCoAはミトコンドリアを離れ、代謝されて脂肪になり、[*9] 心臓病を押し進める原因になる（第9章参照）。

プロセス4●肝臓がインスリン抵抗性になる

果糖は、肝臓内で炎症を引き起こす肝酵素を活性化する。これによりインスリン作用の主要メッセンジャーが不活性化され、肝臓はインスリン抵抗性になる。

プロセス5●血糖値が上がり、糖尿病につながる

肝臓でインスリンの作用が欠乏するということは、ブドウ糖を低く抑える手段がまったくなくなるということだ。そのため、血糖値が上がり、究極的に糖尿病が引き起こされる。

プロセス6●内臓脂肪が増える

肝臓にインスリン抵抗性があると、膵臓が余分なインスリンを分泌しなければならなくなり、余分なエネルギーを脂肪細胞に送ることになって、最終的に肥満になる（第4章参照）。エネルギーが最も多く詰めこまれる先は、代謝性疾患に関連付けられている内臓脂肪細胞だ。

プロセス7●がん発症の可能性が高まる

インスリンの血中濃度が高いと、さまざまながんが発症する危険性がある。[*10]

プロセス8●空腹感が高まる

インスリンの血中濃度が高いと、レプチンシグナルがブロックされて（第4章と第5章参照）、脳の視床下部に「飢えている」という誤った考えを抱かせ、空腹感が高まる。

プロセス9●腸壁のバリア機能を奪い、インスリンレベルを上げる

果糖はまた、腸壁のバリア機能を損なっている可能性がある。正常な場合、腸は血流にバクテリアが侵入するのを防いでいる。だがこのバリア機能が損なわれると、腸壁に穴があく。その結果は「リーキーガット」[*11]（腸管壁浸漏症候群）で、体は炎症や、より多くの活性酸素にさらされるようになる。この状況はインスリン抵抗性を悪化させて、インスリンレベルをさらに押し上げることになる。[*12]

プロセス10●メイラード反応が生じ、がんの発症を加速させる

果糖は、細胞に直接ダメージを与えかねないメイラード反応をブドウ糖より7倍速く引き起こす。研究はまだ初期の段階にあるものの、予備実験の結果、影響を受けやすい環境下では、果糖は老化とがんの発症を加速させると示唆されている。

プロセス11●認知症が起こる

ヒトにおける果糖と認知症の結びつきに関するデータは現在のところ相関してはいるが、直接的なものではない。とはいえ、**インスリン抵抗性と認知症に関するデータには、はっきりした因果関係がある。**アフリカ系とラテン系のアメリカ人は、アメリカ最大の果糖消費グループで、胴回りも最大だ（インスリン抵抗性を示す）。それと同時に、この2つのグループは、認知症のリスクも最も高いグループになっている。

アルコールも果糖も「同罪」

少量のアルコール摂取は体にいいことが、アルコールを調べた研究でわかっている。アルコールはHDL（善玉コレステロール）を増やすだけでなく、赤ワインには、インスリン反応性を向上させて、長寿をもたらすと考えられているレスベラトロールというおまけもついてくる（第14章参照）。アルコールと同様に、少量の果糖もインスリンの分泌によい影響を与えるとする研究がある。つまり、アルコールと同じように、果糖の有毒性は摂取量によるのだ。

アルコールについては、大部分の人で、1日最大50グラムという摂取量（ワイングラス約3杯分）を超えると毒になることが経験的証拠として判明している。[*13] 果糖についてもおそらく同じくらいの量であると考えられる（オレンジジュースで言うと約237cc）。問題は、現在の成人の平均果糖摂取量が1日51グラムであることだ。つまり、人口の半分以上が制限値を超えているわけである。

慢性的なアルコール依存症者と大量の糖分を摂取している人を比べたとき、彼らはとても違って見えることが多い。とりわけ外見はまったく違う。アルコール依存症者は、たとえむくんでいても、大量の糖分をとっている人たちよりやせて見えることがほとんどだ。

しかし、皮下脂肪は問題ではないことを思い出してほしい。あなたを殺すことになるのは内臓脂肪、つまり臓器の周囲につく脂肪で、肉眼で見ただけではほとんどわからない脂肪だ。アルコールも糖分も、内臓脂肪とそれにまつわる病気にかかるリスクを大幅に押し上げる。アルコール性脂肪性肝疾患と非アルコール性脂肪性肝疾患の違いは、名前だけなのだ。体への影響は同じなのである。

もちろん、アルコールと糖分の主な違いは、アルコールを飲むと酔うことにある。脳は果糖を代謝しない。糖分の影響下で車を運転しても、逮捕されることはない。しかし肝臓が果糖を代謝する方法は、エタノールを代謝する方法に酷似している。**果糖は肥満の唯一の原因ではないが、慢性代謝性疾患においては主要原因**だ。慢性代謝性疾患は、あなたをゆっくりと殺す。果糖はあなたの肝臓をフライにして、アルコールがもたらすすべての病気をもたらすのだ。

酒類の消費量を減らさなければ墓穴を掘ってしまうことは、どんな人でも知っている。だが糖分はレーダーにひっかからない。地球上最大の2型糖尿病発生率にみまわれているのがサウジアラビアとマレーシアであるのもうなずける。イスラム圏の国だから酒は飲まないのだが、その代わりに、清涼飲料水を浴びるように飲んでいるのだ。

世界の5・6%が糖尿病にかかっている

国際糖尿病連合によると、糖尿病の世界的流行は、現在4億2500万人もの成人を苦しめているという(2017年)。つまり**全世界の人々の約5・6%までが糖尿病にかかっているということだ**。そして糖尿病は世界中の国々の医療を破綻に追い込んでいる(第1章参照)。ますます世界中に広がっていくファストフード業界を責めるのは簡単だが、マクドナルドで暴飲暴食にふけるようなことをしない国の多くでも、肥満と糖尿病は増加している。だとすれば、世界の食の何が変わったのだろう？

私は現在、同僚のサンジェイ・バスと世界中の食料供給データを調べることによって、この問いに答えを出そうと努めている。世界の食料供給をモニターしている国際連合食糧農業機関は、食品タイプ別に分類した食料供給データを綿密に記録している。そこで私たちは、食糧農業機関の食料供給データベースを、国際糖尿病連合の有病率データベース、および世界銀行の国民総所得データベース（貧困要因を排除するため）に結びつけた。

そうして現在、世界154カ国について、2000年から2010年までの期間における「生態学的」解析と呼ばれる疫学的分析を行っているところだ。私たちは研究テーマを2つ設定した。まず、1人当たりのカロリー摂取量の増加は、糖尿病有病率の増加と相関しているだろうか？　そして、もし相関しているとしたら、食生活において、この関係が説明できるものが何かあるだろうか？

私たちが研究対象とした期間に、世界の糖尿病有病率は5・5％から7・0％に上昇した。意外なことに、総カロリー摂取量と世界の糖尿病有病率とのあいだに相関関係は見あたらなかった。その代わり、糖尿病有病率と、砂糖および糖料作物（サトウキビ、甜菜など）に由来するカロリーのパーセンテージには、非常に密接な相関関係が見られた。糖分由来のカロリーが100キロカロリー増えるごとに、糖尿病の有病率は、各国独自の肥満要因を排除したあとでさえ、0・9%上昇していたのだ。

砂糖の入手可能性は、母集団の老化と肥満要因を除いたあとでさえ、過去10年間に世界中で生じた糖尿病有病率の増加の4分の1を説明するものになっていた。そして、**砂糖の消費量が低下した少数の国々では、糖尿病の有病率が0・18%減少していた**。これはまさに「相関関係」ではなく「因果関係」だ。

糖分はカロリーより危険な「猛毒」

もしあなたが「どの食べ物でとろうがカロリーは同じ働きをするわけではない」という事実にまだ一抹の疑念を抱いているとしたら、それは次の分析で吹き飛ぶはずだ。1日に1人当たり150キロカロリーが総摂取カロリーに加えられたとしても、糖尿病の有病率にはほとんど影響が出ない。だが、もしこの150キロカロリーが清涼飲料水から来ていたら、糖尿病有病率は7倍に跳ね上がるのだ。糖分はカロリーより危険なのである。**糖分は毒**なのだ。議論の余地はない。

この種の分析には、明らかに限界がある。まず、食料の供給と食料の消費は、厳密に言って同じものではない。とはいえ、世界のほとんどの場所では、この2つは密接に結びついている。大量の食料を捨てているのはアメリカだけだ（アメリカでは生産される食料の30％までが廃棄されている）。

第2に、統計の母集団には、社会経済的地位、脆弱性、食の好みなどが異なるさまざまな人々が含まれている。そのため、母集団から学んだことがただちに特定の個人に当てはまるとは限らない。

第3に、糖尿病有病率の推定にはつねに困難が伴う。診断基準は国によって違うし、診断されていない人の数も多いし、国際糖尿病連合の統計では1型糖尿病と2型糖尿病がいっしょにプールされてしまっている。

それでも、糖分が与える影響の甚大さは否定しようがない。糖分の大量消費を享受する「工業化しグローバル化した食習慣」は、肥満はさておき、世界中の国々の代謝面での健康を、明らかに損なっている。

果糖が依存性を引き起こす3つのメカニズム

さて、あなたはこう思っているに違いない。「糖尿病、肝機能障害、がん、認知症、そして老化？　これ以上、悪くなりようがない」と。いや、それがなりうるのだ。果糖はあなたの肝臓を脂肪に変え、あなたのタンパク質を茶色に染めるだけでなく、**あなたの脳に、もっと必要だ、もっと食べたいとささやきかける。**飢えの経路（第4章）と報酬経路（第5章）を覚えているだろうか？　アルコール依存症の場合と同様に、果糖は、あなたの脳をだましてもっと欲しいと思わせ、継続して大量にとるように促すのだ。1杯のジュースは、ゲイブリエルにとって満足できる量ではなかったのである。

　レプチンに関する教訓を覚えているだろうか？　レプチンシグナルをブロックするものは、たとえ何であっても、視床下部では飢えのサインとして（第4章）、そして側坐核《そくざかく》からは報酬の欠乏（第5章）としてみなされる。その両方とも、長期にわたる食物摂取に影響を与える要因になる。そして毎度の食事の際に出される空腹シグナルと満腹シグナルを変えるものも、すべて短期間の食物摂取に影響をおよぼす。満腹感が得られないと、人はさらに食べてしまう。果糖はそれらすべてに関与している。

メカニズム1●空腹シグナルが変わらず、そのまま食べ続ける

　果糖の摂取はインスリン反応を刺激しないので、レプチンレベルは上昇せず、動物は食べ続ける（ヒトの場合は、清涼飲料水を飲み続けることもその一例）。

メカニズム2●インスリンが効きにくくなり、さらに食べ続ける

長期にわたる果糖の摂取は肝臓のインスリン抵抗性を生み出して、慢性的な高インスリン血症（血中インスリン濃度が非常に高くなる）を引き起こす。これはレプチン伝達を妨げ、側坐核からのドーパミンの除去を防ぐことにより、さらなる食物摂取を促す。

メカニズム3●胃のシグナルも変わらず、延々と食べ続ける

胃の細胞が生成するペプチドであるグレリンは「空腹」シグナルだ。ヒトにおいては、グレリンのレベルは主観的空腹感の増加とともに上昇して、任意の食物摂取時にピークに達し（だから、あなたの胃は正午にゴロゴロ鳴る）、食事のあとに低下する。しかし、果糖の摂取はグレリンを低下させない。したがって、カロリーの摂取は抑制されない。実のところ、飲料として摂取される果糖は、満腹感を得るために必要な固形食品の量を減らすことはないので、食事でとる総カロリーの量を何倍にも押し上げてしまう。

進化論で推測　糖分のドカ食いは越冬のため？

そもそも、私たちはなぜ糖分にこれほど惹かれるのだろう？　なぜ糖分は、私たちに

もっと欲しいと思わせるのだろう？　糖分を選択することによって有利になることとは何だろうか？　第4章で私たちは、思春期と妊娠時の体重増加を可能にするために、インスリンがレプチンシグナル伝達をブロックしてレプチン抵抗性を引き起こす可能性について考えた。第5章では、糖分が脳のドーパミンの分泌と麻酔作用を刺激することにより、安全な食べ物を教えてくれることを学んだ。だが、なぜ糖分はインスリン抵抗性と高インスリン血症を引き起こすのだろうか？

果実にそなわる天然の糖分は、果実をおいしくする源だ。だが果実は、私たちの祖先にとって、1年に1カ月だけ巡って来る「収穫期」にしか手に入らないものだった。そのあとは4カ月にわたる厳しい冬に閉じ込められ、食べ物はまったくなかった。私たちは蓄えなければならなかったのだ。4カ月間の飢えに備えて脂肪を増やすことが必要だったのである。言いかえれば、私たちの祖先が手に入れられることができた分量において、糖分は進化的に適応したのだ。

実際、インドネシアのオランウータンのあいだに見られる果実の「ドカ食い」は、彼らのエネルギー摂取の変化と体重の変化を説明する。オランウータンは通常の食生活では、果実から21％のカロリーを得ているが、果実が豊富に存在し「ドカ食い」ができるときには、その率は100%になる。その結果、インスリンのレベルが上がり、エネルギーの貯蔵が起こり、周期的な肥満症になる。*14

しかし、食物繊維抜きで、365日、1週間に7日間、24時間にわたり多量の糖分が得られる現代世界の状況では、私たち人間の体重増加はもはや周期的なものではなくなり、このプロセスは適応不能になってしまった。現実を直視しよう。私たちは果糖《fructose》に「ぶっ壊されて《f(r)ucked》」しまったのだ。

とはいえ、糖分は現在の健康危機における最大の加害者ではあるものの、害をおよぼすものは、ほかにもある。果糖作用の「解毒剤」は存在するが、それらもまた、私たちの暮らす環境から取り除かれてしまった。第Ⅳ部の残りの各章では、私たちがとり囲まれている「毒性環境」をあばいていくことにしよう。

食物繊維の役割は「便秘改善」どころじゃない！

13歳になるインド人の少女スジャータは、2型糖尿病の診断を下されたばかりだ。身長は162・5センチ、体重は77キロある。BMIによると肥満していることになるが、太っているようには見えない。母親は地元の病院の看護師で、やはり2型糖尿病にかかっている。母親は私に言った。「どうして、こんなことになったのか理解できません。私たちはインド人で、家ではヴィーガン食しか食べていないのに」。

ただし、一家はナンや米やジャガイモ、加工デンプンといった「白い食品」を大量に食べている。その食生活に完全に欠けているのは、レンズ豆、ヒヨコ豆、未精白の穀類といった「褐色の食品」だ。多くのティーンエージャーの例にもれず、スジャー夕も野菜を食べない。飲料は清涼飲料水かジュースでとり、水はほとんど飲まない。スジャータ一家の食生活では、食物繊維の摂取量がゼロに近かった。

「残渣《ざんさ》」〔濾過《ろか》したあとなどに残ったカス〕とか「膨張性物質」などと呼ばれることもある食物繊維は、私たちが使える栄養版の武器庫において、最も誤解されている兵器だ。テレビで70歳以上の視聴者を対象に延々と流されるコマーシャルのおかげで、食物繊維は排便には役に立つが、ほかには何の利点もない物質だと思われるようになってしまった。テレビでは、食物繊維をとるとあなたは「正常」になるという（じゃあ、便秘の人は「奇人変人」なのか？）。

このたぐいのコマーシャルは「食物繊維を食べて、人生の黄金期をもうちょっとスムーズにしましょう」と誘う。一方、胃腸病専門医は、結腸がんと憩室炎《けいしつえん》〔大腸の壁が外に飛び出してできる憩室に炎症が起こる病気で、便秘の人がかかりやすい〕の双方を予防する食物繊維の価値を私たちに認識させた。これらは両方とも、本当のことだ。

だが、食物繊維は、実はもっとずっと偉大だ。これから見ていくように、**食物繊維は肥満の世界的大流行を解決する鍵を握っている2つの「解毒剤」の片方**なのである。では、体に吸収されもしないものが、なぜそれほど重要になるのだろう？

これまで見てきた脂質、タンパク質、炭水化物といった食物栄要素とは異なり、食物繊維は体に消化されることも吸収されることもない。胃から小腸、結腸へ、ほとんど元の形のまま進んでいく。米国農務省は食物繊維を必須栄養素には分類していない。実際、ほとんどの人は食物繊維のことを、食べ物のカスで、真剣に考えるには値しないものだと思っている。にもかかわらず、食物繊維の「食事摂取基準」は、1000キロカロリーあたり14グラム、そして実質的に1日25グラムの食物繊維をとるようにと勧めているのだ。[*1]

テキサスの洞窟で1万年前から3000年前の糞便が発見され、そのDNAフットプリント解析を行った古生物学者が、穴居人の腸内細菌組成に基づいて当時何を食べていたかを調べた。その結果、彼らは1日あたり100グラム分の食物繊維をとっていたという。[*2]私たち現代人の食物繊維消費量の中間値は12グラムだ。

これは問題だろうか？　なぜ私たちは食物繊維のことを気にかけなければならないのか？　なぜ食べ物を加工するとき、こうした繊維を取り除いてしまうのだろう。現在私たちが「奇人変人」になっていること以外に、食物繊維不足になると、どんな不都合があるというのか？　とどのつまり、食物繊維は、私たちが「正常に」ウンチができるようにしてくれるだけのものではないのか？

一度取り除いた食物繊維は二度ともとに戻せない

果実、野菜、未精白穀類、マメ類に含まれる食物繊維は、人間の腸では消化できない植物の部位だ。それらは食べてもエネルギー源にはならない。そのため、その目的地はたった1カ所、すなわちトイレである。

食物繊維には水溶性と不溶性の2つの種類がある（図表12－1）。その違いは、あなたの体、健康、そして便に与える影響に現れる。水溶性食物繊維は、消化と吸収を遅らせ、結腸内の細菌に発酵させられてガスになる（ガスとは、世間一般の人々には受け入れてもらえないが、サマーキャンプにいる10代の少年たちにはごく普通に受け入れられる放出物のことを言う）。

このガスの発生は、私たちが食生活から食物繊維

図表12-1
両方をとると最高――食物繊維を含む食材リスト

水溶性食物繊維（水分を吸収する）	不溶性食物繊維（水分を吸収しない）
オートミール、オート麦のシリアル、レンズ豆、リンゴ、オレンジ、ナシ、オート麦のふすま、イチゴ、ナッツ類、亜麻の種、豆類〔ソラ豆、インゲン豆、大豆など〕、乾燥エンドウ豆、ブルーベリー、オオバコ	全粒小麦、未精白穀類、小麦のふすま、トウモロコシのふすま、種子類、ナッツ類、大麦、クスクス、玄米、ブルグア、ズッキーニ、セロリ、ブロッコリ、キャベツ、タマネギ、トマト、ニンジン、キュウリ、サヤインゲン、緑色の葉物野菜、果実、根菜類の皮

を除いても惜しいとは思わなかった理由の1つだ。食物繊維はブドウ糖分子がつながったものでできている。たとえばペクチン（フルーツに含まれ、ゼリーを作るのに使われる）は水分を吸収し、ゼラチン質のネバネバした物質になる。

一方、不溶性の食物繊維は多糖類（非ブドウ糖炭水化物）で、セルロース（セロリの筋など）がその例だ。不溶性食物繊維はまったく消化されない。水に溶けないため緩下剤《かんげざい》的効果があり、食べ物とその廃棄物が腸内を移動するスピードを増加させる。

代謝の面から見ると、**水溶性と不溶性の食物繊維の組み合わせは最強**だ。[*3] 不溶性食物繊維は、格子細工のようなものを構築して水溶性食物繊維がひっかかるようにする。一方、水溶性食物繊維はこの格子のギャップを埋めて、しっかりしたものにする。ちょうど、お風呂の排水溝にかぶせるヘアキャッチャーのようなものだ。それがなければ、髪の毛は排水溝にそのまま流れて行ってしまう。

だが、髪の毛がヘアキャッチャーにひっかかると、今度は排水溝が詰まって流れにくくなる。しかし、**食物繊維の場合には、腸から血流へ向かう栄養素の流れがゆっくりになるのはいいことだ。そのおかげで肝臓は入って来るものを完全に代謝する余裕ができる**ため、「オーバーフロー」がなくなる。

残念なことに、今日私たちが口にする食べ物の多くは、水溶性にせよ不溶性にせよ、ほとんど食物繊維が含まれていないことが多い。精製された穀物は、製粉や精米の過程で、ふすま（ブラン）と胚芽の両方が取り除かれている。そうすると、きめが細かくなり賞味期限も延ばすことができるからだが、さまざまな微量栄養素、とりわけ食物繊維が取り除かれてしまう（第14章参照）。

精製された穀物には、白米、精白小麦粉、パスタ、ジャガイモ、そして食物庫に保管されているクッキー、クラッカー、シリアルの大部分が含まれる。「栄養強化」された穀物は、取り除かれた栄養素のいくらかを埋め合わせることができるものの、**食物繊維は、いったん取り除かれたら元に戻すことはできない。**

穀物を「丸ごと」とれば、血糖値は穏やかに上がる

代謝における食物繊維の恩恵が最大になるのは、デンプン粒の外側全面が「コーティング」されているときだ（球状、すなわち「穀粒」になっているとき）。そうなっていれば、腸内の消化酵素は時間をかけて外側を剥がさなければならなくなる。デンプン（内胚乳《ないはいにゅう》）は内側にある。外側にはふすまがある。手を加えられていない穀粒は不溶性食物繊維の宝庫だ。外側のふすまを取り除いてしまえば、デンプン（ブドウ糖）しか残らない。穀粒を丸ごと

とり込むと、腸はゆっくりと外側のふすまを剥ぎ取り、血糖値（血液中のブドウ糖の濃度）をおだやかに上昇させ、やがて低いピークに到達させる。しかし外側のふすまを加工して取り除いてしまうと、肝臓にはブドウ糖が押し寄せて、血糖値が急速に上がり、高いピークに達する。それはまた、インスリン濃度の高いピークをもたらす。

そういうわけで、**食物繊維から最大の恩恵を引き出すには、手を加えていない全粒を含む食品をとることが必要**だ。スジャータの食生活に含まれていた精製小麦（ナンの材料）や白米は、製粉工場や精米工場で削られて、もはや穀粒ではなくなっている。

だがここに1つ問題がある。「全粒」でさえ「全粒」であるとは限らないのだ。米国医学研究所（NAM）によると、食品が「全粒」であるとみなされるには、少なくとも次の条件の1つを満たさなければならない。（1）1サービング（4歳以上の人が1回に摂取する量）につき8グラム以上の全粒を含んでいること。（2）米国食品医薬品局が規定している全粒の栄養機能表示を満たしていること（すなわち、該当食品の総重量の51％以上が全粒からなること）。（3）単体の食品（パンやシリアルなど）では、含有量の重さの順で示された成分表示の最初の成分が全粒穀物であること、あるいは単体ではない食品（ピザ、コーンドッグなど）の場合は、重さの順による成分表示の最初の穀物成分が全粒穀物であること（そういうわけで、一部の「ホールグレイン」シリアルについては「全粒」が入っているわけではないから、「ホールグレイン」

という「うたい文句」は消費者をあざむいていることになる)。食品製造企業によっては、全粒を普通のデンプンにまぜているところもあるが、インスリンを下げたい場合には、それはグッドアイデアとは言えない。

米国医学研究所の定義には、穀粒が「ホール」であるかどうか、つまり、割られたり、挽かれたり、混ぜ物を加えられたりしていないかどうかについては何も規定がない。さらに、「全粒」が成分表示リストの2番目や3番目に記載されていても、たった1%しか含まれていないこともある。そのため、米国医学研究所の定義には不十分な点が多い。

ジュースにすると食物繊維が台なしになる

フルーツは果糖を含むとはいえ、もともと天然の食物繊維も含んでいる。それは偶然ではない。**フルーツに含まれる果糖が、食べる人に重大な健康問題を引き起こさない理由は、果実の固形部分に食物繊維があるから**だ。自然が意図したように、フルーツのジュースと固形部分の両方を摂取すれば、肝臓に糖が流入するスピードが抑えられるため、肝臓は追いついて処理することができ、糖分の負の影響の大部分が軽減される。実のところ、大部分のフルーツに含まれている果糖の量は、そのフルーツの食物繊維含有量によってうまくバランスが取れている。

一方、ジュースは丸ごとの野菜と果実に含まれる不溶性食物繊維が取り除かれている。そのため、もともとフルーツや野菜に備わっている必須ビタミンやミネラルの一部（すべてではない）は保持していても、おそらく最も重要な部分である食物繊維は捨ててしまっている。覚えているだろうか。果糖がどこからやってくるかは関係ないのだ。フルーツからだろうが、サトウキビからだろうが、甜菜からだろうが同じだ。食物繊維がなければ、それらはすべて同じ代謝の影響を体に与える。私たちの祖先は、果糖の健康被害をこうむることはなかった。丸ごと食べていたからだ。

現在流行っていることの1つに、フルーツを丸ごと「スムージー」にするというものがある。アメリカ西海岸にはジュースバーがタケノコのように現れだした。一見すると、ジュースはヘルシーな飲み物に見える。しかし問題がある。**ミキサーの刃による剪断《せんだん》作用が、フルーツの不溶性食物繊維を完全に破壊してしまう**のだ。

セルロースは木っ端みじんに切り刻まれてしまう。水溶性食物繊維はまだ残っていて、食べ物を腸内により速く押し進めることはするものの、腸にバリアを築くのを助ける、あの不溶性の「格子」はなくなってしまう。そのため、フルーツの糖分は、ジュースが濾されて食物繊維がまったくなくなった状態と同じように、急速に体に吸収されることになる。

食物繊維の恩恵を得るには、両方のタイプの繊維が必要なのだ。

第4章で、インスリンは体重を増やす面では悪者であり、インスリンのレベルを低く抑えることが肥満を克服するための最優先事項であることについて見てきた。どれだけの量のエネルギーが、どれだけの速さでミトコンドリアのところに届くかは、メタボ症候群に関連する病気が引き起こされるリスクを左右する（第9章参照）。言いかえれば、考慮すべき2つの点は、炭水化物の量（インスリンを低く抑えるため）と炭水化物の流れの速さ（肝臓をハッピーに保ち、正常に機能させるため）だ。そして食物繊維は、その両方に役立つのである。

食物繊維が肥満をおさえる5つの特性

第11章で見てきたように、砂糖に含まれるブドウ糖はインスリンの量を上昇させ、果糖はおびただしい量のエネルギーを肝臓に直接送って、ただちに処理させようとする。そして両方とも、肥満とメタボ症候群を押し進める（スジャータが糖尿病になった理由の1つもそこにある）。食物繊維は、インスリンレベルを低く保ち、エネルギーが肝臓に押し寄せるのを抑えることによって、肥満とメタボ症候群との闘いを助ける。その特性は次の5つだ。

特性1●血糖値を下げ、脂肪を作らない

食物繊維（水溶性と不溶性）を食事でとると、食物と腸壁のあいだにゼラチン質のバリアができ、腸がブドウ糖、果糖、脂肪を吸収する速さが緩やかになる。ブドウ糖の吸収が緩やかになると、血糖値の上昇も緩やかになり、ピークの値も下がる。これを受けて、血糖値の上昇が緩やかで、かつ低くなったことを察知した膵臓は反応を弱め、放出するインスリンの量を減らす。インスリンの量が減ると、脂肪に変わるエネルギーの量も減る。2型糖尿病の患者が高食物繊維食をとると、血糖値が3分の1低くなるため、体内の総インスリン負荷も下がる。[4]

果糖の吸収についても同じことが起きる。[5] 食物繊維は果糖の吸収量を下げるだけでなく、「流速」、つまり吸収された果糖が肝臓細胞に押し寄せるスピードも下げる。こうして肝臓は処理に「追いつく」ことができるようになり、新たな果糖がやってくるペースに合わせて、果糖分子をアセチルCoAに変換できるようになる。これにより、アセチルCoAは、ミトコンドリアのクエン酸回路で燃やされるようになる（第10章参照）。

もはや、果糖がミトコンドリアに押し寄せたあと、それを処理しきれなくなったミトコンドリアに追い出されて脂肪に変えられ、インスリン抵抗性を引き起こす、という状況はなくなる。そのため、果糖を含んでいるフルーツを食べても、果糖の影響の大部分が食物

繊維の存在によって緩和されるため、さほどたいした問題にはならないのだ。

特性2●悪玉コレステロールのレベルを下げる

大きな母数集団では、血中コレステロール濃度が低いと、心臓病の発生率も低いという関連性が見出されている。コレステロールの目的の1つは、胆汁酸（腸にある脂肪の吸収を助ける）の生成を促すことで、胆汁酸の一部は大便に排出される。

そのため、胆汁酸をなくすことができれば、コレステロールのレベルも下げられる。水溶性食物繊維は胆汁酸に結び付くので、LDL（「悪玉コレステロール」）を下げることができる。不溶性食物繊維もまた、コレステロールのレベルを下げ、血糖値を低く抑えるのに役立つ。

特性3●早く満腹感を感じさせる

あなたはマカロニ・アンド・チーズ（チーズソースがかかったマカロニ料理）を一皿食べたのに、まだ空腹だ。なぜだろう？　胃のなかに食べ物があると「グレリン」のレベルが低下するので、視床下部に、もう空腹ではないと知らせるはずなのに、あなたはまだ食べ足りない。

その理由はこうだ。「空腹感がない」という現象は「満腹感を抱く」という現象とは違うのである。食べ物が小腸を通り抜けるときには、ペプチドＹＹ（ＰＹＹとも表記される）と呼ばれるホルモンが血中に放出され、視床下部にある受容体に結合[3-36]して満腹であることを知らせる。**ＰＹＹは満腹シグナル**だ。[*6] 問題は、ＰＹＹシグナルを生成するには、食べ物が腸のなかを7メートル近く進んでいなければならないことである。それには時間がかかる。そのため、**腸のなかで食べ物を速く動かせるものならなんでも満腹シグナルを早く生成させることになる。**

不溶性食物繊維は、まさにこの役目にぴったりだ。食べ物が腸内を移動するスピードを加速して、ＰＹＹシグナルを早く生成させる。水溶性食物繊維は粘性のゲル状物質になって、胃から食物が出るのを遅らせることにより、早く満腹感を感じさせる。どちらのタイプの食物繊維も、おかわりの必要性を減らし、さらなる体重増加を防いでくれる。[*7]

特性4●食事性脂肪の吸収を遅くする

食物繊維があると、一部の食事性脂肪は小腸で吸収される速度が遅くなる。食物繊維のおかげで速度が遅くなった食事性脂肪は結腸まで進む。そこでは吸収は起きないので、インスリンのレベルを低く抑えることができる。[*8] いまだに議論の余地はあるものの、肥満とインスリン抵抗性に対する効果は、水溶性食物繊維より不溶性食物繊維のほうが大きいと考えられている。

このプロセスの欠点は、この過程で食物繊維は、大量の窒素、二酸化炭素、メタン、そして少量の硫化水素を生成することだ。言わば、脂肪《ファット》をとるか、それともおなら《ファート》をとるか、なのである。

特性5●腸の善玉細菌を増やし、「太らせ因子」を食い止める

人間の体には、約10兆個の細胞がある（60兆個あるいは37兆個とする説もある）。だがあなたの腸に住んでいる細菌は、なんと約100兆個だ。彼らはヒトを10倍も数で圧倒しているのだ！　長年にわたり腸内細菌は、無賃乗車して不適切なときにガスを放ち、ときどき「旅行者下痢」に乗っかって出ていくだけのものと考えられていた。だが実のところ腸内細菌は、私たちのエネルギー代謝の大きな部分を担っている。腸内細菌の大部分は大腸に住み、嫌気性だ。つまり、酸素抜きに代謝を行うので、酸素を使って燃焼を行うものより、多くのエネルギーをムダにする。

でも、もしすべての栄養素（脂肪、ブドウ糖、果糖を含む）が小腸で吸収されるのなら、大腸に住む細菌が食べるものなど残っているのか、と思われるだろう。実は、彼らが食べる

のは、体が吸収できないもの、すなわち食物繊維、それも特に水溶性食物繊維なのだ。これこそ、オオバコなどに由来する食物繊維のサプリメントが、あれほどのガスを発生させる理由である。

腸内細菌は数千種類もあるが、科学界では、これまで3種類に的を絞って研究してきた。つまり、バクテロイデス門、フィルミクテス門、古細菌だ。腸内の細菌構成が、ある種の人々の体重増加を促す一因になっていることは、ほぼ確実である。そして食生活の食物繊維構成は、腸内細菌のプロファイルを決定する一因になっている。[*9]

というのも、食物繊維はより多くの栄養素を腸の奥深くにもたらし、そこにいる腸内細菌が、それらをエネルギーに利用するからだ。[*10] すべてを総合すると、**食生活の食物繊維内容を変えることは、腸内細菌の内容を変えることになり、「善玉」細菌を増やして、「太らせ因子」となる細菌を食い止めることができる。**[*11]

サプリメントでとっても意味がない

では、食物繊維を摂取すれば、体重を減らすことができるのだろうか？　ここで、研究デザインが大きな違いを生み出すところを見てみよう。カロリー摂取を一定にした場合には、食物繊維を加えても、体重に有意な変化は起きない。ところが、「放し飼い」的な状況、すなわち、**食べる分量が自由に選べる状況では、食物繊維を食べれば食べるほど、総食物摂取量は減り、それが体重減少に結びつく**ようなのだ。

食物繊維が豊かな食べ物は「エネルギー密度」が低い傾向にあるため、**同じ量を食べても、摂取カロリーは低くなる。**さらに、そうした食べ物は噛むのに時間がかかることが多いため、**満腹シグナルを体が受け取る時間が長くなる。**さらに、食物繊維は腸内で食物をより速く移動させるため、**満腹シグナルをより迅速に生み出すことができる。**

メタボ症候群の予防における食物繊維の役割は、どちらの食物繊維なのか、どのような研究なのかによって異なるため、簡単にはわからない。「インスリン抵抗性とアテローム性動脈硬化の研究（IRAS）」と題された論文では、**食事に関する分析で、インスリン感度と相関関係にあったのは、たった1つ、食物繊維だけだった。**[*12] にもかかわらず、水溶性食物繊維の含有量は、糖尿病リスクの改善率とは相関しなかった。[*13] このインスリン感受性の向上は大部分において、不溶性食物繊維（筋の多い食べ物）がもたらしたものだったのだ。[*14]

そのため、オオバコのような水溶性の食物繊維サプリメントは消える運命にある。**食物繊維は、錠剤ではなく、食べ物でとらなければならない**ようだ。

さらに、水溶性と不溶性の食物繊維を一度にとる方法は1つしかない。**サプリメントを**

作る元になった食べ物を食べることだ。それは元の形に近ければ近いほどいい。食べ物を食べる方が、その成分だけを取り出したサプリメントをとるより役に立つというコンセプトについては、ふたたび第14章で詳しく見ていくことにしよう。

代謝によし、糖尿病予防によし、腸によしの食物繊維

食物繊維が重要であることは、間違いない。それは排便のためだけでなく、代謝のためでもある。食物繊維は吸収されない。代謝機構を向上させる微量栄養素とはちがって、食物繊維の血中値というものもない。

だが、食物繊維は、ブドウ糖、果糖、脂肪酸が血中に入る量と流れの速さの両方を低下させることにより、インスリンの量を抑制する。また、栄養素を大腸に届けて発酵を可能にすることにより、代謝機構を向上させ、「よい」細菌を選び出す。そしてこのよい細菌が、結腸から失われるエネルギーを救ってくれる。最後に、食物繊維は総合的な食物摂取量を抑える。

だが、その恩恵を最大にするには、水溶性と不溶性両方の食物繊維を得るために、元の形の食べ物を丸のままとることが必要だ。食物繊維は単独では糖分のあらゆる負の作用を

減らすことはできないが、それでも素晴らしいきっかけにはなる。糖尿病を元に戻したい？　代謝面の健康を向上させたい？　では、食物繊維をメニューに戻そう。

運動は「自分にしてあげられる最高のプレゼント」

うつを抱えていた13歳の少年ブリットの体重は104キロ。成績もよくなかった。そこまで太った原因の1つは「スクリーンタイム」に時間をかけ過ぎることにあった。15歳の兄も体重が145キロあったが、自分のライフスタイルを変えようとしてはいなかった。ブリットはみじめな兄の暮らしぶりを見て、それを「反面教師」にすることにした。

思春期たけなわのその後の3年間、ブリットは学校でレスリングに没頭するようになり、毎日3〜4時間練習を続けた。はっきりわかるほど食生活が変わったわけでもなく、体重もたいして変わらなかったが、彼はやせ始めた。そしてついに身長が体重にふさわしいレベルに追いつき、レスリングのほうも、州大会で体重別階級の2位になるまでになった。18歳までには、うつの症状も消えて学業成績も向上し、高校を総代で卒業したのだった。

ジャック・ラランヌは2011年1月に、96歳で大往生を遂げた。現代版フィットネスの「父」だった彼は、15歳で健康的なライフスタイルを選んで以来、亡くなる前日まで、生涯提唱し続けた運動を実践していた。彼は正しかった。**運動は健康状態を最適に保つ鍵だ。**

だが、あらゆる人が同じように恩恵を受けられるわけではない。アメリカの草分けランナーのひとりで、『奇蹟のランニング（*The Complete Book of Running*）』（片岡義男訳、クイックフォックス社、1978年）の著者でもあったジム・フィックスは52歳でその生涯を閉じた。もしかしたらフィックスは、人生最初の35年間に無鉄砲な人生を送ったせいで若死したのかもしれない。ランニングを始める前、彼はタバコを1日2箱吸い、体重も108キロあった。アーサー・アッシュはどうだろう。トップ・テニスプレーヤーだったアッシュは36歳で心臓発作に見舞われた。

もしかしたら運動しても、無分別に過ごした人生を取りもどすことは無理なのかもしれないし、寿命には、運動してもどうにもならない遺伝的要因が関与しているのかもしれない。あるいは、運動の効果は人によって違うのかもしれない。いずれにせよ、運動して寿命が延びるのを期待するのと、体重が減ることを期待するのとはまったく別の話だ。

ラランヌは、テレビに出演していた年月の最初から最後まで、体重をまったく増やさなかった。その理由は適切な食生活を送っていたからだ。誤解しないでほしい。運動には悪いところなど、まったくない（あなたが期待しているすべての効果があるわけではないとはいえ）。運動は、自分にしてあげることができる最高のプレゼントだ。運動はダイエットよりずっと重要で、やるのも簡単だ。運動の効果は、減量面は別として、多くの面におよぶ。

「食べた以上に動けばやせる」はウソ

もし、ほんとうに「どの食べ物でとろうがカロリーは同じ働きを」し、摂取したカロリーが燃焼されるカロリーと同じならば、運動すれば体重は減るはずだ。たとえ同じものを食べ続けたとしても、たくさん運動すれば、大量に減量できるはずである。

だが、そうはならないのだ。食べたり飲んだりして体に取り入れるカロリーは体重を増やすかもしれないが、エネルギーを燃やしたからといって、その逆が起こるわけではない。

運動だけで有意な減量ができたことを実証する研究は、ただの1つも存在せず、それはメタアナリシス〔複数の研究について有意差を調べる分析方法〕でも裏付けられている。この分析では、適度の運動は約1キロの減量をもたらし、活発な運動は約1・6キロの減量結果をもたらしていた。*1 現在の肥満の大流行を考えると、その程度の効果ではとても解決策にならない。

私の友人は、出産後にできた「マフィントップ」〔カップケーキの上部のように、パンツの上にはみ出したぜい肉のこと〕を減らそうとして、中強度の運動を始めた。3カ月後、彼女の体重は約2・3キロ増えていた。体調はよかったが、マフィントップは解消していなかった。

彼女は、どこで間違えてしまったのかと私に訊いてきた。「間違っていることなどなにもないさ」と私は答えた。「君はうまくやってるよ。おそらく運動を始める前より、ずっと健康的になっているはずだ。胴回りはそのうち細くなるかもしれないけれど、マフィントップは皮下脂肪だ。だから、今でも「つまむ」ことができるんだよ」と。それでも彼女は、妊娠前のジーンズがなんとか穿けるようになった。

1ポンド〔約450グラム〕の脂肪を燃やすと、2500キロカロリーの熱量が解き放たれる。そのため、2500キロカロリー分少なく食べたり、2500キロカロリー余分に運動したりすれば、1ポンド分の体重が減らせると、これまでずっと考えられてきた。

しかし、科学的分析によって、**エネルギー消費を増やして減量を促すという考えが誤りであることが最近示された。**[*2] 体重が減ったあとに減量し続けるには、エネルギー摂取量をさらに減らさなければならなくなるのだ。**肥満の人が1ポンド分の脂肪を燃やし尽くすには、平均して3977キロカロリー分エネルギー摂取量を減らさなければならない。**これで、運動によって体重を落とすのが、まったく不可能とは言わないまでも、非常にむずかしいことがわかるだろう。運動しても減量できない2つ目の理由は、運動すると筋肉がつくからだ。これは健康にはいいが、体重減少にはつながらない。

なぜアスリートはすぐ体重を戻せるのか？

第Ⅱ部から第Ⅲ部までの内容から導くべき教訓は、肥満ほど複雑な出来事を研究するには、ありとあらゆる行動を調べることが必要になるということだ。なぜなら、現実の世界では、行動はどれとして単独で起こることはないうえ、あらゆる行動は生化学的反応の結果だからだ。

もし食物摂取を一定にして激しい運動を始めれば、いくらかの体重減少は見込めるだろう。だが、それはたいした量ではない。だからこそ、どんなフィットネス・プランでも、よい栄養をとることを勧めている。そして、だからこそ、多くの減量プログラムが自社食品を売ろうとしているのだ。だが、行動を引き出すのは、生化学的反応だ。

あなたは、こう考えているかもしれない。軍隊に入った自分の知り合いは、大幅に体重を落とすことができたと。レスラーも、いつも運動で体重を落としているし、アメフトのラインマンも、トレーニングキャンプに現れるときは太っていて体調も悪いが、プレシーズンが終わるころには、試合で戦える体重に戻っていると。

こうした神話が信じられ続ける理由は、環境が変われば、どんな人でもやせられるという事実があるからだ。「ブートキャンプ」は周囲から隔絶されてコントロールされる環境だ。日々のあらゆる行動は、食事から、運動、睡眠に至るまで、すべて監視されて規則正しく行われる。望ましいのは、いつもの環境に身を置きながら行動を変えることだ。

だが、期待し過ぎてはいけない。第4章で学んだように、行動は生化学反応の結果であり、生化学反応は環境の結果だからだ。『ザ・ビッゲスト・ルーザー』の参加者でさえ、専用のパーソナルトレーナーとシェフを雇って自分の環境をコントロールしている。しかし、ほとんどの人にあてはまる「放し飼い」の状況下では、体が同じレベルの肥満度を維持しようとして、エネルギーの摂取量をエネルギーの消費量に合わせて上げる。そして肥満の人の大多数については、その理由はわかっている。レプチンだ……またしても。

エネルギーを燃やす3つの方法

エネルギー消費について説明するために、ここで、平均的な人のカロリー摂取量と消費量が、それぞれ2000キロカロリーだとしよう。この数値は観察で導かれたものであると同時に、栄養士が個々の患者用の食事プランを作成するときに使う「ハリスーベネディクトの式」で求められた推定値でもある。

誰でも、エネルギー消費と運動は同じことだとみなしている。あなたのエアロビクス・インストラクターも「脂肪が燃えてるのを感じて！」などと言うかもしれない。燃えている、ということは「代謝されている」ということだ。

実際には、**身体活動は、エネルギー消費要因のなかでは少数派に属し、活動の内容や強さによって異なるものの、総エネルギー消費量のうちのたった5％**（究極的なカウチポテトの場合で、約100キロカロリー）**から35％**（ジムマニアの場合で、約700キロカロリー）**にしかすぎない。**とはいえ、身体活動は、エネルギー消費の最大要因でないとはいっても、あなたの健康を向上させることができる唯一のエネルギー消費要因であり、運動すればするほど、体にはよい影響が出る。

そのほかにも、エネルギー消費要因は2つある。信じがたいかもしれないが、**あなたの摂取カロリーが最も大量に燃えるのは、寝ているときとテレビを観ているときだ**（とはいえ、フェイスブックやオンラインゲームの「ワールド・オブ・ウォークラフト」をする時間を増やせといっているわけではない）。「安静時エネルギー消費量」（REE、ソファーに寝転がっているときに燃やすエネルギー量のこと）は、あなたの体の大きさにもよるが、1日の総エネルギー消費量の約60％（つまり1日約1200キロカロリー）を占め、通常、気を回す必要はない。もう1つの要因である「食品の産生熱量」（TEF、食べ物を吸収、消化、代謝するために燃やすエネルギーの量）が占める割合は約10％（約200キロカロリー）だ。

一般的に言って、ほとんどの人ではREEとTEFを変えるのは容易ではないが、一部の肥満患者は両方に問題を抱えていることがあり、そうした患者のREEを上げるトリックはいくつかある。また、それよりは少ないものの、TEFを上げる方法も存在する（第18章参照）。

方法1●REE――寝ているあいだに燃やす

コロンビア大学教授のルディ・リーベルは、2004年に、こんなことを言っていたそうだ。「肥満の人は、いつもぼくにこう言うんだ。『私は、ほんの少ししか食べていないんです。鳥がエサをついばむみたいにしか食べていないのに』ってね……その鳥がテロダクティル〔巨大な鳥の恐竜〕だったら、ほんとだろうがね」と。とはいえ、ルディ自身、体重減少に呼応してREEの減少が始まることを研究で示している。[*3] **体重が1〜2キロ落ちはじめた頃から、体重を安定させるためにREEが減り始める**のだ。

というわけで、体重が減らないからと言って、運動プログラムを責めるのはやめよう。責めるべきは、自分の生化学的反応なのだ。「ズンバ」クラス〔世界中で1500万人以上の愛好家がいるフィットネス・プログラム〕に行けば、より多くのエネルギーを燃やせるものの、あなたのREEは、全体的なパーセンテージが変わらないように図ることによって、あなたの目的を挫いてしまうのだ。脂肪細胞は中身が詰まったままになりたがる。戦わずして空になるようなことはしない。

レプチン合成の低下、あるいはレプチンシグナル伝達の低下〔視床下部は飢えていると解釈する〕に呼応して、除脂肪体重1キログラムあたり50キロカロリーだったREEが、除脂肪体重1キログラムあたり42キロカロリーに低下してしまうのだ。

言いかえれば、エネルギー効率がそれまでよりも16%向上するので、総エネルギー消費量が、0・16×0・65、つまり約10%低下するのである。標準的な大人の総エネルギー摂取量が2000キロカロリーだとすると、それは200キロカロリー分の低下になり、これは過去30年間観察されたカロリー摂取量の上昇にすんなり合致する。

さらに、一般的な病気の一部としてREEの特異減少を抱える患者がいるが、REEはエネルギー消費の大きな部分を占めているため、これは将来体重が増加することを知らせる最大のサインになる。ある種の発達遅延を抱える子どもたちは、筋肉が正常に緊張しない異常（筋緊張低下と呼ばれる）を伴って生まれてくるため、出生時に「ぐにゃぐにゃ」している。さまざまな形のミトコンドリア機能障害を持っている子どもたち（たとえば、プラダー・ウィリ症候群[*4]）が安静時に燃やすエネルギー量は、正常な人の60〜70％しかない。このことは、彼らが必要とするエネルギーはその分少なくてすむということだ。だが、それは、レプチンのレベルが低くなることを意味するため、彼らの脳は飢えていると解釈して、カロリー摂取量を増やしてしまう。

方法2●TEF――エネルギーを取り出すために燃やす

エネルギーを取り出すには、エネルギーを使わなくてはならない。そのために、食べ物を咀嚼し、胃腸管を通して送り、吸収と処理を行う際に、若干エネルギーが燃やされる。TEFは通常、全エネルギー燃焼量の10％を占める（1日200キロカロリーにあたる）。

肥満児の多くは、目覚めたときは空腹感を抱えていないので朝食を食べない（その理由の一部は、寝る前に、かなりの量のスナックや食事を食べる子が多いからだ）。そのため、子どもたちの体のエネルギー燃焼率は、学校に出かける前から徐々に上がっているとはいえない。これこそ、**朝食をきちんと食べることが、肥満の予防と治療にとって、とりわけ子どものあいだで必要な理由の1つ**だ（第18章参照）。

朝食を抜くことには、ほかにも問題点がたくさんある。食べ物が欠乏しているために集中できず、作業をうまくこなせなくなる。朝食を抜くと、胃のホルモンであるグレリン（空腹シグナルを伝えるホルモン）が午前中いっぱい抑制されないままになる。

肥満の人たちは、朝食を抜くことを、1食分のカロリーを抜いているのだと言って正当化しようとするが、それほど真実から遠ざかっている事実もめったにないだろう。なぜなら、**朝食を抜く人たちは、日中、そうでない人よりもっと多く食べてしまう**という事実が無数の研究で証明されているからだ。その原因の1つは、グレリンのレベルが高くなることにある。そのため、昼食、夕食、そして寝る前にカロリーを余計にとるようになり、それぞれがさらなる肥満に駆り立ててしまうのだ。

脂肪酸の酸化（第10章参照）は多くのエネルギーを解放するが、それを可能にするために、少量のエネルギーが使われる。TEFの効果を手にするためのもう1つの方法は、朝食時にタンパク質をとることだ。タンパク質を燃やすのは、ほかの食物を燃やすときよりコストがかかる。[*5] タンパク質は、炭水化物ほどインスリンを刺激せず、ほかの栄養素よりも満腹感を上昇させる。だから、**朝食時に何かの形でタンパク質をとることは、非常に防衛力のある賢明な習慣になる。**朝食に野菜オムレツを食べた人がランチタイムに感じる空腹感は、そうしなかったときよりずっと低い。[*6]

方法3●身体活動——運動してもカロリーは大して燃えない

さて、最後は身体活動だ。人間は、完全に座ったままの生活を送ることもできるし、オリンピック・スイマーのマイケル・フェルプスになることもできる。人間の身体活動によるエネルギー消費量の幅には目をみはるばかりだ。それに匹敵するのは、人間が摂取できるカロリーの多さだけである。

フェルプスは目に付くものを片っ端から食べる。その摂取量は、なんと1日1万2000キロカロリー。だが、どれほど激しく体を動かしたところで、身体活動だけで1万2000キロカロリーを消費するのは無理な話だ。マラソンランナーだって、それほどのカロリーを燃やすことはできない。クリーブランドクリニック消費者健康センターによると、体重59キロのランナーがマラソンで燃やすカロリーは2224キロカロリー、体重75キロのランナーは2822キロカロリー、そして体重95キロのランナーは3593

キロカロリーだという。

けれども、フェルプスは食べたいものをすべて食べても体重が増えない。その理由は、運動が筋肉を増やす中で、ミトコンドリアの数を増やしているからだ。そして**筋肉が増えると、安静時に燃やすエネルギーの量も増える**。そのため、マイケル・フェルプスのREEはあなたのREEより高いのである。これこそ、運動が減量に役立つ理由だ。運動は筋肉を築き、その筋肉が安静時にもエネルギーを燃やしてくれるのである。

身体活動は、肥満医学のなかでも、最も誤解の多い分野だ。人々は、運動すれば体重が落ちると思い込んでいる。それは幻想にすぎない。肥満した子どもたちの運動効果に関するほとんどの研究は、環境がコントロールされていない状況で地元の地域サービスが介入した結果に基づくもので、その結果も体重またはBMIで表されている。

だが、どれほど運動をしたところで、体の大きさを測るためのBMIを変えることにはならない。なぜならBMIは体の大きさを測るものではあるが、運動の結果を表すものとしては不適切だからだ。環境がコントロールされていない状況では、カロリー摂取は、不足分を埋め合わせるために増大する。思い出してほしい。皮下脂肪は、実際には体にいいということを。ともあれ第8章で見てきたように、運動の目標は、筋肉と骨をつくることだ。

1日たった15分の運動が寿命を3年延ばす

じゃあ、体重が落ちないとすれば、なぜ人々は「スピン・クラス」〔集団でサイクリングマシンに乗って減量に励むプログラム〕に出かけるのだろう？　なぜ運動は体にいいのだろう？　ダイエットはキログラム、運動はセンチメートルに関すること。ダイエットは体重、運動は健康に関わることだ。

運動にはダイエットにできないことが1つある。それは筋肉を築くことだ。このコンセプトは、ほとんど理解されていない。なぜなら、臨床医も含めて、ほとんどの人は、BMIすなわち体脂肪だと思っているからだ。だが、BMIは筋肉と脂肪の違いも、皮下脂肪と内臓脂肪の違いも考慮しない。

長期間にわたる運動をする前としたあとの身体組成を調べた研究はいくつもあるが、その結果明らかになったのは、体脂肪の割合が低下することだ。これは、完全に正しい。だが、そうなった理由は筋肉が増えたからだ。そしてその過程で、代謝状態が向上したからである。内臓脂肪が（少し）減り、筋肉量が（たくさん）増えた、というわけだ（第8章参照）。

あなたがすべきなのは、インスリンの感度を上げることだ。そして、運動はまさにそれ

を可能にしてくれるものにほかならない。運動すると、内臓脂肪、特に肝臓脂肪を犠牲にして筋肉がつくられる。けれどもこれは、体重計に乗っただけではわからない。運動はインスリンの感度を上げ、インスリンの血中濃度を下げることにより、レプチンシグナルがよりよく伝わるようにし、それによって、交感神経系の緊張（第4章参照）、エネルギー消費量、そして人生の質を高めてくれる。

そして、こうした**代謝作用の改善は、病気の予防に結びつく。**3万8000人のアメリカ人男性を調べた研究では、運動することは、体重を正常に保つよりも心臓病の予防効果が高いことが示された[*7]。しかし、究極的な結果はどうだろう。運動は長生きに貢献するのだろうか？　最近**台湾で40万人以上の研究対象者について死亡率を調査した研究によると、中強度の運動を1日15分行うと、心臓の既往症がある人でも、3年間も寿命が延びることが示唆された**[*8]。

しかも、研究対象者は食生活の規制を何も受けていなかった。もし規制されていたら、長寿における運動の恩恵は、もっと大きかったことだろう。1日15分の運動は、1年間にするとたった91時間の覚醒時間、3年間では273時間の覚醒時間にすぎないことを考えると、273時間運動するだけで3年間余分に生きられるというのは、ものすごくお得な取引だ！

運動をすると健康にいい3つの理由

運動はまさしく、もう1つの解毒剤だ。肥満を治しはしなくても、それにまつわるネガティブな影響をすべて緩和してくれる。とりわけ、メタボ症候群の改善には非常に効果的だ（第9章参照）。運動がもたらす生化学的反応は次の3つである。

理由1●多くのエネルギーを燃やす

運動は交感神経系を直接活性化する（第4章参照）。交感神経系は筋肉にシグナルを送って新しいミトコンドリアを作るように促す。それにより、**より多くのエネルギー（ブドウ糖または脂肪酸）が燃やせるようになる。**

ミトコンドリアが新しいか古いかは、大きな違いを生む。というのも、古いミトコンドリアは効率が悪くて「漏れやすく」、インスリン抵抗性の一因になる活性酸素をより多く生成するからだ（第9章参照）。**運動はこうした古いミトコンドリアを一掃するため、筋肉はクリーンで効率のよいエネルギーが使えるようになる。**[*9] その結果、総合的な代謝状態を向上させる鍵となる筋肉のインスリン感受性が高まる。

理由2●ストレスを減らし、血圧を下げる

運動は体内のストレス掃除屋だ。ブリットは「精神的に安定した」ティーンエージャーに成長した（この2つは常に矛盾するとは限らない！）。その理由の1つは、運動したからだ。

運動すると、血中コルチゾール濃度（第6章参照）がただちに上昇するが（血糖値と血圧を高いままにしておくプロセスの一部であるため）、すぐに下降して、その日1日低いままにとどまる。[10]**血圧を下げるには、運動をするといい。**体重を減らすためではなく、運動はストレスを緩和して、エンドルフィン（気分をよくする脳内化学物質）を分泌させ、1日中気分よく過ごせるようにしてくれるからだ。

ランナーが「ランナーズ・ハイ」を経験するのも、そのためだ。代謝状態を長期的に向上させるためには、コルチゾールのレベルを低く抑えたい。運動は少しの痛み《ペイン》で、大きな利益《ゲイン》を授けてくれる。

理由3●肝臓脂肪に回されるエネルギー量が減る

おそらくこれが最も重要なことだが、運動は肝臓のクエン酸回路のスピードを上げて（第9、12章参照）、**エネルギーがよりクリーンに燃やせるようにしてくれる。**[11]これは、ミトコンドリアから送り出されて肝臓脂肪に変換されるエネルギーの量を左右する。

肝臓のクエン酸回路の速度を上げる要因は4つ判明している。すなわち、寒さ、標高、甲状腺ホルモン（1960年代に肥満女性に追加の甲状腺ホルモンを補充したところ、患者は正気を失ってしまった）、**それと運動だ。**

寒さと標高は、強力な抗肥満コンビネーションである。スイスとドイツの差を考えてみよう。スイス国民の食生活は、実質的にドイツ国民のものとまったく変わらない。脂質と炭水化物をいっしょにとるこの食事は、私が今まで見てきたなかでも、最も肥満に直結するものだ。大量のジャガイモ、大量のパン、大量のチーズ、大量のクリームソース、大量のビール……ああ、おいしそう！　身体活動率も、実質的に同じだ。

けれども、スイスは標高が高く、寒くて、人々はやせている（肥満率はたったの8％だ）。それにひきかえ、ドイツは標高が低く、それほど寒くなく、人々は太っている（肥満率は16％）。同じことは、アメリカのコロラド州についても言える。コロラド州の住民は、疾病対策センターの肥満マップで、全米で最も肥満度の低い州にあげられたことを誇らしく思っているかもしれない。でも、私は、コロラド州がアメリカのほかの州に遅れをとった本当の理由を知っている。それは、食事でも、アクティブなライフスタイルでもなく、単に地理的な問題なのだ。だから読者諸君、もし運動がしたくなければ、スイスかコロラドに移住したまえ！

有酸素と筋トレに効果の差はあるか？

あなたが山の上に住むオリンポス神ではなく、海面レベルに住むただの人間だとすれば、健康増進のメリットを手にするには、どんな運動がふさわしいだろうか？　今までよく言われてきたのは、低強度・長インターバルの運動、つまり「有酸素運動」として知られる運動（ランニングなど）が心臓を強化して、あらゆる心血管面の恩恵をもたらしてくれる、というものだった。

抵抗運動やアイソメトリックス（等尺性筋収縮運動）を意図的に避ける人さえいた。なぜなら、そうした運動は心臓への血液供給を一時的に低下させることにより心臓の動きをゆっくりにするからだ。さらには、末梢の筋肉を増やしはするが、減量効果はもたらさないからである。

しかし最近行われた前向き研究（対象者が病気にかかる前に調査を開始し、未来に向かって「前向きに」追跡調査する研究）では、高強度インターバルトレーニング[*12]（非常に激しい運動と負荷の軽い運動を繰り返して行う）、さらには筋力トレーニング[*13]（ウェイトリフティング）でさえ、胴回りと血管の流れに同じような効果が見られている。だから、どの運動をやるべきかとやきもき《スエット》するのはやめて、すぐ汗をかこう《スエット》！

もちろん、やり過ぎ、ということもある。運動は「内因性オピオイド」の「エンドルフィン」という化学物質の分泌を促す。これは、視床下部が放出する下垂体ホルモンの黄体形成ホルモン（ＬＨ）と卵胞刺激ホルモン（ＦＳＨ）の量を減少させ、その結果、卵巣が生成するエストロゲンの量も減らす。そのため女性は月経が止まり、長期にわたって骨量が低下する危険性を抱えてしまう。女性の骨量は閉経後に急速に減少することを考えると、これはありがたいことではない。

運動を始める肥満患者は、体重の重さから、けがのリスクにさらされる可能性がかなり高い。肥満患者は総合的な健康を向上させるために運動をする必要があるが、ゆっくり始めることが必要だ。なぜなら、肉離れや筋違いを起こすリスクに加えて、骨折の危険もあるからだ。研究によると、肥満の人の骨折率は、一般人口の4倍にもなる。[*14]

そして最大の問題がある。運動のポジティブな効果は体と代謝にとっては素晴らしいものであるものの、その効果は比較的すぐに消えてしまうため、長持ちさせるには、しょっちゅう運動して効果を維持しなければならないのだ。研究によると、ペルオキシソーム増殖因子活性化受容体γコアクチベーター1α（ＰＧＣ－1α、すべての好ましい筋肉代謝効果のスイッチをオンにして、ミトコンドリアに分裂するように命令する筋肉細胞内のタンパク質）のレベルは、運動をやめてから1日以内に低下し、インスリン感度は運動をやめてから15日以内に基準値に戻ってしまうという。*15

だから、自分にいいことをやっていると思っている週末戦士の諸君は、自分で思っているほど、いいことをやっているわけではないかもしれないのだ。慢性疾患の予防策として運動しようと思っている人は、やり続けることを覚悟しなければならない。

運動とダイエットは「同時に」する

2つの解毒剤の片方である運動は、代謝機能不全に対する最良の防御策だ。ここにもう1つの見方がある。あなたが吸収するエネルギーのすべての分子は、次の3つの運命のうち、いずれかをたどるのだ。

まず、燃やされる。この場合、あなたのインスリンレベルは上がらず、体重も増えず、代謝にダメージも与えない。2番目に、貯蔵される。この場合には、インスリンレベルは上がり、体重が増え、代謝はいくらかダメージをこうむる。3番目として、エネルギーが尿に出てしまう。この場合、代謝は大損害を受け、腎臓もダメージを受ける。糖尿病をきちんとコントロールしないと、腎臓透析を受けなければならなくなるのがその例だ。エネルギーの燃焼は、常にそれ以外の2つの選択肢より望ましい。運動すれば減量できると考えるのはやめよう。**何らかのダイエットとともに運動するのでなければ、減量は望めない。**

ここで、第1章と第9章に戻ろう。それらの章で私は、正常体重の人々の40％はインスリン抵抗性かメタボ症候群を抱えており、脂肪肝もあることを説明した。あなたは、運動する太った人と、マラソン放映の『ロー・アンド・オーダー』を際限なく見続けるやせた人のうち、どちらがましだと思うだろうか？

最近の研究で、健康でいることは、肥満のあらゆるネガティブな作用、すなわち内臓脂肪[16]、健康に関する愁訴《しゅうそ》[17]〔患者が訴える症状〕、短命[18]を減らせることがわかった。だとすれば、太っているけれども健康な人を非難するのは適切なことだろうか？　頑張り続ける限り、その人はおそらく『ヴォーグ』の表紙を飾っている棒みたいなモデルより長生きすることができるだろう。実際、ＢＭＩが25から30のあいだの太り気味の人は、ＢＭＩが19未満のやせっぽちの人より長生きしている[19]。

運動の「利益率」は6万4000％

それにもかかわらず医師たちは、肥満患者に相も変わらず誤った公式見解を吹き込んでいる。「どの食べ物でとろうがカロリーは同じ働きをする」という思い込みの当然の帰結は「ちゃんと運動すれば減量できるのに」という決まり文句だ。それは誤りであるだけでなく、害をもたらすものにほかならない。なぜなら、運動した結果を家の体重計で測る患者は、気落ちするにきまっているからだ。

しかし彼らの医師たちは、運動は効果があると言い、患者はその言葉を信じる。その結果、自分のせいで失敗したのだと思い込み、がっかりして、運動をムダだと思い込んでやめてしまい、また食べ始めてしまう。これは、メタボ症候群を悪化させるには、もってこいのシナリオだ。

体重にかかわらず、継続的な運動（たった1日15分間でさえ）は、健康を増進する唯一最良の手段である。**3年間の人生を手に入れるのに、たった273時間の運動ですむ**のだ。言い換えれば、6万4000％の投資利益率である。あらゆる医療のなかで最もうまい話ではなかろうか。

第14章● サプリメントは気休め薬

糖分のドカ食いは肝硬変を引き起こす

テキサス州の西部に住む体重180キロのラテン系アメリカ人が、緊急肝臓移植を受けるために、ドクターヘリでサンフランシスコに運ばれてきた。それは、フリオという名の15歳の少年だった。病理検査では、非アルコール性脂肪性肝炎（NASH）として知られる重篤な脂肪肝と瘢痕《はんこん》が見つかっていた。この症状は通常、重篤なアルコール乱用者に見られるものだ。フリオは、アルコールはまったく飲んでいなかったが、幼い頃自力で冷蔵庫のドアが開けられるようになって以来、毎日約2リットル分のコカ・コーラを飲み続けてきていた。

フリオの肝臓移植は成功した。そして、「体重を落とし、清涼飲料水を絶ち、食生活を改善するように」という指示を受けて、２週間後に退院していった。１年後、フリオはＵＣＳＦメディカルセンターに検診のために戻って来た。だが彼の食生活は改善しておらず、清涼飲料水もいまだに飲み続け、体重も減っていなかった。そして超音波検査の結果、彼の新しい肝臓には、すでに脂肪が沈着していることがわかったのである。

フリオの新しい肝臓がいずれ同じ運命に陥ることは火を見るより明らかだ。非アルコール性脂肪性肝疾患（ＮＡＦＬＤ）はいまやアメリカで最もよく見られる病気で、太っているかいないかにかかわらず、成人のラテン系アメリカ人の45％、成人白人の33％、成人アフリカ系アメリカ人の24％に見られる。１９８０年になるまで、この病気について書かれたものがまったくなかったことを考えると、成人人口の３分の１までを占めるようになったこの病気の増加は驚異的だ。

非アルコール性脂肪性肝疾患にかかっていても、自覚症状がないために普通は気がつかないままになってしまう。大部分の人は何も悪影響をこうむらないですむが、そのうちの５％は、肝臓の炎症と瘢痕化をともなう非アルコール性脂肪性肝炎を発症する。そして、さらにそのうち25％は肝硬変を引き起こし、命を落とすか、フリオのように肝臓移植が必要になる。

ちょっと計算してみればわかることだが、これはつまり100万人のアメリカ人が栄養性の疾患で死んでいるということだ。しかもこれには、メタボ症候群の合併症で命を落とした人の数は入っていない。この病気は完全に予防できるものであることを考えると、これはまさに茶番と言っていいだろう。だが非アルコール性脂肪性肝疾患は栄養過多の病気なのだろうか、それとも栄養不足の病気なのだろうか？　実は、その両方なのである。

遺伝的にこの病気にかかりやすい体質というものはあるが（ラテン系アメリカ人の有病率が高いのはそのためだ）、それでもこの病気にかかるには、余分なエネルギーが肝臓を通過し続ける必要がある。そこで、出番となるのが糖分にまみれた食品のドカ食い・ドカ飲みだ。なぜこの病気が、あるタイプの人には深刻な症状をもたらし、あるタイプの人にはもたらさないのかは、まだよくわかっていない。仮説はいくつかある。私たちの生物学的な敵である「活性酸素」（ROS、第9章参照）を覚えているだろうか？　肝臓がこの活性酸素を消せない（解毒できない）人は、非アルコール性脂肪性肝炎になる。活性酸素は細胞内の脂質とタンパク質を傷つける。それにより細胞は構造にダメージを受け、悪くすると死んでしまう。

活性酸素がダメージを与える前にそれを取り除くのは、ペルオキシソームと呼ばれる細胞下構造の役割で、そこは活性酸素の墓場だ。活性酸素の暗殺という汚れ仕事を請け負うのは抗酸化物質である。

メタボ症候群に効く「魔法のサプリメント」はあるのか

ビタミンB_1と脚気《かっけ》（心不全と神経障害を引き起こす病気、英名は「ベリベリ」）の関係が判明してから、すでに100年以上が経つ。食物繊維をはぎ取った精米を食べると脚気になるが、精米されていない米を食べると脚気が予防できることを発見したのは、ウィリアム・フレッチャーだった。以来、私たちは、数多くのビタミンやミネラルの欠乏が、変わった名前の病気（壊血病《スカーヴィー》やペラグラなど）を引き起こすことを学んできた（スカーヴィーには「人間のくず」という意味があり、ペラグラは「皮膚の痛み」という意味のイタリア語）。

ありがたいことに、こうした微量栄養素の欠乏がもたらす病気は、アメリカ人の食生活に微量栄養素が豊富に含まれるようになったことと、食べ物に特定のサプリメントが加えられることによって（たとえば、新生児の神経管欠損症を防ぐために妊娠中の女性に葉酸を与えることなど）、実質的にアメリカからすべて払拭された。

メタボ症候群の病気が微量栄養素の欠乏によって起こるのではないかという考えは、動物実験と小規模なヒト臨床研究によって細々と続けられているだけだ。しかし、メタボ症候群を元に戻す「魔法のサプリメント」の探究は、いまだに熱心に続けられている。

そこに登場したのが、オークランド小児病院研究所のブルース・エイムスだ。彼は栄養学の分野で50年以上研究を続け、「トリアージ」仮説によって、私たちが現在抱えている代謝のジレンマを説明しようとした。その根拠はシンプルなものだった。細胞は生き延びたがっている、と考えたのである。

実質的にすべての生化学的反応は、ビタミンだろうが、ミネラルだろうが、はたまた生化学的化合物だろうが、すべて何らかの微量栄養素を必要としている。微量栄養素が十分にないときには、細胞の生存能力を維持するために、こうした生化学反応用にトリアージ方式で配分されることになる。

そのため、微量栄養素が相対的に欠乏していると、下位の生化学反応は資源を取り上げられてしまう。こうした反応は短期的な生存における重要性は低いけれども、長期的な細胞の保全性には不可欠なものだ。DNAやタンパク質の損傷が修復されないままになると、がんが形成されたり、細胞死に至ったりする場合がある。トリアージ仮説によると、急性の微量栄養素欠乏症は、ある一連の病気（壊血症など）をもたらす一方で、相対的な微量栄養素欠乏症はもう1つの一連の病気（メタボ症候群など）をもたらすことになる。

過去30年のあいだ、私たちの健康が衰えてくるにつれ、それまでの軽率な行動をなしにしてくれる特効薬を探す必要性がとみに高まった。こうして約1000億ドルの「栄養補助食品」産業が生まれたのである。現在、アメリカ人の50％以上が少なくとも1種類かそれ以上の栄養サプリメントを摂取することにより危険を分散させようとしている。地元の健康食品店や薬局に行けば、どんなビタミン愛好家だって、その選択肢の多さには圧倒されるだろう。

そうしたサプリメントには、少しでも効果があるのだろうか？ といっても、効果があるかないかはどうでもいいのだろう。というのは、71％までのサプリメントユーザーが「栄養補助食品の効果は固く信じているから、たとえ研究で効果なしと証明されても、サプリメントは飲み続ける」と言っているのだ。

老いを防ぐ抗酸化物質はまだ見つかっていない

シリアルの広告では、シリアルの上にひとつかみのブルーベリーが、ほぼ必ず乗っている。おそらくこれは、消費者の目をそらすための策略だろう。シリアルに含まれているはずの抗酸化物質は製品の加工過程で排除されてしまっているので、朝食を意味あるものにする唯一の方法は、生のベリーを加えて抗酸化物質を添加することしかないからだ。

確かに、フルーツと野菜には抗酸化物質が豊富に含まれているため、カラフルになればなるほど数多くの抗酸化物質がとれることになる。植物は光合成によって炭水化物を作るときにできる副産物の活性酸素から身を守るために抗酸化物質を使っている。しかし、そうしたものを食べることは、私たち人間がみずからの活性酸素と闘うときに役立つのだろうか？

「酸化ストレス」、つまり**活性酸素によるダメージが老化のプロセスを進める最大の要因であることを証明する文献は増える一方**だ。組織はそれぞれ異なる方法で活性酸素を生成している。そのため、さまざまなタイプの慢性病を予防するために活性酸素を消すには、それぞれまったく異なる抗酸化物質が必要だ。

抗酸化物質はさまざまな形やサイズのものがあり、その多くが、メタボ症候群の治療手段になるとみなされている。[*1] 抗酸化物質であるビタミンCとEは、脂質過酸化（ポテトチップスが嫌な臭いになることなど）を防ぐが、どちらについても、血管機能やインスリン抵抗性を改善するという研究結果は得られていない。むしろ、高用量のビタミンEは死亡率の増加に関係づけられている。[*2] ときおり、**メタボ症候群の治療薬として抗酸化物質がヒットを飛ばすこともあるが、たいていは惜しいところで成果が確認されないままに終わっている。**

ビタミンDは特効薬の可能性が残っている

私たちのあらゆる不幸せを治してくれる特効薬として、ほかに大きく差をつける魅力があるにもかかわらず、いまだに実現していない希望の源はビタミンDだ。この化合物については、ほかのすべてのビタミン、ミネラル、サプリメントを全部ひっくるめた以上の研究文献が存在する。ビタミンDの欠乏は、日照不足（皮膚は日光を浴びてビタミンDを生成する）、または食事におけるビタミンD不足からくる。

ビタミンDは、くる病に苦しむ子どもたちにとって、明らかに天の恵みだった。くる病の原因はビタミンD不足で、消耗性の骨の病気とけいれんを引き起こす。1920年代に、肝油（タラやサケの肝臓からとれる）をティースプーン1杯飲ませると、くる病が治ることがわかったが、（無理やり飲まされた子どもたちには気の毒なことに）その理由は不明だった。1950年代に、ティースプーン1杯の肝油には、400単位のビタミンDが含まれていることがわかった。

こうして、私たちは1日400IU〔IUは国際単位のこと。最近はマイクログラム（μg）が使われることもある。ビタミンDの場合、1IUは0・025μgに相当〕のビタミンDが必要だということになったのだ（とはいえ、最近の研究では、1日800IUが必要だと示唆されている）。

はたして、慢性代謝問題の根源には、ビタミンD不足があるのだろうか？　この考えを支持する科学者は多く、なかには、ビタミンDはあらゆる代謝疾患の治療薬になると敢えて言い切る強者もいる。**ビタミンDのレベルが、糖尿病、高血圧、心臓病といったメタボ症候群に関連する主な病気に反比例することは間違いない。**

しかし、そもそも、なぜ3分の1ものアメリカ人はビタミンD不足に陥っているのだろう？　その理由の1つは、日光を疫病神のように避けるように教え込まれてきたためだ。もう1つの理由は、食事でとるビタミンDの最大の源だった牛乳の1人あたり摂取量が、過去60年間に半減したことにある。この牛乳の摂取量の減少にあわせて始まったのが、糖分の添加された飲み物（清涼飲料水とジュース）の摂取量の増加だ。現在私たちが唯一手にできる疫学データは、この2つを分類していない。

だとすれば、どちらがメタボ症候群の原因なのだろう？　ビタミンDの不足？　それとも糖分のドカ飲み？　それともそれらを組み合わせたものなのか？　現在のところ、ビタミンDのレベルと糖分の摂取を同時に調べて、どちらがメタボ症候群の第1の原因で、どちらが第2の原因であるかを突き止めた研究はまったく存在しない。[*3]

内臓脂肪を減らすかもしれない夢のサプリメント候補

今、栄養補助食品の分野で、飛びぬけてブロックバスターになる可能性のある物質の臨床実験が進められている。それは「レスベラトロール」だ。「イチョウ」ブームが去って以来、それと同じくらい声高に宣伝された唯一の栄養補助食品である。

レスベラトロールは食べ物ではあまりとれないが、赤ワインには高濃度で含まれている(そう、ワインも飲めてレスベラトロールも手に入るとは一石二鳥だ!)かもしれない。というのは、この物質は細胞内の適切な場所に作用するからだ。動物モデルでは、活性酸素が引き起こす炎症の抑制に効果があり、その過程で、がんを予防し、アテローム血栓症を低下させ、内臓脂肪を減らし、インスリン感受性を向上させ、潜在的に神経機能を保護する作用まであることが示されている。しかも、それらすべてを、実質的に副作用なしで可能にするのだ。

問題は、ヒトでの研究は始まったばかりで、今までのところ、短期研究しか行われていないことにある。最新の文献レビュー[*4]は、レスベラトロールは有望な物質ではあるものの、本流になるにはまだ時間がかかるとしている。

鉄分など一部のサプリメントをとると寿命が縮む

ビタミンCやベータカロチンといった抗酸化物質の血中濃度の低さと、メタボ症候群有病率の相関関係を示す疫学研究はたくさんある。だが、微量栄養素の不足は、メタボ症候群の真の原因なのだろうか、それとも単に、非常に質の悪い食生活を表すマーカーなのだろうか？　現時点では、それはわからない。わかっているのは、そうした栄養素をもっととり込めるように食生活を変えると（より多くフルーツと野菜を食べ、加工食品と糖分を抑えるようにすると）、ほぼどのケースでも、メタボ症候群の兆候と症状が改善することだ。

しかし、これらの**抗酸化物質をサプリメントの形でとると、通常、効果はまったく現れない。**もしかしたらこれは、加工されていない食べ物をとることのメリットを示しているのかもしれない。繊維と抗酸化物質が両方とれるからだ。

実際、ビタミンEサプリメントは、臨床研究で1度ならず5度も大敗を喫してしまった。その内容は、次のとおりだ。（1）ベータカロチン（ニンジンのオレンジ色の成分で、ビタミンAの前駆体）とビタミンEをヘビースモーカーに与える「α－トコフェロール、β－カロチンのがん予防効果試験」（ATBC試験）を行ったところ、研究参加者のがんと虚血性心疾患のリスクが高まった。（2）２００５年に行われた「心疾患転帰予防評価試験」（HOPE試験）で、ビタミンEは心不全の一因となることが示された。（3）２００５年の「女性の健康イニシアチブ」で、ビタミンE摂取を10年間追跡した結果、心臓病およびがん抑制における効果がまったくなかったことが示された。（4）２００９年の「セレニウムとビタミンEのがん予防効果試験」（SELECT試験）では、ビタミンE摂取グループが、前立腺がんのリスクを増加させていた。（5）２００８年に行われたコクラン・メタアナリシスで、ビタミンEは認知機能の低下率を改善していなかったことがわかった。

「アイオワ女性健康調査」は、サプリメント流行のど真ん中に最も鋭い杭を打ち込むことになった。[*5] この長期的かつ適切に行われた対照研究では、**複数の栄養サプリメント（特に鉄分）の摂取が、死亡リスクをやや増加させる**という結果が出たのである。研究対象のすべてのサプリメントのなかで、長期的なメリットがあると示された唯一の物質はカルシウムだったが、それは折れる骨の数を減らすという形で、延命に寄与していただけだった。

しかし、こうした負の結果はほとんど耳にすることがない。なぜなら、政府機関はこうした結果を公表しないし、サプリメントを市場から取り除く圧力もかからないからだ。

これは本当のジレンマである。微量栄養素は重要だ。体の生化学反応はそう言っている。しかし、臨床研究で**サプリメントとして投与されたときには効果が出ない**のだ。これ以上の研究がまだ必要だろうか？　もう結末を知る心の準備は整ったことと思う。それはこうだ。**天然の微量栄養素を含んでいる本物の食べ物はメタボ症候群を予防するが、加工食品はメタボ症候群を引き起こす。**そして栄養サプリメントは、破壊されてしまったものを元に戻すことはできない。*6　では、なぜ本物の食べ物には効果があるのに、サプリメントにはないのだろうか？

サプリメントがメタボ症候群に効かない5つの仮説

現実を直視しよう。私たちはかつての成功に甘やかされてしまったのだ。古典的なビタミンはすべて、それぞれの欠乏症がもたらす病気を治してきた。たとえ錠剤の形で与えられたときでもそうだった。おそらくは、問題が栄養不足、つまりビタミンの欠乏自体にあったからだろう。

しかしメタボ症候群は、もっと複雑な問題だ。**栄養過多を治療するのは、もっとむずかしい。足りないものを足すのは、余っているものを引くよりずっと簡単**なのだ。いわばデザートのプディングのようなものかもしれない。コンロに戻して温めることはできるが、調理し過ぎたら、捨てるしかなくなる。その理由については、次の5つの仮説がある。

仮説1●添加物の毒性が強すぎる

食品を加工する際に添加される糖分や保存料などの物質は、私たちが考えている以上に毒性が強い(第11章参照)。どこにでもあって強力な何かが、栄養サプリメントのすべての有益な効果を減らしてしまう。

仮説2●もっと大事なものを取り除いている

食品の加工は、微量栄養素よりもっと重要なものを取り除いてしまい、それは補充されないままになる。加工食品には欠けているがリアル食品にはあるものは何だろうか? それは食物繊維だろうか? 食物繊維は、ほかの物質が見せかけであるなか、メタボ症候群の本物の解毒剤になりうるのだろうか?

仮説3●加工のプロセスで微量栄養素が取り除かれる

食品加工という単純な行為は、ちょうど食物繊維をはぎ取るように、食品に備わっている微量栄養素も取り除いてしまう。何といっても、多くの種類の微量栄養素は、繊維とともに旅するのだ。

脚気の話を覚えているだろうか。もともとあったビタミンB_1が失われたのは、精米によって食物繊維をはぎ取ったせいだった。フラボノイド、葉酸をはじめ、多くの微量栄養素が食品加工で台無しにされている。錠剤を飲めば元に戻せるという考えは魅力的だが、データが裏付けているのは、いったん食べ物が「生物学的に」死んでしまったら、栄養補助食品を振りかけたところで、生き返らせることはできない、という事実だ。

仮説4●とりすぎると酸化物質に変わるものがある

ある種の抗酸化物質は、大量に供給されると酸化物質に変わるため、逆効果になる。その完璧な例が鉄分だ。鉄分は補足酵素を働かせるために必要だが、あり過ぎると、みずからの酸化が始まってしまう。それはサビだ。「褐色反応」と同じことが、体内でも起こる。

仮説5●品質管理基準が緩い

栄養補助食品であるサプリメントは、医薬品と同じレベルの厳しい品質管理基準をくぐり抜けてきているわけではない。1994年にアメリカ政府が可決した「栄養補助食品健康教育法」は栄養補助食品業界に対して、彼らの製品の安全性と効き目における通行手形を実質的に渡すことになってしまった。米国医学研究所は2008年に含有物質の下限値を定めたが、上限耐容摂取量は定めなかった。

これにより、企業は有効性を示さなくてよくなった。しかし、サプリメント製品の品質がバッチごとに変わらないことは保証できるのだろうか？　天然の植物が正確に識別されて正しいサプリメントの材料になっていることが保証できるのだろうか？　そして、米国農務省が通達している1日あたりの推奨許容量の1000倍のビタミンCをとることは、風邪の治療において、何らかの目に見える効果をもたらしているのだろうか？　栄養補助食品業界がこうした疑問から逃げおおせている唯一の理由は、米国食品医薬品局が業界を監督していないからだ。

1つ確かなことがある。全食品関係の売上の6％に当たる1239億ドルの売上（2008年）を誇る栄養補助食品業界は、砂上の楼閣だということだ。メタボ症候群を克服するには、有効性が実証された手段に頼ったほうがいい。それは、効き目があることがわかっているし、私たちの身体によりポジティブな影響をもたらすこともわかっている。おまけにずっと安価で、味もずっといい。この特効薬は何だろう？　フリオには気の毒だが、それは新しい肝臓ではない。その名は、「本物の食べ物」だ。

第15章

「太らせ因子」に触れると脂肪細胞が増える

「肥満の感染源」は何なのか?

レベッカは5歳の女の子だ。1年間で9キロ体重が増え、胸がふくらんできたために、私たちのクリニックに連れられてきた。頭部のMRI検査では、脳腫瘍は見つからなかった。思春期の早発が起こっていないかどうかを探る視床下部の機能検査でもはっきりしたことはわからず、血中にも高レベルのエストロゲンは見つからなかった。より詳しく問診を行ったところ、レベッカの母親は最近、娘が入浴するときに「ヴィクトリアズ・シークレット」のバスジェルを入れるようになったと言う。その容器には、大きな黒字で「大人専用」と記載されていた。このバスジェルには植物性のエストロゲンが含まれていたらしい。母親はこのバスジェルの使用をやめることに同意し、その後レベッカの体重増加と乳房の発達は止まった。

1990年のアメリカには、肥満率が14%を超える州は存在しなかった。それが、たった20年のうちに、肥満率が20%以下の州は、ただの1つもなくなってしまった。しかも、肥満率が25%を超えている州が36もある。こうした数値は上昇し続け、下降する兆しはまったくない。この肥満大流行の最も恐ろしい点は、時間の経過とともにじわじわと広まっていることだ。

この全国的な傾向を、たまたま州ごとに起きた集団行動の変化だとみなしてしまったら、この大流行のパターンを無視してしまうことになる。むしろこれは、伝染病または何らかの環境に曝露《ばくろ》（化学物質や物理的な刺激などに生体がさらされること）したことが原因で起こる感染症に、もっとずっと似ているのだ。しかし、それほどの影響力のある「肥満の感染源」とは、いったい何なのだろうか？

子どもに脂肪がつくと思春期が始まる

人々の注意を子どもの肥満の流行に向かわせたきっかけ、そして何らかの巨大な曝露が生じているのではないかと思わせたきっかけの1つは、少女たちが非常に早い段階で思春期を迎えるようになったことにある。[*1] この現象が親たちに過度の心配をもたらしていることは想像にかたくない。

研究では、人種を問わず、7歳という幼い年齢で乳房の発達を示す少女たちがいることがわかった。その割合は、白人では10%、ラテン系アメリカ人では15%、アフリカ系アメリカ人では23%にもおよんでいた。[*2] それ以来、少女における思春期の早発は、ほかの多くの研究によって裏付けられている（少年における思春期の早発は見られていない。その理由は不明だ）。

少女における乳房の早期発達と同時に起きているのが肥満の広がりである。この2つの現象は関連しているのだろうか？ 胸の発達（とおそらく肥満）は、真の思春期の場合のように卵巣がもたらしているのではなく、何かほかの種類のエストロゲンに接したことが原因なのではないだろうか？

ここ数百年間、少女に思春期が訪れる時期は、どんどん早くなってきている。この現象の理由は、栄養状態の向上と、若年齢における体重と脂肪の増加にあるとされてきた。高いBMIの値は、明らかに初潮の早い訪れを予測させる因子になっており、[*3] これは近年の思春期の早発の原因が肥満にあることをうかがわせる。

さらに、体操選手やバレエダンサーといった、常時激しい運動を行っていて体重が増えない子どもたち（摂食障害に陥っている子も多い）には、運動のレベルを下げなければ、まったく思春期が訪れないこともわかっている。そうした子では、成長が止まってしまうことも少なくない。

これは、レプチンが思春期の到来と進展の許容因子になっていることを示す完璧な例である。思春期のプロセスを開始するには、ある程度の脂肪を身につけて、レプチンを作ることが必要だ。レプチンがなければ、思春期も起こらない。[*4]

脂肪が多い人は女性ホルモンも多い

肥満が広がっているため、レプチンのレベルも若年層で増大している。だが、本当に思春期は7歳という幼い年齢で始まっているのだろうか？　実のところ私たちは、研究データをどう解釈すべきか、いまだによくわかっていない。なぜなら、答えを出すべき疑問が2つあるからだ。

まず、少女に乳房組織が発達することは、常に、本当の思春期到来の兆候なのだろうか？　もしかしたら、脂肪組織が乳房を大きく見せているだけではないか？　それを知るには、乳房組織を触診しなければならないのだが、こうした研究は、視診だけに基づいて行われることが多い（若い少女の乳房触診を避けたがる医師が多いからだ）。

2つ目に、乳房の発達は本当に思春期の開始を意味するのだろうか？　これが本当にそうなのかどうかは、エストロゲンがどこから来ているかに左右される。そして、どこから来ているかは常にわかるとは限らない。

胸の発達を促すエストロゲンの源は3カ所ある。まず1つは卵巣だ。視床下部が、卵巣からレプチンシグナルを受け取って、思春期プロセスの開始を許可するのだ。2つめは、脂肪細胞である。脂肪細胞には、エストロゲンを作り出す酵素が含まれているため、脂肪が多ければ多いほど、エストロゲンの量も多くなる。これは男性と女性の両方にあてはまる（だから、太った男性には「マン・ブーブ」（女性化した乳房）があり、ときどき「マンジャー」（男性用のブラジャー）が必要になることがあるのだ）。3つめが、環境内にあるエストロゲンに似た化学物質だ。これらは乳房組織の形成と脂肪貯蔵を引き起こす可能性がある。内分泌系を乱す化学物質は、環境内の「太らせ因子《オビソーゲン》」だ。

脂肪細胞を増やす5つの「太らせ因子」

「太らせ因子」とは、科学者たちが生み出した造語で、体重増加と肥満を促す、内分泌撹《かく》乱《らん》物質（EDC）のことを指す。太らせ因子が肥満を促す方法はいくつかある。まず、エストロゲンと同様に、脂肪細胞の数を増やしたり、すでにある脂肪細胞に脂肪を貯めさせたりする。次に、エネルギーバランスを崩してカロリーの貯蔵を優先させ、安静時エネルギー消費量（REE、第13章参照）を減らす。また、食欲や満腹感を感じるメカニズムを変えてしまうこともある。言いかえれば、太らせ因子は、こっそり体のエネルギーバランス・システムをハイジャックして、代謝にとって不都合な場所にエネルギーを送ってしまうのだ。

太らせ因子1●エストロゲン——そこいらじゅうにある！

化学物質をエストロゲンにするのは、さほど大変なことではない。ヒトのエストロゲン受容体は驚くほど浮気者だ。そそられさえすれば、ほぼどんな相手とでもくっついてしまう。エストロゲン受容体を夢中にさせて、慎みを捨てさせてしまう化学物質は山のようにある。そうやって、乳房の発達を促し、脂肪細胞の分化を引き起こさせ、その過程で体重を増加させるのだ。

エストロゲンはそこいらじゅうにある。私たちが食べる食品にも、プラスチックにも、水道水にも入っている。最近まで農薬にも使われていた。おそらく、殺虫剤として使われた最も有名な化合物はＤＤＴ〔ジクロロジフェニルトリクロロエタンの略〕だろう。第二次世界大戦中、兵士をマラリヤとチフスから守るために大量にばらまかれた化学物質だ。ＤＤＴが虫を殺すのは、それがエストロゲンの一種だからである。

レイチェル・カーソンは、１９６２年に上梓した『沈黙の春』〔青樹簗一訳、新潮文庫、１９７４年〕で、ＤＤＴが動物の病気と人間のがんの原因になることを示唆した。この殺虫剤の使用はアメリカでは１９７２年に、メキシコでは１９９７年に禁止された〔日本では１９８１年に製造と輸入が法律で禁止されている〕。

だが、ここにきて予期しない事態が起きている。ＤＤＴはアメリカでは、40年以上も使われていないにもかかわらず、その分解物であるＤＤＥが、いまだに妊娠中の女性の尿の中で検出されているのだ。しかも、１９７２年以降に産まれた女性においても、だ。

ＤＤＥが健康に与える影響はさまざまあるが、なかでも、妊娠中の女性の尿に含まれるＤＤＥの量は、産まれてくる子どもが3歳になったときの体重を予測させる指標になる。[*5]ＤＤＥはほぼ確実に、赤ちゃんがまだ産まれていないうちに余分な脂肪細胞を作り出しているのだ！　これが、子どもの肥満をもたらす一因になっているのではないだろうか？

もう1つよく知られているエストロゲンは、最新の「環境ブギーマン」〔ブギーマンは子どもをさらっていくとされた鬼〕であるビスフェノールＡ（ＢＰＡ）だ。この化合物は、ポリカーボネート・プラスチック・ボトルが酸にさらされるたびに漏れ出す。言いかえれば、アメリカで販売されている液体のほぼすべてが、潜在的なリスクを負っているわけだ〔日本で使われているペットボトルは、ポリエチレンテフタレート樹脂が原料なので、BPAは含まない〕。

BPAは、膨大な量の商品に使われており、がんとの関連性が強く疑われるため、カリフォルニア州は、哺乳瓶と玩具への使用を禁じる法案を可決して、2013年から実施している。BPAは脂肪細胞の分化に関連づけられ、尿内のBPA濃度は、大人のBMIと相関関係にある。*6 だが、思い出してほしい。相関関係は因果関係とは違うということを。

最後の大物エストロゲン曝露《ばくろ》因子は、大豆やアルファルファに含まれる植物性エストロゲンの「ゲニステイン」だ。ゲニステインはラットで脂肪細胞の分化を引き起こすことがわかっており、出生時のゲニステイン曝露は、生後3カ月と4カ月の脂肪貯蔵を予測する指標になる。

もしあなたがベジタリアンだったら、牛乳やチーズを通して、ゲニステインを摂取しているだろう。そしてヴィーガンの人は、もともと大豆製品〔豆腐など〕をよく食べているだろうから、ゲニステインは、ほぼ避けることができない。

ゲニステインが人間の肥満の一因になっているかどうかは、まだ判明しておらず、現在もデータを集積している最中だ。ともあれ、大豆製品が私たちの食生活のすみずみにおよんでいることを考えると、心配の種ではある。

太らせ因子2●フタル酸エステル――プラスチックを曲げやすくする

新しいシャワーカーテンのにおいはお好きだろうか？ それはフタル酸エステルのにおいだ。これはプラスチックを柔らかく曲げやすくする可塑剤《かそざい》だ。フタル酸エステルは、薬や栄養サプリメントのコーティング剤から、パーソナルケア製品、そしてゴム製のアヒルのような子どものおもちゃにまで、非常に多岐にわたって使われている。

大人では、尿中のフタル酸エステルの濃度は、脂肪量、胴回り、インスリン抵抗性と相関関係にあることがわかっている。そして最近では、尿中のフタル酸エステルの濃度が、ニューヨーク市の子どもたちの胴回りと相関関係にあることが判明した[*7]。繰り返すが、この所見は相関関係であり因果関係ではない。それでも非常に心配な結果である。

太らせ因子3●アトラジン――トウモロコシの農薬

アトラジンは有機塩素剤の一種で、催奇形性《さいきけいせい》、つまり生命体に高い頻度で構造的奇形を引き起こす農薬だ（オタマジャクシなどで判明した）。このことは、人間にも発生学的異常や子どものがんなどを引き起こす危険性があることを示唆している。

アトラジンはヨーロッパでは使用が禁止されているが、アメリカでは使われている。アイオワ州などは、アトラジンまみれと言ってもいい。というのもアトラジンは、同州が全米一の生産量を誇るトウモロコシの主要な農薬なのだ。過去20年間、メキシコ湾の北側には、デルタに生息するほぼすべての魚が死に絶えた「死の区画」が存在している。これは、ミシシッピ川にアトラジンが流れ込んだ結果だ。

血中のアトラジン濃度は、大人における肥満症とインスリン抵抗性に相関する。ただしここでも、アトラジンが人間の肥満の「原因」であることを証明するには、さらなる研究が必要だ。

太らせ因子4●トリブチルスズ――船に使われる殺菌剤

トリブチルスズ（ＴＢＴ）は、あまり知られていない化合物だが、こと肥満について言えば、とんでもない物質である。ＴＢＴは殺菌剤で、船が腐らないようにしたり、フジツボが船体に貼りつかないようにしたりするために使われている。船やボートに使われることから、私たちの飲み水にも入り込んでおり、その影響を避けることは不可能だ。

脂肪を作るとき、ＴＢＴは二役をこなす。[*8] まず、脂肪細胞を増殖させるシグナルを模倣する。そして2つめに、コルチゾール代謝を活性化して、内臓脂肪の蓄積を促すのだ（第

6章参照)。いずれにしてもバッドニュースであることには変わりない。

だが、さらに悪いことに、妊娠中のラットを一度トリブチルスズに接触させただけで、産まれた子ラットたちは、出生時にすでに脂肪肝になっており、生涯にわたって肥満とメタボ症候群に悩まされる運命を背負うことが判明した。人間の尿中のTBT濃度は測ることができるものの(だから、汚染されていることがわかるのだが)、子どもにせよ大人にせよ、TBTが肥満の主因であるかどうかについては、まだ判定が下されていない。

太らせ因子5●喫煙と大気汚染――高速道路のそばにいると太る

喫煙が身体に悪いことは誰でも知っている。それでも、1964年に米国公衆衛生局長官のルーサー・テリーが、喫煙は健康に害を与えると宣言したにもかかわらず、社会がそのことをまじめに受け取って決定的な手段をとるには30年もかかった。なぜ今になって、世の中は変更を実施することにしたのだろう? 非喫煙者の権利のおかげで、私たちは今や、公共の建物では喫煙禁止という法律を手にすることができている。これはすべて、副流煙が問題だからだ。そして、この**副流煙の影響を誰よりも最も強くこうむるのは、まだ産まれていない子どもたちである。**

タバコの煙には、醜悪な化合物が大量に含まれている。その1つがチオシアン酸塩というシアン化物（青酸）の仲間だ。チオシアン酸塩は甲状腺の機能を抑制する。親がタバコを吸っている家庭では、学齢期の子どもたちの甲状腺のレベルが低下することが判明しており、学業の認知能力に悪影響を与えている可能性がある。

さらに悪いことに、チオシアン酸塩は胎盤を通って胎児に届くだけでなく、母乳にも入り込む。喫煙が低出生体重児〔在胎週数に比べて小さく産まれてくる赤ちゃん〕の原因であることはよく知られており、第7章で説明したように、低出生体重児の赤ちゃんは、のちに肥満になって、メタボ症候群を発症する高いリスクを抱え込む。

とはいえ、あなたが毎日呼吸とともに吸い込む化学物質は、よその誰かのタバコの煙よりも、ずっと静かに進行する災厄だ。ドキッとさせられる関連性のある要因の1つで、しかも世界中の肥満と糖尿病の大流行をもたらしている可能性のある原因は大気汚染である。

肥満と糖尿病の有病率が、先進国で徐々に増えたのはまぎれもない事実だ。「どの食物でとろうがカロリーは同じ働きをする」という議論に匹敵する誤った考えは、「私たちはいまや、歩くかわりに、どこへでも車で行くようになったから、燃やすエネルギー量が減った」というものだ。これは、粉砕すべき、もう1つの思い込みである。

喘息と肥満と糖尿病が、1人の患者に集まりがちなことは、ずっと以前からわかっていた。今や複数の新たな研究で、**高速道路や幹線道路の近くに住んでいる人は、これら3つ**

の問題を抱える高いリスクにさらされていることが証明されている。サウスカロライナ州に住む10歳の子どもたちを追跡した長期研究では、子どもの自宅から１５０メートル以内の交通量によって、その子が18歳になるまでのＢＭＩが予測できたという。[*9]

ただし、大気の質が直接の影響を与えたのか、それとも、交通量の多さが子どもの身体活動をさまたげて体重増加を促したのかどうかは判然としない。

脂肪細胞を乗っ取って分裂させる恐怖のウイルス

この本は、肥満の「世界的大流行《パンデミック》」に関するものだ。そう、肥満は文字どおり世界的流行を見せている。しかし、普通私たちがパンデミックと言うときには、インフルエンザ、腺ペスト、エボラ出血熱といった伝染病、あるいは、それらと同じくらいパニック映画の素材になりそうな感染源がある。肥満の蔓延のパターンは、何かにさらされて起こったように見える。だとしたら、肥満は何らかの感染症によってもたらされたものなのだろうか？

そこで登場するのが、アデノウイルス36（Ａｄ－３６《エイディーサーティーシックス》）だ。このウイルスは、通常の風邪の症状をもたらしたあとに脂肪細胞を乗っ取る。そして前述した内分泌撹乱物質（ＥＤＣ）

がやるのと、まさに同じことをやる。つまり、あなたの脂肪細胞を分化させて、細胞分裂を起こさせるのだ。

標準的な感染試験では、Ａｄ－36を感染させたサルは体重が増えることが示されている。そしてほかのどのアデノウイルス（呼吸器感染ウイルス）の場合もそうであるように、Ａｄ－36も咳やくしゃみなどによって空気感染する。わかりきったことだが、ヒトにおける因果関係を実験で証明するのは、動物の場合よりずっとむずかしい。とはいえ、Ａｄ－36の抗体の量は、特定の人口集団のＢＭＩ、とりわけ子どものＢＭＩと相関関係にあることが示されている。

ある研究では、Ａｄ－36が陽性反応を示したのは、正常体重の子どもでは7％だったところ、肥満児では15％だった。だが、肥満グループに限って言えば、Ａｄ－36が陽性だった人は、陰性だった人に比べて、平均で16キロ近くも体重が重かった。これは、**Ａｄ－36にかかると、肥満した人はもっと太る可能性があることを示唆している。**

しかし、これらすべての相関関係も、依然として因果関係ではない。Ａｄ－36が、ヒトの肥満における本物の要因になっていることを証明するには、まだまだ多くの研究が必要だ。

法律で禁止しないと「太らせ因子」はなくならない

このリストは、いくらでも続けることができる。太らせ因子のリストはエンドレスだ。そしてもちろん、最も広く存在する毒のことを忘れるわけにはいかない。本書の邪悪な女王かつ邪悪な魔女である果糖は、私たちがいくらでもむさぼりたくなる毒を押しつける。

私たちを太らせようとするその魔手からは、どんな人でも逃げられない。こうしたEDCは、どこにでもある。飲み水にも、プラスチックにも、食料品店にも、息をしている大気のなかにさえも。レベッカは、バスジェルに入っていた太らせ因子の影響にさらされた可能性がある。実際、私たち人間が飲む水、吸う空気、不純物の混じった食品（トウモロコシ、大豆）と同じものを食べたり飲んだりする動物たちも太ってきているのだ（第3章参照）。あなたはもう、肥満は暴飲暴食と怠惰が原因だという説を振りかざそうとはしないだろう。

太らせ因子の仮説には、重要なポイントが2つある。まず、肥満しやすい傾向は、ヒト（と動物）にもともと備わっているという事実だ。太らせ因子の化学物質は、脂肪細胞を作るのが大好きで、脂肪細胞は中身を埋めてもらいたがっているのである。次に、太らせ因子は、脂肪細胞または視床下部の発達プログラミングを子宮内で変えるため、体重増加が始まる時点を、出生時という早期に設定しなおしてしまう。たとえ、太らせ因子に接することがなくなったとしても、ダメージは永遠に続くように見受けられる。そして、そうした物質は、以前に比べて、私たちの周囲にますます増えているのだ。

最後に、前に見た6カ月の肥満の赤ちゃんに戻ろう。豆乳の粉ミルクは、体重増加の一因として有名だ。大豆ベースの粉ミルクには、こうした太らせ因子が詰まっている。豆乳の粉ミルクのショ糖含有量は10・3％にも達する（コカ・コーラのショ糖含有量は10・5％）。「アイソミル」という名の粉ミルクのショ糖含有量は10・3％にも達する（コカ・コーラのショ糖含有量は10・5％）。これでは、まるで赤ちゃん用ミルクセーキだ！　さらに、豆乳ベースの粉ミルクにはゲニステインが含まれている。これらを、ビスフェノールAを含む哺乳瓶に入れたとしたら……。この6カ月の赤ちゃんは、加害者に見えるだろうか？　それとも被害者に見えるだろうか？

ＥＤＣに接触する機会を減らすには、どうすればいいだろう？　残念なことに、そのような環境曝露を減らすには、普通、政府による法律の制定と公衆衛生当局による介入が必要だ。だが、それをやり遂げる度胸のある政府機関があるだろうか？

第16章 ● 食品業界が「毒」を使いたがる理由

糖分を加えた分だけ、加工食品の売上は上がる

「肥満とは多くの原因からなる複雑な問題ですから、たった1つの簡単な解決策のようなものはありません。異性化糖をはじめ、ほかのどのような食品や素材にしても、それだけを肥満の大敵としてやり玉にあげるのは無責任ですし、科学的にも正しくありません。肥満を克服する唯一の持続可能な手段は、バランスのとれた生活を送り、多岐にわたる食品を過不足なくとり、日々の生活に多くの身体活動を取り入れるよう人々を促すことです」

――全米清涼飲料協会のプレスリリース（2004年3月25日）

まあ、それはそうだ。異性化糖とショ糖は、生化学的な面から言っても代謝の面から言っても、あらゆる意味で同等だと言っていい。だが、真実はそこまでだ。米国砂糖協会も米国トウモロコシ精製業協会も、原料が何であっても、糖分はすべて無害だとして、無理やり容疑者リストから外そうとしている。業界は世間の人に「どの食べ物でとろうがカロリーは同じ働きをする」と信じ込ませたいのだ。

彼らは、果糖、ひいてはあらゆる糖分は、ただの「エンプティ・カロリー」だと信じ込ませたいのである。もしそうであれば、糖質はほかの栄養素と変わらなくなるから、ほかの栄養素よりよいわけでも悪いわけでもなくなる。

彼らの見解では、デスクワークをする標準的な大人が摂取する1日2000キロカロリーのうち、「必須」カロリー、すなわち、細胞膜を作る脂質、筋肉と酵素を作るタンパク質、そして正常なエネルギー代謝や成長、修復のための炭水化物に使われるカロリーは、1800キロカロリーだ。

だとすると、残りのカロリー、つまり1日約200キロカロリーが、好きなように使える「任意カロリー」ということになる。[*1] さらに、運動すれば、任意カロリーはもっと増える。それをすべて糖分の摂取に使ってもかまわないだろう、というわけだ。実際、私たちはみんなそうしている。許容量をはるかに超えて。

図表16-1

子どもはみんな砂糖漬け

――アメリカの子どもたちが摂取する1日の添加糖分

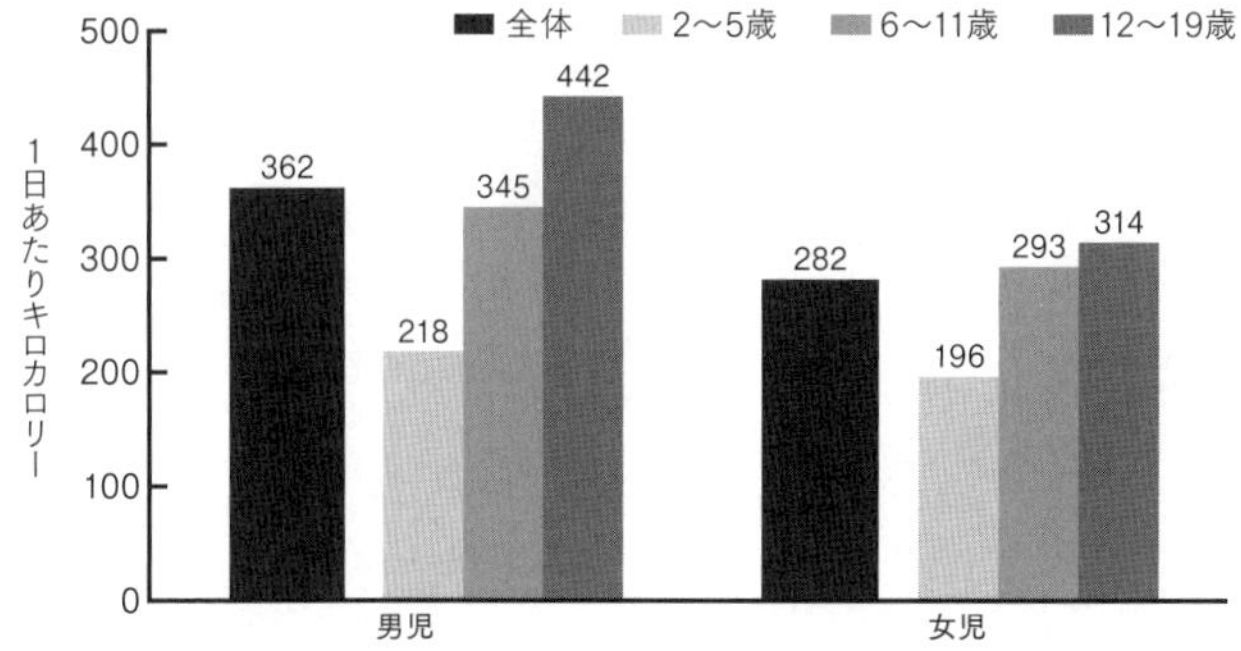

このグラフには、シリアル、デザート、炭酸飲料、ジュースをはじめ、すべての食品の糖分が含まれている。

総摂取カロリーに占める割合

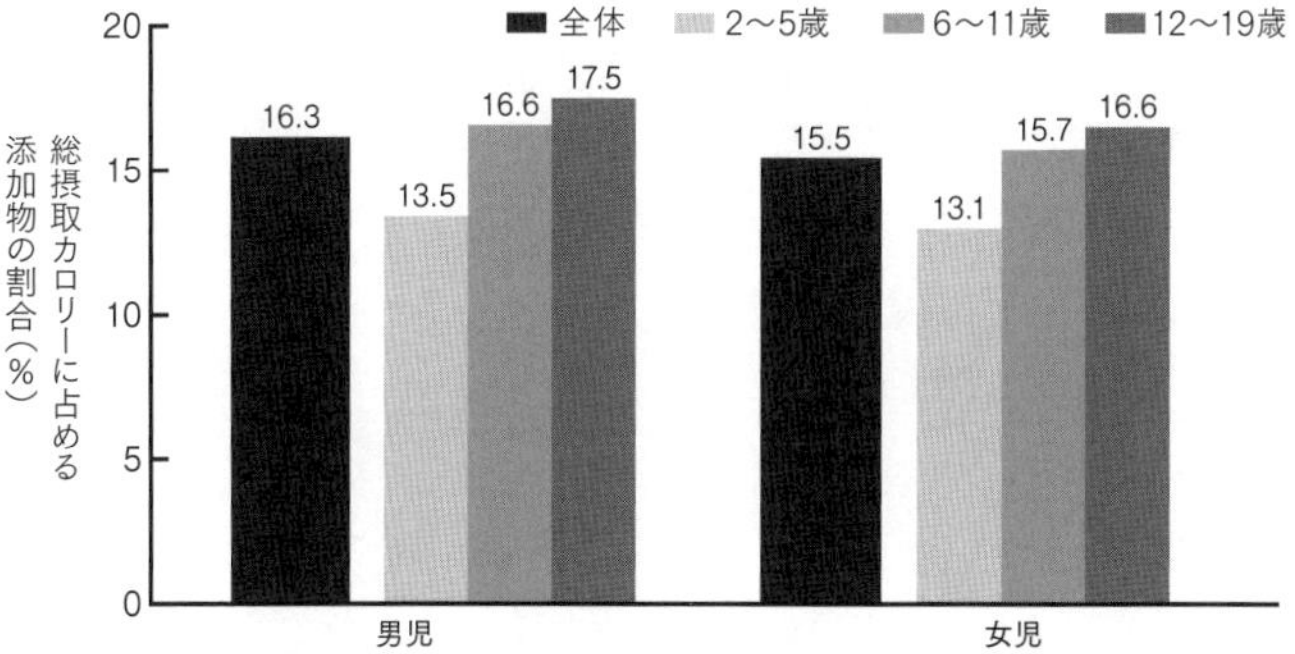

すべての年齢グループにおいて、米国心臓学会が推奨している10%という制限値を超える糖分が摂取されている。

図表16−1は、アメリカに住むさまざまな年齢層の子どもたちが1日に摂取する添加糖分のカロリーを示したものだ。15パーセンタイル（全体を100とした場合に小さい方から数えて15番目）にあたる子どもは、それまでの人生全体を通して、1日320〜350キロカロリーの糖分を摂取してきている。一方、90パーセンタイルにあたる子どもが摂取していた糖分は、1日600キロカロリーを超えている。そして驚くことに2〜3歳児のグループでさえ、平均して1日180キロカロリーの添加糖分を摂取しているのだ。

私たちの糖分摂取量は、任意カロリー（マイプレートで許されている自由裁量分のカロリー）のリミットを大幅に上回ってしまっている。それをはるかに超えているのだ。食品業界は、さらに多くの糖分を加工食品に注ぎこみ続けている。彼らを阻もうとするものは何もないからだ。それに彼らは、糖分を加えれば加えるほど、消費者はその商品を買う、ということも知っている（第5章と第11章参照）。糖分総摂取量の3分の1を占めるのは、ソフトドリンクだ。しかし、従来糖分を含んでいなかったほかの食品さえ、今では糖分で、はちきれそうになっている（ヨーグルトやケチャップなど）。

アメリカが異性化糖まみれになった5つの歴史

アメリカにおける砂糖の過剰供給は、２０００年のブッシュ対ゴアの大統領選などより、ずっと政治的なひずみと舞台裏の操作によって生み出されたものだ。アメリカ人はずっと前から「甘党」だったが、20世紀の半ば過ぎまで、砂糖の消費量は問題をきたすほど多いわけではなかった。北米はおしなべて砂糖の足りない地域で、増大する需要を満たすために、輸出よりも輸入を必要としていた。肥満問題を増大させ、現在の公衆衛生の崩壊を招いた過去50年間の出来事を古い順にリストアップすると、次のようになる。

歴史１●キューバ危機で砂糖供給が止まる

１９５９年にキューバ革命が起き、その後、フィデル・カストロ国家評議会議長が権力を握ったあと、アメリカの通常の砂糖供給が途絶えた。１９６１年のピッグス湾事件〔ケネディ大統領がカストロ政権転覆を狙って亡命キューバ人部隊にピッグス湾を侵攻させた事件〕のせいで、カストロ政権との交渉も取引も完全に決裂し、アメリカは糖分の渇望を癒してくれる新しい原料を探さなければならなくなった。

歴史２●日本から異性化糖が上陸する

異性化糖がアメリカに上陸したのは１９７０年代のことだった〔もともと日本の発明品だっ

図表16-2

異性化糖のおかげで砂糖の値段が安定

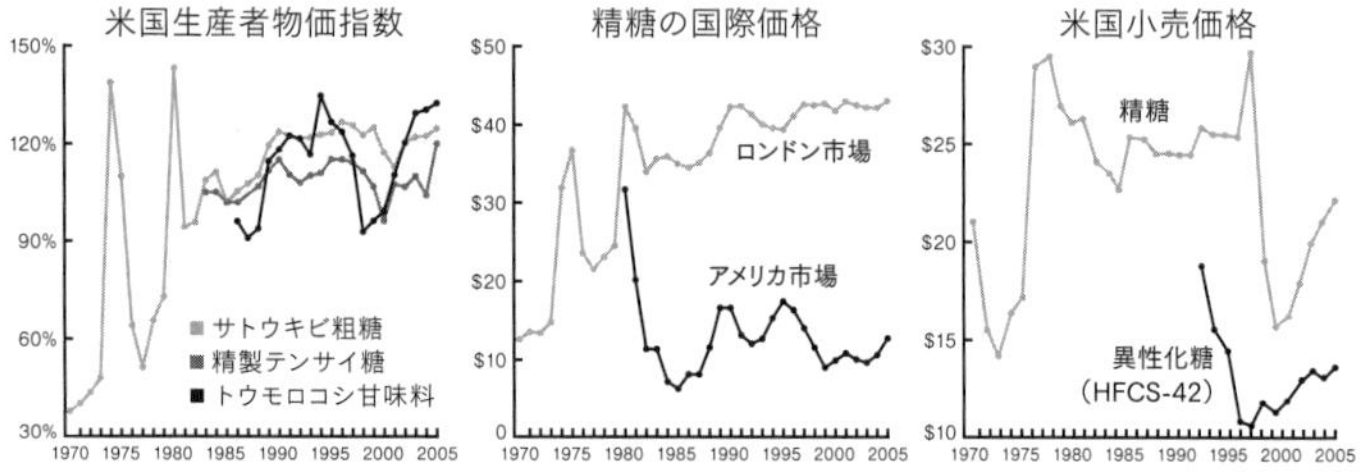

米国農務省のデータより

（左）1975年のコーンシロップ導入前およびその後の砂糖における米国生産者物価指数の変動。導入後、砂糖のPPIは100％前後で変動するようになり、価格安定をうかがわせる（中央）ロンドン市場と比較したアメリカ市場での砂糖の比較。1990年頃から価格が安定し、海外での使用が増大していることがわかる。（右）アメリカ国内における、異性化糖と精糖の価格の比較。異性化糖は非常に安かったため、あらゆる食品で使われるようになった。この状況は現在も続いている。

た」。当初、アメリカの食品業界はこの新製品に用心深く接していた。しかし、異性化糖が食生活に導入されたことにより、アメリカの砂糖の生産者物価指数が安定する。異性化糖のコストは、平均してショ糖の約半分ですんだ（図表16－2）。

歴史3●異性化糖に補助金が充てられる

食品価格の変動が政情不安をもたらすことを抜け目なく見抜いたリチャード・ニクソン大統領が、農務長官のアール・〝ラスティ〟・バッツに、政治的検討課題のリストに「食べ物が載らない」ように命令する。バッツに与えられた任務は、食べ物の値段を安くする手段を見つけること。異性化糖は、その目的にぴったりだった。

こうして異性化糖は、ファームビル〔1930年代の大恐慌時代に農家を救済するために開発された農業法案で、5年後ごとに見直される〕でトウモロコシ栽培の助成金を整備する誘因の1つになる。簡単に言えば、**たとえ作る値段のほうが売る値段より高くなっても、アメリカ政府はその穴埋めをする用意があった**ということだ。異性化糖は生産コストが安かったため、砂糖と異性化糖両方の価格を下げ、廉価かつ常に入手できる物質になった。

歴史4●「脂肪悪玉説」が広まる

マクガバン特別委員会の「勅令」（第10章参照）により、1970年代末、米国農務省は食事性脂肪の消費量を抑える方向に舵を切った。[*2] **低脂質食品の味をよくするには、どうすればいいか？　その答えは糖分を足すことだった。**異性化糖は入手できる糖分のなかで最も安く、おまけに国産でまかなえる。さまざまな加工食品を「低脂質・高糖質」バージョンに変えていくなかで、食品業界は利益が増大したことに気づく。

歴史5●砂糖価格が急騰する

とどめの一撃は、アメリカ史上2番目に甚大な被害をもたらしたハリケーンだった。2005年のカトリーナ台風のことは誰でも覚えているだろう。だが、1980年のアレン台風がやったのは、一挙にカリブ海全体のサトウキビを根絶やしにすることだった。砂糖の先物取引価格は1ポンドあたり0・55ドルに（当時の最高記録）、小売価格は1ポンドあたり1ドル以上に急騰した。コカ・コーラ社はそれまでショ糖を異性化糖に切り替えることに消極的だったが、粗糖不足に直面して、異性化糖を含む製品をスーパーの棚に置き始める。その後、食品産業界全体が、コカ・コーラ社に追随した。

1990年代末、異性化糖は、アメリカで最もよく使われる甘味料になった。現在では、アメリカで栽培されているトウモロコシの5％が異性化糖の原料になっている。[*3] 異性化糖はほかの形の果糖より体にダメージを与えるというわけではないが、例外なく食物繊維が欠落している。

それでも、異性化糖は安く、製造も簡単で、すぐに手に入るため、今では、ほぼすべての食品に使われるようになった。異性化糖の製造コストは砂糖の製造コストより低いにもかかわらず、異性化糖を使ったさまざまな食品の価格は、砂糖を使った食品より高いとは言わないまでも、同じレベルの価格を維持している（シリアルの価格で比較してみてほしい）。だから、食品業界にとっては、ウィン・ウィンの解決策だったのだ。

食品業界が糖分を使いたがる4つの理由

食品業界は、食品にショ糖や異性化糖を加えたり、食品から食物繊維を取り除いたりしていることについて、さまざまな理由をあげるだろう。もちろん、そのうちのいくらかは、工業的な面と経済的な面から見れば、納得できるものだ。だが、生物学的な面ではどうか？　私たちの健康面ではどうなのか？

理由1●おいしくない食品がおいしくなる

人間の舌は、甘味、塩味、酸味、苦味、うま味という5つの味覚を感知することができる。しかし糖分は、残り4つの味覚の欠点を補うことができるのだ。たとえば、塩味（『ナッツ&フルーツ、トレイル・ミックス』やハニーローストピーナッツなどの塩味を薄める）、酸味（熟していないトマトで作られたトマトソースの酸っぱさやレモネードの酸味をカバーする）、苦味（ミルクチョコレートの苦味を隠す）、そしてうま味（酢豚をもっとおいしくする）、といった具合だ。

糖分はアンバランスな味を隠して、あまりおいしくない食品でも、食べたくさせてしまう。端的に言うと、**糖分をふんだんに使えば、たいていのものは美味しくなる。**そして食品業界は、まさにそれを実践しているのだ。

理由2●そそられる焼き色がつく

食べ物の焼き色は、目も、味を感知する舌の味蕾《みらい》もそそる。バーベキューでリブを焼くときには、ソースをふんだんに塗る。そうすると、ちょうどよい焼き色になるからだ。どんな食べ物も糖分を加えればよく褐色化する。そして、褐色化は肉に、スモーキーで舌にピリッとくる風味を与える。第11章で見てきたように、食べ物の褐色化はメイラード反応だ。[*4] 料理と味には好都合だが、あなたの動脈にとっては、そそられる反応ではない。

理由3●ケーキが膨らみ、アイスがなめらかになる

もし砂糖を使わなかったら、焼き菓子はつまらないものになってしまう。「カロリー無し甘味料」の『スプレンダ』でケーキを作ってみたらいい。甘さは変わらないが、生地が膨らまないので、ペチャンコになる。パンも、ふっくら膨らませるには、エサになる砂糖をイーストに与えることが必要だ。また、砂糖がなかったら、ごく薄いウェイファー・クラッカーもパリパリにはならない。

砂糖は、グミの「ガミーベア」の例のように、食品に粘性（高密度）を与えるし、飴の

ように「ガラス」みたいな見かけと、バリバリ噛める触感も生み出す。さらには、食品が凍結する凝固点を下げ（これは、アイスクリームになめらかな均一性をもたせるのに必要）、沸点を上げる（キャラメルの粘り気を出すのに必要）。

理由4●保存料として使える

糖分は水分活性つまり微生物が利用できる自由水の割合を減らす。水分活性が高ければ高いほど、微生物が増えやすくなり、カビが生えやすくなる。カビが生えやすいということは、食品が腐りやすくなるということだ。

しかし、糖分（と塩分）は水分活性を減らすので、糖分が含まれた食品は腐りにくくなる。だから**食品業界は糖分を保存料として使う。**腐った臭いの清涼飲料水を飲んだことがあるだろうか？　気が抜けた炭酸飲料は飲んだことがあっても、腐った臭いがするものを飲んだことはないだろう。炭酸飲料水のビンのなかでは、何も育たないからだ。

食品に糖分を添加すると、保湿性、つまり水分を保持する能力も向上する。この特性は、とりわけ焼き菓子のようなご馳走が固くなってしまうのを防ぐのにとても重要だ。保湿性における糖分の効果を測る1つの方法は、パンが固くなるのを調べることだ。地元のパン屋さんで買う食パンが固くなるのに、どれだけかかるだろうか？　2日ぐらいだろう。

スーパーで買った食パンが固くなるのは？　2～3週間後だ。

これは消費者にとってもプラスだ。長持ちするから捨てる量も減る。食品業界もスーパー業界もハッピーだ。減価償却率が抑えられるので収益が上がる。私は地元のスーパーで食パンを調べてみた。そこで売られていた32種類の食パンのうち、31種類に異性化糖が使われていた。添加の理由は、褐色化させるためと保湿性である。それらに欠けていたのは？　食物繊維だ。

現在のところ、アメリカ人の食物繊維消費量の中間値は、1日あたり12グラムだ。これは意図的な数値である。食品業界が食べ物から繊維を取り除くのは、**繊維があると保存期間が短くなる**からだ。食物繊維が取り除かれたパンは、ファーマーズマーケットで買った焼きたてのパンよりずっと長持ちする。そして食品業界はこれを存分に利用する。減価償却率が低下するということは、コストが抑えられるということで、それは売上の増加を意味するからだ。

ファストフードの定義は何かご存じだろうか。それは、「食物繊維抜きの食品」である。なぜなら、食物繊維が含まれた食品を冷凍すると質感が変化してしまうからだ。繊維のない食品なら、冷凍してから世界中に輸送して、すぐに調理することができる。だが、**食物繊維を取り除くことは満腹感を取り除くことになり、炭水化物の負のインパクトを悪化さ**

せて、高インスリン血症、肥満、そしてメタボ症候群を引き起こすことになる。

食品業界が自衛に使う4つの反論

というわけで、糖分を加えて食物繊維を取り除く理由はたくさんある。見た目がよくなる。味がよくなる。財布にやさしい。業界にもいい。だが、健康には悪い。市販のクッキーについて考えてみよう。この製品は、30%が小麦、30%が油脂、30%が糖分、そして約6%がタンパク質だ。いわば、脂質と炭水化物を1つの食品に詰め込んだ究極の例だ。

そして、甘さは脂肪と合わさると顕著性（魅力）が増す（ただ甘いだけの「ピクシー・スティックス」〔ストロー状の入れ物に入っている甘酸っぱい粉〕と「シナボン」〔フロストシュガーをかけた大きなシナモンロール〕のうち、どちらを食べたいと思う？）。クッキー1個なら、ちょっとした楽しみになる。だが、おそらく1個ではすまないだろう。糖分には依存性があり、糖分に脂肪が加わると、よけいやめられなくなるからだ。私たちのカロリー過剰摂取（糖分の添加が招く過剰摂取）がそれを証明している。

食品業界は、大騒ぎする理由がわからないとうそぶく。砂糖は1000年以上も前からあるではないか。糖分はエネルギーの元ではないか。糖分は私たちの食生活の「自然」な一部ではないか、と言う。もちろん、そうだ。だが、私たちの健康について言えば、不適切な論理だ。

これから紹介するのは、食品業界や彼らの「大使」が、糖分を食品や飲料に添加することは、アップルパイ（過剰な異性化糖入り）と同じくらいアメリカ的なことなのだと人々を説得する際に使う方便だ。

反論1 ● 果糖は血糖値を上げない

食品業界は、果糖は血糖値を上げない、と言って反論する。それは間違ってはいない。果糖のグリセミック指数はとても低いからだ（第11章と第17章参照）。グリセミック指数は食べ物がどれだけインスリン抵抗性を引き起こすかを示す値で、食べ物が体重を増加させる可能性を数値で表したものだ。

だが思い出してほしいのは、果糖は、自然界に単独で存在することはない、という事実だ。**果糖はいつもブドウ糖と組み合わさって存在している**（ショ糖は果糖とブドウ糖が組み合わさったもの、異性化糖は人工的に作られたものだが、同じく果糖とブドウ糖の組み合わせだ）。そしてブドウ糖は、かなり大々的にインスリン抵抗性を引き起こすのだ。*5

そのため、ブドウ糖が代謝されるとインスリンの量が跳ね上がる一方で、果糖が脂肪肝と肝臓のインスリン抵抗性を引き起こす。炭水化物と脂質のコンビネーションは、人にメタボ症候群を抱えさせるにはぴったりの手段なのだ。

反論2●糖尿病患者にとって望ましい

食品業界は、結晶果糖（人工的に作り出した果糖だけの糖分）を甘味料として米国食品医薬品局に認可させたがっている。彼らが主張する科学的根拠は、ブドウ糖を果糖で（同じカロリー分）置き換えると、ヘモグロビンA1c（糖尿病患者で血糖コントロールができているかどうかを調べるために検査する物質）が上昇しないことを示す複数の「比較対照」試験があることだ。つまり食品業界は、果糖は糖尿病患者にとって望ましい甘味料だというお墨付きを得たいのである。*6

ヘモグロビンA1cが上昇しない理由の1つはおそらく、結晶果糖は小腸で不完全にしか吸収されないため、ブドウ糖とヘモグロビンA1cに与える影響が最小限のものになるからだろう。とはいえ、もしあなたの身体が結晶果糖を吸収しないのだとしたら、残留果糖による胃腸消化管症状が腸をめちゃくちゃにして、痛みと膨満感と下痢を引き起こすことになる。*7

「オレストラ」〔1968年にP&G社が開発した人工代替油脂〕がアメリカに革命を起こすはず

だったことを覚えているだろうか？　これは、人工の代替油脂だから、食品に脂質もカロリーもコレステロールも加えることはない、として宣伝された。そのこと自体は本当だったが、オレストラは副作用のせいで、急速に市場のシェアを失う羽目に陥った。健康被害を警告するラベルに記載されていたことが、まさに起こったからである。「この製品にはオレストラが含まれています。オレストラは腹部けいれんと軟便をもたらすことがあります。オレストラはある種のビタミンや栄養素の吸収を妨げることがあります」。オレストラは、ほどなくして「便失禁」の代名詞になり、市場から消えていった。結晶果糖も同じ運命をたどることになるかもしれない。

　さらには、果糖が糖尿病患者のヘモグロビンA1cの血中濃度を上げないからといって、ダメージを与えないわけではない。日本の研究者たちは、果糖がヒトの体内でタンパク質と結合することを示している。[*8] さらにそのことは、果糖が細胞内部のタンパク質にダメージを与える可能性があることを否定しない。ショ糖およびデンプンのいずれかを自由に摂取させた動物実験では、ショ糖を摂取したほうのマウスは肝臓細胞に著しい炎症を起こして、肝硬変に陥った。[*9] 同様に、ヒトにおける諸研究でも、ショ糖の消費は肝臓に起きた炎症の程度と相関することが証明されている。

　食品業界は、ブドウ糖を果糖で置換した比較試験で、体重増加が起きなかったものがあると主張する[*10]（だが結局のところ、摂取したカロリーが同じならば、そうなって当然だ）。また彼らは、肝臓による脂肪への変換率が非常に低い（5％未満）ことを示した有名な1999年の研究[*11]を好んで引用する。もしこれを信じるのなら、好きなだけ炭酸飲料を飲みまくっても構わないことになる！

だがそうはいかない。それが当てはまるのは、あなたがやせていて、絶食しているとき（したがって、ブドウ糖が枯渇しているとき）に、果糖だけを与えられた場合（果糖の吸収は悪い）に限っての話だ。もしあなたが太っていて、インスリン抵抗性があり、食事をちゃんととっていて、果糖とブドウ糖を一緒にとっているなら（そうした人は、人口のかなりの割合を占めるだろう）、果糖は約25％というもっと高い率で脂肪に変換される。

言いかえれば、果糖の毒性は文脈による、ということだ。もしあなたがエリートのアスリートで、ブドウ糖が枯渇していたとしたら、ほぼ気の向くままになんでも食べたり飲んだりしてかまわないだろう。だが、もしそういった人ではなかったとしたら、現在の糖分の過剰供給は、あなたにとって得とは言えない。

反論3●栄養成分表示ラベルで表示している

食品中の糖分と食物繊維に関する情報は、誰でもはっきり読めるように、栄養成分表示ラベルに記載してあるではないか、と食品業界は反論する。その情報に基づいて、みずからの意思で、とるかとらないか決断を下すことができるはずだと。

しかし、そうとも限らないのだ。栄養成分表示ラベルでは、炭水化物の項目に「総糖質量」が記載されている。つまりこれには、単糖類（ブドウ糖、果糖、ガラクトース）や、すべての二糖類も含まれているのだ。二糖類には、ブドウ糖が2つ結合した麦芽糖（ビールに含まれている）や、ブドウ糖とガラクトースが結合した乳糖（乳製品に含まれている）、そしてブドウ糖と果糖が結合したショ糖（砂糖もこれ。どこにでも顔を出す糖分！）などの種類がある。たとえば、コップ1杯の低脂肪乳には、乳糖由来の糖分が12グラム含まれている。ガラクトースは問題ない。ブドウ糖に代謝されるので、重大な健康被害は起きないからだ。ただし、ガラクトース血症を抱えている場合は、さまざまな感染症を併発して、生後2カ月までに命を落とす可能性が高い。

さらに、多くの食品に含まれている果糖も普通問題は起こさない。その分量は通常さほど多くないし、食品にたいてい含まれている何らかの食物繊維が悪影響を抑えてくれるからだ。しかし、「100％天然」のジュースには糖分は加えられていないとしても、食物繊維が取り除かれてしまっているため（第12章参照）、添加甘味料を加えた飲み物と変わらなくなってしまう。ジュースには、清涼飲料よりもっと多くの果糖とカロリーが含まれているのだ。

では、缶詰のフルーツはどうだろうか？　フルーツ自体は問題ない。だが、缶詰には水を加えるわけにはいかない。なぜなら、フルーツの糖分が水に染み出してしまうからだ。そこで、高濃度の糖のシロップを加えることが必要になる。そうやって、フルーツの甘さを保持し、果肉を柔らかく保ち、腐敗を防ぐのだ。

栄養成分表示ラベルによって消費者に本来教えられるべきなのは、「加えられた糖分」だ。これは必ずショ糖（砂糖）か異性化糖で、食品業界によって、食品のおいしさと保存期間を延ばすために意図的に加えられている。それと同時に表示すべきなのは、**どれほどの量の食物繊維が食品に含まれていて、どれほどの量が取り除かれてしまっているか、ということ**だ。

だが、消費者がこうした情報を手にすることはできない。1990年に発効した栄養表示教育法（NLEA）は、食品に含まれる糖分をまとめて「総糖質量」として表示することを認めている。[*12] 内容の区別もなければ、「添加甘味料」の項目もない。

米国食品医薬品局は、天然と人工の糖分を体が区別しているという科学的根拠はないと主張した。「添加甘味料」の記載をラベルに加えることは、もともと含まれている天然の糖分量が多い食品の糖分量を過小評価してしまうことになるだろう。とはいえ、糖分の悪影響を緩和する要素は食物繊維であって、糖分の種類ではない。最後に、米国食品医薬品局は、そのようなルールを強制する手段はまったくないし、食品業界にもそれに従う誘因がまったくないと信じ込んでいる。

しかし、消費者がこうしたことを知らされない本当の理由は、食品業界に雇われたロビイストが圧力をかけているからだ。１９８９年に米国食品医薬品局に対して業界が行った主張は、「ラベルに添加甘味料を明記したら、ライバルにすべてのレシピを真似されてしまう。これは機密情報だから、それを明かすようなことはできない」というものだった。そして、米国食品医薬品局は、この言い訳を受け入れてしまったのだ。

あなたもそうするだろうか？　とはいえあなたは、たとえこの言い訳を信じなくても、彼らの製品は買ってしまうだろう〔２０１６年5月20日、米国食品医薬品局は、ついに農務省の栄養成分表示ラベルを変更することを発表し、添加された糖分量が明記されることになり、食品企業は２０１８年7月26日までに新しいラベルを使用することが義務付けられた。ただし年間売上１０００万ドル以下の食品企業にはさらに1年の猶予が与えられている〕。

あなたはまた、ラベルには、各栄養素の１日推奨摂取量（ＤＲＩ）が記載されていることに気がつくことだろう。だが、糖分については、天然のものだろうが添加されたものだろうが、１日推奨摂取量どころか食事摂取基準さえ記載されていない〔これも、２０１８年の新しい栄養成分表示ラベルでは改善されることになる」。

私は最近、ミシェル・オバマ元大統領夫人のお抱えシェフで、オバマ夫人からホワイトハウス小児期肥満問題解決プロジェクトチーム（White House Task Force on Childhood Obesity）の責任者に任命されたサム・キャスとパネルで同席することがあった。そのとき私は、彼に直接聞いてみた。「砂糖にはどうしてＤＲＩがないんですか？」と。その答えは意外だった。「栄養素でもないものに、なんでＤＲＩが必要なんです？」

なんと！　糖分は栄養素じゃないと？　これは米国農務省には初耳だろう。私は、ある程度まではキャス氏と同意見だ。糖分は、それを必要とする生化学反応がまったくないという点で、確かに必須栄養素ではない。糖分は異物で、私たちの体も確かにそれを必要としていない。第11章で詳しく説明したように、糖分はたとえ過去に栄養源だったことがあったとしても、今ではそれを上回る毒なのだ。

反論４●「需要と供給」の法則に従っただけだ

マーケティングには２つ哲学があるが、食品業界はその両方ともみごとにマスターしている。

マーケティングの哲学その1．世間が欲しがっているものを提供しろ。食品業界は「アメリカ経済の「ニッチ」を埋めることによって、ニーズに応えているだけだ」と見られたがっている。自分たちは「受動的」に行動しているだけだと思われたいのだ。アメリカにおける1人前の分量は、20年前に比べてずっと多くなっている。消費者が大きなサイズを買うのは、そのほうが得だと感じるからだ。

買えば買うほど、食べる量も増える。そしてみんなが勝ち組になる。いや、みんなではない。食品業界はより多く売ることによって勝ち組になる。中間業者もマージンを手に入れることによって勝ち組になる。政府も売上税を徴収することによって勝ち組に入る。でも、あなたは負け組だ。

マーケティングの哲学その2．作りさえすれば、向こうから買いにやってくる。これは本当のことだ。まったくゼロから市場を築き上げればいい。つまり「先回り」すればいいということだ。しかし、私が自分の子どもたちによく言うように、「宣伝広告が必要な製品とは、私たちが欲しいとも思っていないし、買う必要もない製品のこと」である。食品業界（製造業者、小売業者、飲食物提供者）は、マーケティングに費やすコストの面から言えば、自動車産業に次いで大きな業界だ。好むと好まざるとにかかわらず、私たちのチョイスは、マスコミによって欲しくなるように仕向けられたものになる。

特に子どもたちはそうだ。フルーツや野菜をもっと食べなければならないことを「知っている」としても、あなたや子どもたちにそのように伝えるコマーシャルは、どれだけあるだろう？　食品の広告に費やされる額のうち、フルーツ、野菜、穀物セクターが占める割合は5％にも満たない。政府も農務省も、食品業界が費やすほぼ無限の資金にはまったく太刀打ちできない。1997年、米国農務省は健康的な食生活のキャンペーンに3億ドルを費やしたが、そのときジャンクフードの宣伝に使われた額は110億ドルもあり、そのうちの42億ドルは子ども向けだった。*13

アメリカの学校で食品業界が大量の宣伝をしている理由

糖分を売りまくっているという印象を薄めるために、ファストフード企業や飲料会社が、スポーツチームのスポンサーになったり、スポーツ行事やチャリティー・ウォークといった身体活動に関するイベントの開催者になったりするのは、アップルパイと同じぐらいアメリカ的な現象だ。

だが、国中の学校にユニフォームやスコアボードなどを提供するというのは、まったく別のマーケティング戦略である。経済的支援を受ける見返りに学校は飲料会社と独占マーケティング契約を結び、製品供与、スコアボードや電光掲示板、衣類、学校用品などを通して校内で宣伝を行うことを許可するのだ。清涼飲料が売れれば売れるほど、学校にも資金が入り、会社も儲かるというわけである。2000年に行われた調査では、カリフォルニア州の高校の72%が、ファストフードと飲料会社に校内での宣伝広告を許可しており、禁止していたのはほんの13%にすぎなかった。

このアメリカの状況が嘆かわしいものだとすれば、ラテンアメリカはもっと深刻だ。メキシコのソフトドリンクの消費は7年間で2倍になった。メキシコ人の大人の75%までが現在体重過多に陥っているなか、コカ・コーラ社は、ほかの飲料企業の献金合計を上回る額の身体活動プログラムを単独で後援している。*14

「自然由来」だろうがショ糖は体に悪い

「長い物には巻かれろ」という格言に問題があることは、食品業界も認識している。そこで新たに登場したのが、「機能性食品」市場だ。ペプシコの会長、インドラ・ヌーイは『ニューヨーカー』誌(2011年5月16日)で、雄弁にこう語った。「販売量を減らすことが重要なのではありません。正しい物を売ることが重要なのです」。肥満の世界的流行に応えて、ペプシコは現在、3つの製品ラインをそなえている。それらは、「楽しくなれる」製品ライン（ポテトチップスや炭酸飲料など）、「もっと体にいい」製品ライン（ジュースやビーフジャーキーなど）、そして「健康に役立つ」製品ライン（全粒製品、フルーツ、野菜、低脂肪乳製品、ナッツなど）だ。

アメリカ人は自分たちの体重が増えてきていること、そしてもっと健康的な食事をしなければならないことを自覚している。そこで食品業界は、「ナチュラル」とか「全粒」という文字がラベルに記載された加工製品を提供することによって、消費者の罪悪感を薄める手伝いをしているのだ。あなたは、おそらく余分な料金を支払って、そういった製品を購入し、それらを食べて気分を軽くしていることだろう。

だが、こうしたキャッチフレーズには意味のある定義はなく、その使用に関する規制もほぼゼロに近い。私たちは今「先祖返り」モードにいる。ペプシコをはじめとする多くの清涼飲料企業が、ショ糖（砂糖）は異性化糖より「ナチュラル」であり、もっと体によい、という神話を信じ込み、添加甘味料として異性化糖をやめてショ糖を使うようになっているのだ。

ソービー・ドリンクス社の飲料は、1日のビタミンC必要摂取量の100％がまかなえるというものだが、基本的には風味付けされた砂糖水だ。罪悪感を抱かないからと言って、あなたの体が悪影響を感じ取っていないとはかぎらない。約束しよう。もし魔法を使ったみたいに、世界中の異性化糖でできたチョコレートバーがショ糖でできたチョコレートバーに変わったとしても、それがジャンクフードであることには変わりなく、あなたの体はちっとも違いを感じないと。ただし、値段が吊り上げられ、あなたはその高値にしり込みして、食べなくなるかもしれないが。

投資家たちはペプシコを慎重に見守っている。同社が「健康に役立つ」製品ラインを押し進めるにつれ、「楽しくなれる」製品ラインのマーケティング費用を3億4900万ドルにまで減らしたのだ。その過程で、ペプシコーラは、ソフトドリンクの販売において、コークとダイエットコークの次の3番手に落ちた。本質的に「ジャンクフード企業」である同社がカムバックを果たせるかどうかは見てみないとわからない。もしできなければ、他社が同じリスクを背負うことはないだろう。

食品業界のビジネスモデルはタバコ業界と同じ

本書から学ぶことがあるとすれば、食べ物は健康の元であるということだ。だが、たとえあなたが表面的に自分の健康に関して実権を握っていたとしても、自分の食べ物の実権は握っていないはずだ。

実のところ、あなたが食べる物の実権を握っている者たちは、全力をあげて、儲けようとしている。2010年、食品企業は1兆ドルに近い売上を計上した。それによってあなたの健康が損なわれたとしても、それはあなたの問題だ。だが、それはあなただけの問題ではない。みんなの問題なのだ。

タバコ業界は、その無分別なビジネスモデルによって批判された。最良の顧客に毒を盛るようなことは成長戦略とは言えない。だがもし人々を初期段階で病みつきにさせることができれば、絶え間ないユーザーの供給は保証できるから、少しばかりユーザーを失っても問題はない。食品業界は、このビジネスモデルで優位に立っている。食品市場を窮地に追い込めば、人々には行き場がなくなる。食品業界が、経済停滞と肥満の大流行という2つのネガティブなトレンドのなかで、順調に荒稼ぎしているのも不思議ではない。

第V部

「果糖中毒」から更生する最強プログラム

第17章●「果糖中毒」更正プログラム1

毒を締め出す316の食品リスト

「環境」を変えればやせる。でも、どうやって？

ジョンは正常体重で生まれたが、食欲がすさまじく、1歳になるまでにとてつもなく太り、15歳のころには、体重が150キロを超えていた。両親は彼を「シエラ山脈アカデミー」（別名「ファットスクール」）（児童肥満を治療するための寄宿学校で、その後「ウェルスプリング・アカデミー」と改称されたが、あまりにも学費が高額だったために閉鎖された）に1年間入れた。その結果、ダイエットを通じて、ジョンは45キロの減量に成功した。だが、家に戻って3カ月経つと、また64キロも体重が戻ってしまった。私のいるクリニックを訪れたのは、そのときである。遺伝子検査をしたところ、視床下部で満腹シグナルを仲介するタンパク質の遺伝コードに突然変異が2つ見つかった。つまり、彼の空腹感、食欲、肥満は、すべて遺伝子の欠陥がもたらしたものだったのだ。しかし、そんな彼でさえ、環境をコントロールすれば、減量できたのである。

この逸話が示すように、行動をコントロールしようとしても、うまくいかない。なぜなら、行動とは単なる体の生化学反応の結果だからだ。行動のコントロールが長続きしない理由は、脳がレプチンシグナルを受け取ることができないと（第4～6章参照）、飢えているとみなして、体重を増やす行動を体にとらせるからだ。しかし、ジョンのように遺伝的欠陥を持つ患者でさえ、コントロールされた環境に身を置き、食べ物の入手が制限されれば、体重を減らすことができる（ただし、脳腫瘍を抱える子どもたちのような稀な例外もある）。

問題は、高糖分・低食物繊維の食べ物がこれほど簡単に手に入る世の中で、どうやって体重管理に役立つように環境を適切にコントロールするか、だ。親は自宅でこれを行うことができる。親には家庭を子どもたちにとって安全な場所にする義務がある（第18章参照）。幼い子どもたちにとっての安全な家とは、チャイルドロックがあるというだけではなく、健康的な食の環境が整っている家だということを、私たちは心すべきだ。

だが、ひとたび子どもが思春期、つまりインスリン抵抗性が盛んになり、独立心が芽生え、小遣いを手にし、友達からのプレッシャーが高まる時期を迎えると、もはや打つ手はない。ほぼすべての肥満対策介入手段が最も効果を発揮するのは、幼い子どもたちのあいだである理由もそこにある。

私たちの環境には毒性があり、インスリン生成を促進し、太らせ因子をもたらす[*1]（第10章〜15章参照）。大部分の肥満した人々にとって、このプロセスを逆行させるには、インスリンの量を下げることが目標になる。そうするには、まず、食べる物を見直さなければならない。そしてそれには、自分と食べ物との接点、すなわち、スーパーや食料品店、レストランなどとのかかわり方を変えることが必要だ。

世間は低脂質対低炭水化物の論争に夢中になり、完全に混乱に陥っている。この2つは、進化的な観点からも、スーパーでの配置の面でも、これ以上ないほど正反対の立場にある。

スーパーでは、肉と野菜の通路は、それぞれ離れたところにあるのが普通だ。これらの食事療法の支持者は、互いに激しく反目し合っている。今日、ダイエット法というこの競技場には、ほかのどの健康分野よりも多くの専門家がいる。科学者たちは、まるで相手を倒すことが自分の大義を押し上げるかのように、ライバルを「ヤジ」る。こうした喧嘩には、医学学会まで肩入れしている。彼らが吐く毒は有害な雰囲気を生み出してしまった。この「食べ物論争」からの悪影響は問題を混乱させ、栄養学全体をおとしめてしまったのである。

過去に大流行した8つのダイエットを検証する

体重を減らそうとする人々の大部分は、食物環境をコントロールしようとして「ダイエット」する。だが、それはどういうことなのだろうか？　なぜそうしたダイエット法は、ある人には効くのに、ほかの人には効かないのだろう？　あなたにとって最も合理的なダイエット法は何だろうか？　そうしたものは宣伝どおりの効果があるだろうか？

世の中で流行っているダイエットの数は風邪薬の種類より多い。さらに、あるダイエット法が効かなかったときには、指示をきちんと守らなかったあなたのせいだ、ということにされる。だが、**指示を守るということは、行動を変えるということだ。環境を変えない限り、持続する行動変化は望めない。**

行動と環境とを切り離すために、まずは、よい食生活を作り出すものは何か、という基本的なことについて考えることからはじめよう。その例として、「失敗した」ダイエット法を調べ、その原因を突き止めることにしたい。

ダイエット検証1●低脂質ダイエット——糖質に満ちている

第10章で見てきたように、低脂質ダイエットは、そもそも私たちをこの窮地に追い込んだ原因だ。このダイエット法は元来、心臓病を予防するための食事法として考えられたもので、肥満解決のための食事法ではなかった。食事性脂肪と心臓病の結びつきは、家族性高コレステロール血症（FH）という遺伝疾患に関する発見に基づくもので、この病気を抱える人は全人口の1％に満たない。[*2]

1980年代に低脂質ダイエットは、心臓病の予防に加えて肥満もコントロールできる食事法として、アメリカの健康に関するあらゆる学会のお墨付きを得ることになった（米国心臓協会〔AHA〕、米国糖尿病協会と米国栄養士会〔両方とも略称はADA〕、国立心臓・肺・血液研究所、などなど）。彼らが一様に唱えたのは、脂質の摂取量を減らせば総摂取カロリー量が減るから減量できる、というものだった。なぜなら「どの食べ物でとろうがカロリーは同じ働きをする」から。もちろん、そんなことがあるはずはないのだが。

では、残りの人々、つまり人口の99％はどうなったのだろう？　低脂質ダイエットは、そうした人にも効き目があったのだろうか？　結論から言えば、「ウォール街を占拠せよ」運動と同じように、残りの99％の人々は一杯食わされてしまったのだった。

通常の実施方法では効果がなかっただけでなく、次の3つの理由により、かえって悪影響をこうむった可能性が高い。まず、低脂質ダイエット食品の味は、まるで段ボールを食べているようにまずい。なぜなら、風味は脂質にあるからだ。その埋め合わせをするために炭水化物の量を増やす。するとインスリンが増え、体重も増える（第4章参照）。

第2に、第10章で見てきたように、LDL（低比重リポタンパク）〔いわゆる悪玉コレステロール〕には、2つの種類がある。血中を巡っているLDLの約80％を占める大型低密度（タイプA）LDLは、飽和脂肪酸により増大する。けれども、**大型低密度LDLの影響は中立的で、それ自身に心臓病を引き起こすリスクはほとんどない。**反対に、残りの20％を占める**小型高密度（タイプB）LDLは、食事性炭水化物によって増える。**[*3] **心臓病の原因となるのは、タイプBのLDL**だ。[*4]

第3に、もし食事性脂肪が単なるエネルギー源でしかないとしたら、それなくしては生きられない必須脂肪酸というカテゴリーは存在しなくなる。**私たちは、神経系、免疫系、細胞膜を維持するため、そしてある種のホルモンを作り出すために、特定の食事性脂肪をとることが必要**なのだ。だからあなたには、食事を通してよい脂肪を食べるか、または肝臓で悪い脂肪を作るか、という選択肢がある。それなら、よい脂肪を食べるほうがよくないだろうか？

低脂質ダイエットがみじめな失敗を喫した理由は、第10章から第12章にわたって科学的に説明した。悪いのは脂質ではないし、炭水化物でもない。**代謝の問題を引き起こすのは、脂質と炭水化物の組み合わせ**なのだ。糖分は、まさにこの組み合わせを提供する。そして低脂質ダイエットは糖分に満ちている。

加工された低脂肪ダイエット食品に食物繊維が欠けていると、脂質と炭水化物の両方が肝臓に急速に押し寄せるため、あなたの気の毒な肝臓はさらなるストレスにさらされてしまう。まさに失敗の見本のようなものだ。

これから見ていくように、あらゆる成功しているダイエット法には3つの共通項がある。**低糖、高食物繊維（すなわち高微量栄養素）、そして脂質と炭水化物を、それらを相殺できる量の食物繊維といっしょに食べること**だ。それ以外はすべて、単なる見かけの違いにすぎない。

ダイエット検証2●アトキンス・ダイエット——続けるのは至難のわざ

低炭水化物ダイエットを支持する人は非常に多い。その大きな理由は、実際に減量効果があり、代謝状態も改善するからだ。[*5] 低炭水化物ダイエットのなかでも最も有名なのは、「ブラートヴルスト・ソーセージを食べて、パンを手放そう」というアトキンス・ダイエットだろう。事実、やや過激なところがあるとはいえ、アトキンス・ダイエットはメタボ症候群の併存症の治療手段になっている。

問題は、アトキンス・ダイエットの効果は、低炭水化物からきているのか、それとも低糖からきているのかわからないことだ。まだこの疑問には答えが出ていない。

アトキンス・ダイエットをフルタイムの養生法として使うには、4つの問題がある。まず、脂肪はすべて同じ働きをするとは限らない（第10章参照）。脂肪の質は重要で、悪い脂肪をがつがつ食べたりしたら、悪影響が出かねない。

第2に、アトキンス・ダイエットは、野菜を食べなさい、とりわけ緑黄色野菜をとりなさい、と指示するが、何の気なしにアトキンス・ダイエットを取り入れようとする人は、その点に注意を払わず野菜を食べない。実は野菜を抜くことこそ、このダイエットをする人のお気に入りの点なのだ。だが野菜には、食物繊維と微量栄養素の両方が含まれている（第12章参照）。

ある動物実験では、減量効果にもかかわらず、アトキンス・ダイエットは、アテローム性動脈硬化症のほかのリスク要因を増加させる可能性があることが示された。[*6] さらに、このダイエットはチアミン、葉酸、ビタミンC、鉄、マグネシウムといった微量栄養素の不足を招きかねない。これらはすべて食物繊維とともに摂取できたはずのものだ。[*7]

アトキンス・ダイエットでは牛乳も飲まない。なぜなら、乳糖は炭水化物だからだ。こうして、骨の健康に必要なビタミンDが失われる。さらに、高タンパク質は、尿中へのカルシウム排泄量を増加させるため、骨のリスクがさらに高まる。

第3に、多くの人は体重の減少幅が大きいことにより、アトキンス・ダイエットには効果があるとみなしている。しかしながら、初期の体重減少の大部分は、水分子に囲まれている肝臓と筋肉のグリコーゲンが減ることからきている。だが、これは諸刃《もろは》の剣だ。というのも、新たなグリコーゲンは、アトキンス・ダイエットをほんの少し守らなかっただけでも形成され、それに水分子がくっつくからだ。

第4に、アトキンス・ダイエットの指示を守るのは、簡単ではない。*8 学校に通っている子どもたちにこのダイエットを守らせるのは至難のわざだ。自分に問うべき質問は、本当にここまで極端にやりたいのか、ということだ。もっといい方法があるのでは?

ダイエット検証3●ベジタリアン・ダイエット——加工食品だと意味がない

その反対のダイエット法はどうだろう? 第12章冒頭のスジャータの例で見てきたように、ヴィーガンやベジタリアン食を実践しても、肥満やメタボ症候群の予防策にはならない。動物性食品を抜いた加工食品は、それを含んでいるものと同じぐらいの悪影響をもたらす可能性がある。どんな食品でも、食物繊維を抜いて、油脂、炭水化物、糖分を加えれば、西洋風の食品と同じぐらい簡単に加工食品にすることができる。

というわけで、このダイエットの恩恵が得られるかどうかは、やり方次第だ。ベジタリアンまたはヴィーガン・ダイエットを、大昔の採集民がやっていたように実践すれば（つまり、地面から生えてきた状態のものを食べれば）、うまくやることができるだろう。とはいえ、カルシウムとビタミンDを補うことは必要になるかもしれない。

その一方で、もしスーパーの棚に置かれた「加工」ベジタリアン食品（味をよくするために油脂と糖分が添加され、保存期間を延ばすために食物繊維が除かれているもの）[*9]によって、このダイエットをしようと思っているなら、あなたもスジャータの母親と同じように、不信感にさいなまれるグループの一員になることだろう。

ダイエット検証4●伝統的な和食——少量の魚、大量の野菜が鍵

伝統的な和食は、精製された白米（炭水化物豊富）、少量の魚、いくらかの発酵した大豆、大量の野菜からなる。この食事は、肥満と慢性メタボ症候群の予防に効果がある（ただし、**異性化糖に満ちた現代の日本の食事は、アメリカの食事と同じぐらい悪い**と言わねばならない。メタボ症候群を抱える日本人の数は記録的なものになり、国立成育医療研究センターでは子どもの肥満治療手術を行っている）。

炭水化物が多いにもかかわらず伝統的な和食が効果的な理由は、次の4つだ。まず、インスリン抵抗性を増大させる糖分がほとんど含まれていないこと。第2に、白米に含まれるブドウ糖によるインスリンの増加が、野菜に含まれる食物繊維によって部分的に抑えられていること。第3に、魚はオメガ3脂肪酸を豊富に含んでいること。第4に、微量栄養素と抗酸化物質が豊富に含まれていること。これは素晴らしい組み合わせだ。

食物繊維を炭水化物の解毒剤として使うことは（第12章参照）、**成功しているダイエット法の多くの秘訣**である。

ダイエット検証5●地中海ダイエット——ピザもパスタも含まれない！

イタリアの小さな町ピオッピは、地中海ダイエットのふるさとだ。アンセル・キーズの「7カ国研究」（イタリアは7カ国の1つだった）により、この町の食事法は心臓病による死亡率の低さと関連付けられた。地中海ダイエットがアメリカで流行った理由は、この町に住む人々は、病気になる率が低いだけでなく、長寿も満喫していたからだった。

残念なことに、かつて農民の食事をとっていたピオッピの人々も、またその周囲の地域の住民も、もはやそうした食事をとる余裕がなくなってしまった。加工食品が簡単に手に入るようになり、そのほうが安くすむようになってしまったからである。

健康的なことで有名だったこれらの地域では、今、肥満率が急上昇している。その理由の1つは、全粒食品と新鮮なフルーツや野菜をとらなくなったことにある。そういった食品は値段が高過ぎ、加工食品より味も悪いと感じられるようになったからだ。

本物の地中海ダイエットに含まれていたのは、次の素材だ。豊富なオリーブオイル（一価不飽和脂肪酸）、豆類（ソラマメ、レンズマメ、エンドウマメなど）、フルーツ、野菜、未精製の穀類（食物繊維）、乳製品（飽和脂肪酸）、卵（高品質のタンパク質）、魚（オメガ3脂肪酸）、そして適度な量のワイン（レスベラトロール、フラボノイド、それにおそらくほかの恩恵も）である。*10

アメリカ人は地中海ダイエットのことを、パスタを食べることだと勘違いした。**パスタはイタリアの食事だが、地中海の食事ではない。**イタリア人がアメリカで食べていたものは、祖国で食べていたものとは違うのだ。パスタとピザの流行は、実はアメリカにいた貧しいイタリア移民のあいだで始まったものだった。炭水化物は肉類より安かったからだ。これらの食べ物はその後、イタリアに逆輸入された。そして今、イタリア人はアメリカの問題を抱えてしまったのである。

ダイエット検証6●オーニッシュ・ダイエット——まったく楽しくない食事

これは、UCSFのディーン・オーニッシュが考案したダイエット法で、1993年に上梓した『もっと食べて、もっと減量しよう（Eat More, Weigh Less）』〔未訳〕によって広まったものだ。減量の効果があるだけでなく、心臓病を治し、細胞の状態を改善することが科学的に証明され、理論的には寿命まで延ばすとまで考えられているダイエット法である。*11

オーニッシュ・ダイエットでは、脂質から摂取したカロリーが総カロリー摂取量の10%を超えてはならないとしている（低脂質ダイエットでも脂質摂取許容量は総カロリー摂取量の約30%までなので、これはかなり厳しい）。

オーニッシュ・ダイエットで許されている食べ物は、豆類、フルーツ、全粒穀類、野菜（つまり食物繊維が豊かなもの）だ。オーニッシュ・ダイエットでは、ノンファット乳製品を適量とることを許している。そして食べてはいけないものは、あらゆる肉類、油脂類と油脂を含む製品（サラダドレッシングなど）、ナッツ、糖分とアルコールだ。言い換えれば、まったく楽しくない食事である。

オーニッシュは、飽和脂肪酸またはオメガ6脂肪酸を含む食べ物を公然と非難していて、その点は大いに正当化できる。しかし、魚の摂取についてはジレンマがある。魚がオメガ3脂肪酸を豊富に含んでいることは認めており、オメガ3脂肪酸は、突然心臓死を50〜80%減らすことがわかっているからだ。

そこでオーニッシュは、オメガ3脂肪酸を、魚そのものよりも魚油カプセルでとるように指示している。その理由は、サケ、サバ、オヒョウやほかの深海魚を食べると、余分な脂質とコレステロールをとることになるだけでなく、海に流れ出した水銀などの毒性廃棄物も食べることになってしまうからだという。

オーニッシュはまた、オリーブオイルについても愛憎相半ばする思いを抱いている。オリーブオイルは、肝臓を正常に保つうえで重要な経路を刺激するオレイン酸が豊富だ。だが彼は、オリーブオイルは飽和脂肪酸を14％含み、依然として100％脂質であるという事実は変わらない、と批判する。そのため、オリーブオイルをとればとるほど、コレステロールのレベルも上がるわけだ。

だが私には、そうした考えは、大事なものまでいっしょくたに捨ててしまうもののように思える。1980年代と1990年代に政府と医師たちによって奨励された低脂質ダイエットが失敗した理由は、何を食べて、何を避けるべきかをちゃんと伝えなかったからだ。オーニッシュが明確に示しているように、**脂質自体は悪者ではない。脂質の代わりにとるものが問題をもたらす**のだ。

最大の問題は、この食事法を守れるかどうかの鍵が食料品店のきまぐれに左右されるようになると、徐々にオーニッシュ・ダイエットが、問題のある普通の低脂質ダイエットに変質してしまうことにある。[*12]

ダイエット検証7●原始人食ダイエット――貧乏人には実践困難

パレオ・ダイエット（「旧石器時代食」や「原始人食」と呼ばれることもある）は、私たちの祖先が農耕を始める前に食べていた肉、魚、ナッツ、天然のフルーツ、野菜などをとる、低炭水化物・高脂質の食事法だ。当時存在していなかった牛乳や穀物は食べないし、加工食品もいっさい食べない。

この食事法は、ローレン・コーデインやS・ボイド・イートン[*13]などの科学者によって広められた。パプアニューギニア沖のキタバ島に出かけて、今でもこの食事法によって自然のまま暮らしている住民を調べたスタファン・リンドバーグは、心臓病、糖尿病、肥満、高血圧、脳卒中にかかる者がいないことを見出している。[*14]

UCSFの私の同僚であるリンダ・フラセットも、パレオ・ダイエットは、たった10日間実践しただけで、体重が減ったかどうかにかかわらず、血圧、インスリン感受性、耐糖能、脂質プロファイルを改善させたことを示している。[*15]

パレオ・ダイエットの問題の1つは、ビタミンDとカルシウムの不足だ（これは、いつも戸外で暮らしていた本物の石器時代人には問題ではなかった）が、それらをサプリメントの形でとることは可能だ。動物の肉に依存することを非難する者もいるが、それでもその脂肪の質は、現在の欧米流の食事よりずっとましだ。この食事法はまた、あらゆる穀類（食物繊維のある

(ものも含めて)を排除しているが、これは必ずしも制限する必要はないかもしれない。

おそらく最大の難点は費用だろう。この食事法を厳密に行えば、高級グルメスーパーの「ホール・フーズ」で買い物をするより高くつく。貧しい人は、原始人パーティーには参加できないのだ。

ダイエット検証8●低GIダイエット――果糖をとりすぎる!

インスリンを低下させるもう1つの食事法としてマスコミの注目と信奉者を集めたのが、この低GI(グリセミック指数)ダイエットだ。すなわち、血糖値(ひいてはインスリン値)を低く抑える食べ物をとる食事法を指すのだが、実際には、このダイエット法の熱烈な信者が誇大広告しているような万能薬ではない。

GIのコンセプトはシンプルなもので、食事に含まれる50グラムの炭水化物を摂取したときにどれだけ血糖値が上がるかを、50グラムのデンプン(白パン)をとった場合のグルコース反応の値を100として相対的に表したものだ。とはいえ、第8章で見てきたように、問題になるのはグルコース反応ではない。問題は、その後に生じるインスリン反応のほうだ。**高GI食が引き起こすヨーヨーのように変動するグルコース・インスリン作用は、過剰なエネルギー摂取を招いて、肥満を導く**と考えられている。*16

ＧＩも役に立つコンセプトだが、この場合もっと適切なのは、**グリセミック負荷（ＧＬ）**のほうだ。というのも、ＧＬのほうは、食物繊維がもたらすよい効果も考慮に入れているからである。[*17] グリセミック負荷の値は、グリセミック指数に、50グラムの炭水化物を含む食品の重量を掛けることによって算出する。というのは、より多くの食物繊維が含まれている食品は、それだけ重量も多くなる。というのは、消化可能な炭水化物の含有量が少なくなるからだ。高ＧＩ食品は、食物繊維といっしょに食べることによって低ＧＬ食品に変えることができる。そのよい例がニンジンだ。ニンジンは高ＧＩ（炭水化物が豊富）だが、低ＧＬ（食物繊維が多い）食品なのだ。

ＧＩとＧＬには問題が2つある。低ＧＩダイエットは万人向けではなく、最も効果が出るのは、膵臓から過剰なインスリンが分泌されることによって肥満した患者だ。[*18] これは、低ＧＩダイエットが、食事に反応して上がる血糖値を抑制することを考えれば合点がいく。

ＧＩとＧＬに関するコンセプトの2つめの問題は、果糖自体にある。果糖はブドウ糖（グルコース）ではない。果糖を食べても、グルコースのレベルを上げることはないし、インスリンのレベルを直接上げることもない。実のところ、そもそも果糖は、20という低いＧＩ値のために、糖尿病患者にとっての素晴らしい代替甘味料として押し売りされた経緯がある。

しかし、果糖は、そのユニークな肝臓代謝のために（第11章参照）肝臓のインスリン抵抗性とメタボ症候群をもたらす最悪の原因だ。にもかかわらず食品業界は、低GIダイエットへの熱狂ぶりを利用し、果糖を食品に添加している。

低GLダイエットはインスリン抑制と食物繊維を考慮に入れている。これに低果糖ダイエットを組み合わせれば、「サウスビーチ・ダイエット」の基本原則と同じものになる。つまり、インスリンを抑え、食物繊維をたくさんとり、添加糖分を避ける、というものだ。さあ、いよいよ核心に近づいてきた。

遺伝子によって有効なダイエット法は違う

遺伝的特性はダイエットに影響を与えるだろうか？　ダイエット法には、その人が持つ遺伝子によって、効くものと効かないものがある。確かに、家族性高コレステロール血症（第10章）を抱える1％の人にとっては、低脂質ダイエット食（＋スタチン系薬剤）を選択するか、それとも「ハートアタック・シティ」に直行するかの2つに1つしかない。

ラテン系アメリカ人は、肝臓で発現する遺伝子異常のために、糖尿病と非アルコール性脂肪性肝疾患を抱える可能性が高いことでよく知られている。あなたがこの遺伝子異常を持つ19％のラテン系アメリカ人だったら、摂取する果糖はまっすぐ肝臓に向かって脂肪になる。つまりモノポリーでいう「直接刑務所へ行け。Ｇｏを通過するな。２００ドルを受け取るな」になってしまうのだ。また、ダイエットが成功するか否かは、脂質代謝を司る3個の遺伝子に左右されるとする研究もある。[*19]

どのダイエットが自分に向いているかを決める最も重要な要素は、何と言ってもあなたのインスリン・プロファイルだ。次に示すのは、自分のインスリンについて知ることの大切さを示す4つの研究結果である。

研究結果1 低ＧＩダイエットが最も効果を発揮したのは、膵臓が最も多くのインスリンを分泌していた患者群だった。[*20]

研究結果2 低炭水化物ダイエットが最も効果を発揮したのは、インスリン抵抗性が最も高かった患者群だった。[*21]

研究結果3 しかし、インスリン抵抗性が遺伝子の変異によってもたらされていた場合には、低炭水化物ダイエットは解決策にはならない。この場合には、高炭水化物・低脂質ダイエットのほうが、より減量に効果的だった。[*22]

研究結果4 そしてもちろん、私たちが行ったオクトレオチドの研究（第4章参照）は、インスリン抑制が体重減少に効果のある手段であることを示している。

成功するダイエットの共通点は「低糖分」「高食物繊維」

では、ここで、これらのダイエット法をまとめよう。脂質をエネルギー源としているものもあれば、炭水化物をエネルギー源にしているものもあり、両方の場合もある。にもかかわらず、すべて体重をコントロールして、代謝状態を改善することができるうえ、心臓病のリスクも減らせることが証明されている。

では、共通項は何だろう？　それは２つある。**すべて低糖であること、そして高食物繊維（ゆえに高微量栄養素）であること**だ。私たちは、ついに結論に達した。これこそ知りたかったことであり、これこそが重要な点だ。今やあなたは王国に入る鍵を手にしたのだ。

自然界に存在する果糖は、サトウキビ、フルーツ、ある種の野菜、蜂蜜からもたらされる。最初の３つは果糖よりも食物繊維のほうが多く含まれ、最後の蜂蜜はミツバチにがっちりガードされている。自然界で糖分を手に入れるのは簡単なことではないのだ。

しかし人間はそれを簡単にしてしまった。そして、これこそ食品業界もアメリカ政府も認めたがらない真実なのである。なぜなら、一度認めてしまったら、糖分の量を減らさなければならなくなるが、彼らはそうすることができないし、そんなことをしたいとも思わないからだ。そしてこれこそ、「工業化しグローバル化した食習慣」が導入された国々すべてで、肥満率と慢性メタボ症候群の有病率がうなぎ登りに上がっている理由なのである。

どんなダイエット法でも、それを忠実にずっと続ける人は多くない。「常習犯」は、ダイエットの合言葉だ。まず、誘惑にさらされる。ダイエットは不便なことがある。手に入りにくいこともある。さらには飽きてしまう。そして究極のダメージは、多くの人に訪れる減量の停滞期だ。これにより、意志力がさらにそがれてしまう。

人工甘味料のおかげで体重が減った研究は1つもない

ダイエット甘味料は万能薬か？　それともただの誇張広告か？　これは今日の栄養学における、最も悩ましい疑問だ。この点については、私は不可知論者〔証明することも反論することもできない者〕である。なぜかというと、どのダイエット甘味料が最もすぐれているかを推薦するためのデータについても、ダイエット甘味料ははたして賢い代替手段なのかどうかを知るためのデータについても、現在のところ確実なものがないからだ。

一見すると、ダイエット甘味料は、ショ糖（砂糖）または異性化糖に代わる素晴らしい代替物のように見える。カロリーを増やさずに甘味を加え、問題の果糖を除くことができるからだ。アメリカは、肥満大流行のせいで、ゆっくりと、だが確実に、ダイエット飲料への依存を強めている。2010年の時点で、アメリカにおけるコカ・コーラの売上の42%はダイエット製品だった。

だが、ちょっと待ってくれ。もし糖分摂取の33%が飲料に占められていて、42%の飲料が今ではダイエット製品だとすれば、体重を落とした人がいて当然だろう。にもかかわらず、**砂糖をダイエット甘味料で置き換えた飲料が、肥満した被験者の体重減少に貢献したことを示す研究は、ただの1つもない**のである。

砂糖業界が率先して行った複数の研究では、ダイエット飲料の摂取は、メタボ症候群の広がりと相関していることが示された。[*23] ただし、ここでも思い出してほしいのは、相関関係は因果関係ではない、ということだ。ダイエット甘味料がメタボ症候群を引き起こしたのか、メタボ症候群を抱える人たちが、「トゥインキー」を食べていることへの罪悪感を減らすために、ダイエット飲料のほうをより多く飲んでいるのかどうかはわからない。

人工甘味料が危険な5つの理由

だとすれば、なぜ砂糖をダイエット甘味料に変えることによってカロリー摂取量、体脂肪、メタボ症候群が減るのかどうかわからないのだろう？[*24] 実は、私たちの無知の根底には、5つの問題が潜んでいるのだ。[*25]

理由1●体に与える影響がまったくわからない

まず、薬物動態学と薬力学は同じではない、ということがある。簡単に言うと、薬物動態学とは、あなたの体が薬物にすることを調べる学問で、薬力学は、薬物があなたの体にすることを調べる学問だ。この2つは同じものではないどころか、はなはだしく異なる。すべてのダイエット甘味料の薬物動態学データは、安全性を確かめるために入手可能だ。というのも、そうした商品をアメリカの市場で売るには、米国食品医薬品局にデータを提出して、認可をとりつけなければならないからだ。

しかし、薬力学データはない。こうした**ダイエット甘味料が、長期的な食物摂取、体重、体脂肪、代謝状態にどんな影響を与えるかについては、まったくわからない**のだ。その理由は、米国食品医薬品局が薬力学的研究を要求しないからである。米国食品医薬品局が薬品（甘味料を含む）の認可を下すときには、2つのことしか調べない。安全性と効果だ。そのため、食品業界は薬力学研究を行わない。高くつくし、場合によっては、その結果が販売に悪影響をおよぼすことさえ考えられるからだ。さらには、米国国立衛生研究所（NIH）も、それをやるべきなのは食品業界だと言って、みずからやろうとはしない。

こうして薬力学研究はまったく行われないままになる。体に吸収されなかった甘味料はどうなるのだろう？　キシリトールやソルビトールといった糖アルコールは腸で吸収されない。だから、安全だろう？　ああ、そうだ。ただし、**大量に摂取すると、それらはひどい胃腸障害、腹部膨満感、そして下痢を引き起こす。**

理由2●脳に与える影響がまったくわからない

ここに潜在的な懸念がある。あなたは炭酸飲料を飲んだとしよう。舌は糖分またはダイエット甘味料の甘さを感じる（舌は、甘さが何からきているのかを判断することはできない）。そして、こんなふうに言いながら、「甘味」シグナルを視床下部に送る。「ほら、糖負荷がやってくるよ、代謝の用意をして」。すると視床下部はこんなふうに言いながら迷走神経を通じて膵臓にシグナルを送る。「糖負荷がやってくるよ、余分なインスリンを分泌する用意をして」。

だが、もし「甘味」シグナルがダイエット甘味料から来ていたのだとしたら、いくら待っても糖分はやってこないことになる。するとどうなるだろうか？　視床下部は、こんなふうに言うだろうか？「まあ仕方ないな。次の食事がやってくるまで、ぶらぶらしてるよ」。それとも、「なんてこった、余分な糖がやって来る用意をしてたのに。そんなら、探してくるよ」。脳が糖分の欠乏を埋め合わせるかどうかはわからない。

理由3●腸内細菌の構成を変えてしまう可能性がある

ダイエット甘味料が腸内細菌の構成を変えてしまう懸念がある。そうなると、炎症が起き（第5章参照）、内臓脂肪の貯蔵が進む。

理由4●糖分への依存を強める可能性がある

ダイエット甘味料が糖分依存症（第5章）において、どんな役割を果たすかはわかっていない。ショ糖（砂糖）の場合、ドーパミン受容体のダウンレギュレーションが生じると、次に同じ効果を得るためにより多くの砂糖をとらなければならなくなり、ポジティブ・

フィードバック・システムが築かれて摂取を増進させてしまう。同じことは、ダイエット甘味料についても見られる。

そのため、もしかしたら、ダイエット甘味料も生化学的に同じ依存性を助長し、それがさらに糖分を求める行動に駆り立てる可能性がある。そうなると、たとえ今食べているものに糖分が含まれていなかったとしても、次は必ず糖分をとるようになってしまうだろう。

理由5●一度認可されると検証されない

ダイエット甘味料の安全性の問題は非常に複雑だ。米国食品医薬品局の公式見解は、「認可されたなら安全だ」というもの。だが、本当にそうだろうか？　アスパルテームに関する懸念はいまだに消えていない。市販されてからもう30年以上も経つというのに。

そして、もう1つの側面がある。砂糖業界には、状況をあいまいにしたい理由が山のようにあるのだ。甘味料市場の支配権をおびやかすダイエット甘味料に対し、砂糖業界はたとえ相手がどんなものであっても、禁じ手なしのタックルをかます。彼らは、サッカリンが市場に登場して以来、あらゆる甘味料を攻撃してきた。

果糖から身を守る！　スーパーに行くときの5つのルール

自分自身の食物環境をコントロールする鍵は、購入の決断を下す瞬間にかかっている。だとしたら、スーパーへ行くときには、何に気を付けたらよいだろう？　そこは地雷原だ。

スーパーのルール1　空腹で買い物をしない

空腹でスーパーに行かないこと。すべてが台無しになる。

スーパーのルール2　生鮮食品売り場に直行する

スーパーの端にある生鮮食品売り場で買い物をすること。真ん中の陳列棚に行ってしまったら、もとのもくあみ。

スーパーのルール3　ラベルがついていないものを買う

「本物の食べ物」には、栄養成分表示ラベルはついていないし、そんなものも必要ない。ラベルを目にする回数が多ければ多いほど、ゴミばかり買っていることになる。

スーパーのルール4　腐らない食べ物は買わない

本物の食べ物は腐る。これはいいことだ。バクテリアがそれを消化できるなら、あなたもそれを消化できるということだから（そもそもミトコンドリアは再利用されたバクテリアだ）。

本物の食べ物を食べることには、マイナス面が3つある。まず、調理に時間がかかる。しかし、本物の食べ物をとれば、自動的に食物繊維と微量栄養素の量が増え、果糖とトランス脂肪酸の量を減らすことができる。第2に、本物の食べ物は悪くなるので、台所に永久に保存しておくことはできない。第3の欠点は、本物の食べ物は加工食品より高い。これが最大の問題である。

スーパーのルール5　「隠された糖分」に用心する

糖分はうまく隠されている。栄養成分表示ラベルでは、食品の原材料名を含有量が多い順に記載するように定められている。しかし、異なる形態の糖を使えば、多量の糖分を食品にしのばせることが可能だ。こうすれば、糖分の総量は変わらなくても、ラベルに記載される順序をうしろのほうにずらせるのだ。食品業界はラベルに記載しなければならない糖分を隠すために、少なくとも40種類の呼称を使いわけている。

だが、ていねいに調べれば、そうしたものは必ず見極めることができる（**図表17－1**）。

買い物をする者は用心せよ！〔日本でも、「原材料名」の記載欄に、使用量が多い順に材料名を記載することは同じだが、糖質については「栄養成分1人前」の欄に「炭水化物」という項目があるだけで、総量はわからない〕

それに加えて食品業界は、**乳児を糖分にさらす時期をますます早めている。**アボット・ラブズ社は「アイソミル」という商品を製造しているが、これは乳糖を含まない粉ミルクで、乳糖の代わりに、10・3％のショ糖を使っている（コーラのショ糖含有量は10・5％だ）。ミード・ジョンソン社は、チョコレート風味の乳幼児向け粉ミルクである「エンファグロウ」の製造を2010年に停止した。チョコレート（苦み成分が含まれている）とのバランスをとるために添加された糖分の多さに、消費者が反発したためだ。しかし、バニラ風味のものは、いまだに市場に出回っている。

公益科学センターによると、ガーバー・アンド・ハインツ社は、第2期（生後6カ月以降）と第3期（生後8カ月以降）のバナナ離乳食と第2期の野菜離乳食の半分以上に、糖分またはデンプン質の増量剤あるいはその両方を添加しているという。アメリカで生後6カ月児の肥満が流行しているのも当然と言えば当然だ。

図表17-1

砂糖には56の名前がある

砂糖の別名	英語名	果糖含有
アガベネクター〔リュウゼツランの樹液〕	agave nectar	*
バルバドスシュガー〔黒砂糖〕	barbados sugar	*
バーリーモルト〔麦飴〕	barley malt	
ビートシュガー〔テンサイ糖〕	beet sugar	*
ブラックストラップモラセス〔精製糖廃糖〕	blackstrap molasses	*
ブラウンシュガー〔黒砂糖・赤砂糖〕	brown sugar	*
バタードシロップ〔バター入りシロップ〕	buttered syrup	*
きび砂糖〔キビ汁を煮詰めた結晶〕	cane juice crystals	*
きび砂糖	cane sugar	*
カラメル	caramel	*
キャロブシロップ〔イナゴ豆を煮詰めたシロップ〕	carob syrup	*
グラニュー糖	castor sugar	*
粉砂糖	confectioner's sugar	*
コーンシロップ	corn syrup	
固形コーンシロップ	corn syrup solids	
結晶果糖	crystalline fructose	*
デーツシュガー〔なつめやし糖〕	date sugar	*
デメララシュガー〔ブラウンシュガー〕	demerara sugar	*
デキストラン	dextran	
デキストロース	dextrose	
糖化性モルト	diastatic malt	
ジアスターゼ〔デンプン糖〕	diastase	
エチルマルトール	ethylmaltol	
濃縮サトウキビ汁	evaporated cane juice	*
フロリダクリスタルズ〔蔗糖〕	Florida crystals	*
果糖	fructose	*
果汁	fruit juice	*
濃縮果汁	fruit juice concentrate	*
ガラクトース	galactose	
グルコース〔ブドウ糖〕	glucose	

砂糖の別名	英語名	果糖含有
固形ブドウ糖	glucose solids	
ゴールデンシュガー	golden sugar	*
ゴールデンシロップ	golden syrup	*
ブドウ糖	grape sugar	*
異性化糖	high-fructose corn syrup	*
蜂蜜	honey	*
粉糖	icing sugar	*
転化糖	invert sugar	*
ラクトース〔乳糖〕	lactose	
モルトシロップ〔麦芽シロップ〕	malt syrup	
マルトデキストリン	maltodextrin	
マルトース〔麦芽糖〕	maltose	
メープルシロップ	maple syrup	*
モラセス〔糖蜜〕	molasses	*
マスコヴァドシュガー〔黒砂糖〕	muscovado sugar	*
有機粗糖	organic raw sugar	*
パノーチャ〔メキシコ産の粗糖〕	panocha	*
粗糖	raw sugar	*
リファイナーズシロップ〔ゴールデンシロップと同じ〕	refiner's syrup	*
ライスシロップ〔米水飴〕	rice syrup	
ソルガムシロップ	sorghum syrup	*
スクロース〔ショ糖〕	sucrose	*
砂糖	sugar	*
トリークル〔糖蜜〕	treacle	*
タービナードシュガー〔中白糖〕	turbinado sugar	*
イエローシュガー〔三温糖〕	yellow sugar	*

糖分を減らすならまず「甘い飲み物」をなくせ

では、どうやったら糖分の摂取は抑制できるだろう？　まずは、**糖分が添加された飲み物を日々の生活からすべて取り除く**ことだ。私たち人間は、カロリーを「食べる」ことによってとるようにできている。「飲む」ことによってとるわけではないのだ。タバコがニコチンの運び屋であるように、**炭酸飲料は「果糖の運び屋」だと思えばいい。**

そしてジュースは炭酸飲料よりもっと悪い。**炭酸飲料1杯に含まれる糖分はティースプーン5・4杯であるのに比べ、ジュースは5・8杯分だ。**フルーツは「飲む」のではなく「食べる」ことにしよう。

次に、レシピをすべて見直して、**砂糖が必要な場合は、3分の1減らして、3分の2にしよう。**そうすれば、ホームベーキングで作ったお菓子は、ずっとおいしくなり、体にもいいものになると約束する。チョコレートやオートミール、ナッツの味が引き立って感じられるようになるだろう。

最後に、**デザートは特別な機会にだけ食べる**ことにしよう。私が子どもだった頃、デザートは1週間に1回食べるものだった。今では、毎食デザートが出るだけでなく、おやつの時間にさえ食べるものになってしまった。私の子どもたちは、平日のデザートはフルーツ一切れだと理解している。だが週末には、もっと手の込んだデザートが食べられるのだ。そうしたとしても、子どもたちは楽しみを奪われたとは思わないことは保証する。

食品に栄養成分表示ラベルが付いているということは、それが加工食品であるということだ。誰でも真っ先に、総カロリー量と飽和脂肪酸のグラム数を見るに違いない。だが、それらはどんな食品についても、最も重要度の低い要素だ。栄養成分表示ラベルで本当に見るべきなのは、次のことだ。

もし食品が液体だったら、糖分は5キロカロリー未満でなければならない（ただし、風味付けされていない牛乳だけは、唯一の例外だ。ミルクの糖は乳糖で、肝臓でブドウ糖に変えられることを覚えているだろうか。果糖はいっさいかかわらない）。**食品が固形だったら、食物繊維を3グラム以上含んでいなければならない**（第12章参照）。

もし「部分水素添加」（トランス脂肪酸の別名）という文字が現れたら、その食品は、腐らないように加工されているということだ。だから、それはあなたより長生きするかもしれない。**もし何らかの形の糖分が最初から3番目までの素材にあがっていたら、その食べ物はデザートであってしかるべき**だ。

「隠された糖」を見抜く2つのケース

この簡単なルールを食品と出会うときに当てはめて、賢い選択の例を2つ紹介しよう。

ケース1●ヨーグルト

約567ccのコカ・コーラには27グラムの「総糖質」が含まれている。約170グラムの標準的な「ヨープレイト」ヨーグルトにも約27グラムの総糖質が含まれている。けれども、ヨーグルトは健康食品だろう？　そうではないのだろうか？　ヨープレイトの27グラムの総糖質のうち、どれぐらいが乳糖（つまりラクトースで無害）であり、どれぐらいが添加された砂糖（ショ糖）なのだろうか？

甘味料がまったく添加されていないギリシャヨーグルトは、約680グラムあたり64グラムの総糖質を含んでいる。これは、170グラムあたりで言うと16グラムに相当する。とすれば、ヨープレイト1個には、11グラムの砂糖が添加されていることになる。つまり、ヨープレイトを食べると、普通のヨーグルトに加えて約237cc分のコカ・コーラを飲むのと同じになるのだ。

ケース2●チョコレート牛乳

牛乳にはカルシウム、リン、ビタミンDが含まれている。これらはすべて、子どもの成長や大人の骨粗しょう症防止に欠かせない。約237ccの乳脂肪1%の牛乳は130キロカロリーで、15グラムの総糖質（乳糖）が含まれている。

だが、約237ccの乳脂肪1%のチョコレート牛乳は190キロカロリーで、29グラムの総糖質が含まれており、それには14グラムの添加甘味料（異性化糖）が含まれている。つまり、チョコレート牛乳を飲むと、普通の牛乳に加えて、約296cc分のコカ・コーラを飲むことと同じになるわけだ。

ヨーグルトとチョコレート牛乳は、食品産業が糖分を隠す方法を示す完璧な例だ。栄養成分表示ラベルは「総糖質量」を記載している。もしこれらが乳糖由来のもの、あるいはパッケージ化する前の元のフルーツや野菜由来のものだったら問題ない。**心配するべき唯一の糖分は「添加された糖分（added sugar）」で、今まで見てきた理由により、食品業界が意図的に添加したもの**だ。それは「機密事項」とみなされ、業界にはこの数値をラベルで報告する義務はない（第16章参照）。しかし、成分リストを調べ、添加糖分に使われる40種類の別名を拾い出せば、あなたは業界を出し抜くことができる。

もう1つの問題はジュースだ。糖分は添加されてはいないものの、食物繊維が取り除かれている。これにより、**ジュースに含まれる糖分は「添加」糖分と同じ**ことになる。このことも、農務省の栄養成分表示ラベルを完全にオーバーホールしなければならない理由の1つだ〔前述したように、栄養成分表示ラベルは、2018年7月26日までにオーバーホールされることになった〕。

「低糖分」「高食物繊維」食を実現する316の食品リスト

スーパーでの買い物エクササイズの目的は、あなたの買い物カゴの中身を、**高果糖・高トランス脂肪酸・低食物繊維食品（つまり加工食品）から、低果糖・低トランス脂肪酸・高食物繊維食品（つまり天然の食品）に変える**ことにある。それを可能にする唯一の理性的な方法は、**最初から「本物の食べ物」を買う**ことだ。つまり、肉類、乳製品、野菜などを買おう。

マイケル・ポーランの『フード・ルール』〔ラッセル秀子訳、東洋経済新報社、2010年〕にある食べ方のルールの1つに「おばあちゃんが食べ物だと思わないものは食べない」というのがある。もちろん、あなたのおばあちゃんは、「テンペ」や「トーフ」、「ミソ」や

「エダマメ」は食べ物だとは思わないかもしれない。だが、ほかの誰かのおばあちゃんにとっては、ちゃんとした食べ物に思えるだろう。

私もルールを1つ付け加えたい。それは「食べ物に、聞いたことのある会社のロゴが付いていたら、それは加工食品だ」というものだ。本物の食べ物を食べれば、あなたの体重は自動的にコントロールされる。灌漑が始まり、火を手なずけることができるようになった5万年ほど前からずっとそうだったように。

私たちには、おばあちゃんの時代、すなわち加工食品がはびこる前にあった食べ物の供給状況を再構築する以外に、選択の余地は残されていない。UCSF付属ベニオフ小児病院のWATCHクリニック〔The Weight Assessment for Teen and Child Health Clinic の略で、児童肥満専門の治療機関〕では、肥満に悩む小児患者の両親にショッピングリストを渡している。このリストは、インスリンに与える影響に応じて食品を分類したものだ（**図表17－2**）。

本物の食べ物は加工食品より高くつくため、多くの人は、この推薦リストを見て、上から目線のリストだとか、貧しい人に対する侮蔑だとか感じるかもしれない。とはいえ、アメリカでは食品に費やされる金額のうち、食べ物自体に使われるのはたった19％でしかない。残りの81％は、包装代とマーケティングに使われている。これははなはだしい追加料金だ。とりわけ貧しい人々にとっては言語道断だろう。

すべてのアメリカ人がそんな料金を支払い続けることに辟易する日がきたら、食品業界は、そういった戦略を考え直すかもしれない（「ナビスコ占拠」をするかも？）。それまでのあいだ、彼らは楽して大金を稼ぎ続けるだろう。

図表17-2

これなら食べてもいい！ 医学的に正しい食べ物リスト

肥満管理のゴールはインスリンを低く抑えることだ。これは、その目標を達成するためのショッピングリストで、次の4つの原則に基づいている。

1．低糖分
2．高食物繊維
3．低オメガ6脂肪酸
4．低トランス脂肪酸

このリストは「トラフィック・ライト・ダイエット」〔食べていい物、悪い物を信号の3色で分類するダイエット〕に似ている。「青」は好きなだけ食べていい食品、「黄」はやや注意しながら食べるべき食品（週に3〜5回まで）、そして「赤」は特別の機会のときにだけ食べるべき食品（週に1〜2回だけ）だ。

青：非加工のもの。好きなだけ食べてOKのリスト

●全粒粉丸ごと

●全粒粉のパン（繊維3g以上）

- ドイツの全粒粉のパン（German fitness bread）
- 粗びき小麦穀粒パン（Coarse wheat kernel bread）
- 粗びき小麦パン、トルコのブルグアなど（Cracked wheat [Bulgur]）
- 粗びき大麦穀粒パン（Coarse barley kernel）
- 粗びきライ麦穀粒パン、ドイツのプンパーニッケルなど（Coarse rye kernel [pumpernickel]）
- 全粒粉のプンパーニッケル（Whole-grain pumpernickel）

●全粒穀類

- 野生米または玄米
- 全粒アマランス
- 全粒大麦
- 全粒そば粉
- 全粒トウモロコシ、電子レンジに入れて作ったポップコーン（甘くないもの）を含む
- 全粒雑穀（キビ、アワ）
- 全粒オート麦
- 全粒キヌア
- 全粒ライ麦
- 全粒ソルガム
- 全粒テフ
- 全粒ライ小麦
- 全粒小麦——あらゆる種類

●肉類
（オメガ6脂肪酸含有量の低いもの、加工されていないもの）

- グラスフェッド牛肉（牧草で育てられた牛の肉）
- 天然魚
- ラム
- ターキー
- 放し飼いのチキン

●ナッツ・種子

- アーモンド
- 亜麻仁
- マカデミア
- ピーナッツ
- ピーカン
- かぼちゃの種

- 枝豆
- 空豆
- ヒヨコ豆
- インゲン豆
- レンズ豆
- リマ豆

●フルーツ

- リンゴ
- あんず
- バナナ
- ブルーベリー
- カンタロープ（メロンの一種）
- サクランボ
- ブドウ
- グリーンベルペッパー（ピーマンの仲間）
- グアバ
- ハネデューメロン（メロンの一種）
- キウイ
- みかん
- マンゴー
- パパイヤ
- 桃
- 梨
- パイナップル
- プラム
- ラズベリー
- スターフルーツ
- イチゴ
- スイカ
- その他あらゆるフルーツ丸ごと（加工されていないもの）

●野菜

- アスパラガス
- もやし
- パプリカ（すべての色）
- チンゲン菜
- ひまわりの種
- くるみ
- ナッツや種子が原料のスプレッド
- カシューナッツ
- マカデミアナッツ
- ピーナッツ
- ヘーゼルナッツ
- 100％天然で、ナッツまたは種子と塩だけでできているバター

●ベジタリアン用代替肉類

- ヴェジーバーガー（Veggie burger。肉を使わないハンバーガー）
- ガーデンバーガー（Garden Burger）
- ボカバーガー（Boca Burger）
- 豆腐（カルシウムを含むもの）
- テンペ

●乳製品

- プレーン牛乳
- プレーンヨーグルト
- 裂けるチーズ
- カッテージチーズ
- モッツァレラチーズ
- ファーマーチーズ
- クリームチーズ
- ジャックチーズ
- ケソブランコ
- コルビーチーズ
- チェダーチーズ
- バター
- サワークリーム

●豆類

- アズキ
- アナサジ豆
- 黒豆
- ササゲ

●植物油

- オリーブオイル
- キャノーラオイル

●卵

- 卵
- エッグ・ビーターズ
  （Egg Beaters。卵白で作った全卵の代替品）

●飲み物

- 水、ミネラルウォーター、クラブソーダ、ミネラル炭酸水
- プレーンミルク（味のついていないもの）
- ハーブティーおよび他のお茶
  （紅茶、緑茶、黒茶。砂糖が加えられていないもの）
- プレーン豆乳（栄養強化されたもの）
- プレーンライスミルク（栄養強化されたもの）
- コーヒー（ブラック、砂糖抜き）

●食物繊維の多いシリアル
（繊維5g以上、糖分3g以下）

- スティールカット（アイリッシュ）オートミール
- ボブズレッドミル
  （Bob's Red Mill。繊維5g、糖分0g）
- シュレッディドウィート（砂糖無添加）
  （Shredded Wheat。繊維7g、糖分1g）
- ファイバーワン　ブランシリアル
  （Fiber One bran cereal。繊維14g、糖分0g）

- ブロッコリー
- にんじん
- カリフラワー
- きゅうり
- ナス
- サヤマメ
- グリーンピース
- レタス
- マッシュルーム
- タマネギ
- エンドウ豆
- ピーマン（すべての種類）
- 大根
- キンシウリ
- ほうれん草
- カボチャ
- サツマイモ
- トマト
- ヤムイモ
- その他丸ごとの野菜すべて
  （加工されていないもの）

●調味料

- すべてのハーブ
- すべてのスパイス
- アースバランス社のバタースプレッド
  （Earth Balance buttery spread）
- ホームメイドのサラダドレッシング
- ホームメイドのバーベキューソース
- フムス
  （主にひよこ豆でできたペースト状のスプレッド）
- ラード
- マスタード
- サルサ
- ヨーグルトソース
- タバスコおよび他のホットソース
  （糖分を含まないもの）

- レーズン
- 甘味を加えていないアップルソース
- 乾燥グリーンピース
- クレーズンズ（Craisins。干しクランベリー）
- その他のドライフルーツ

●野菜

- トウモロコシ
- 赤ポテト

●飲み物

- フレーバー豆乳
- フレーバーライスミルク
- 砂糖入りコーヒー

●調味料

- しょうゆ
- マヨネーズ
- カクテルソース
- ステーキソース
- ウースターソース
- 市販のサラダドレッシング（キャノーラオイルまたはオリーブオイルで作ったもの）

●植物油と植物油脂

- ひまわり油、コーン油、大豆油
- 低脂肪クリームチーズ
- 低脂肪マヨネーズ

●食物繊維と糖分含有量が中程度のシリアル（繊維3g以上、糖分3g以上）

- ボブズレッドミル　ロールドオーツ（Bob's Red Mill Rolled Oats。繊維4g、糖分1g）
- チェリオス（Cheerios。繊維3g、糖分1g）
- ネイチュアズパス　オーガニックオプティマムスリム（Nature's Path Organic Optimum Slim。繊維11g、糖分10g）
- オールブラン（繊維10g、糖分6g）
- カシ　ゴーリーン（Kashi GOLEAN。繊維10g、糖分6g）

黄：加工が最小限のもの。週3～5回までにすべきリスト

●全粒粉製品（全粒を粉にひいたもの）

- 全粒粉のパスタ
- タンパク質添加パスタ
- 全粒コーンのトルティーヤ
- 全粒粉のトルティーヤ

●パン（全粒を粉にひいたもの。繊維3g以上）

- ピタパン
- 100％ホールグレインナチュラルオヴンズ（100 percent Whole Grain Natural Ovens）
- オートブランブレッド（Oat Bran Bread）
- ヘルシーチョイス　ヘルシー7グレイン（Healthy Choice Hearty 7 Grain）
- バックウィートブレッド（Buckwheat Bread）

●肉類（オメガ6脂肪酸がより多く、加工されていて、塩分含有量がより多いもの）

- ふつうの市販牛肉
- 牛ひき肉
- ハンバーガー
- ベイクトビーンズ
- チョリソー
- ソーセージ
- ホットドッグ
- ターキーベーコン
- ターキードッグ
- ベーコン
- サラミ、成型肉

●乳製品

- 糖分不使用のフルーツ風味のヨーグルト（ぎりぎりセーフ）

●フルーツ

- 干しイチジク
- デーツ
- バナナチップ

赤：高度に加工してあるもの。週1回しか食べてはいけないリスト

●精白した穀類

（繊維2g以下、または糖分10g以上）

- セモリナ
- 白米
- 長粒米
- アルボリオ米（リゾットに適した米）
- ジャスミンライス
- ベーグル
- 白パン
- コーンブレッド
- ポテトブレッド
- ライスブレッド
- クロワッサン
- シナモンロール
- ドーナッツ
- ワッフル
- パンケーキ
- クスクス
- バスマティ米
- ケーキ、ブラウニー
- ハンバーガー用のパン
- ホットドッグ用のパン
- ポテトチップス
- クラッカー
- ピザクラスト
- 餅
- バゲット
- ライスクリスピー（Rice Krispy）
- グラノーラ
- フルーティペブルズ（Fruity Pebbles）

●タンパク質

- ピーナッツバターやほかの市販のナッツスプレッドで2つ以上の原材料を含むもの（ジフ［Jif］、スキッピー［Skippy］など）

- クウェーカー　ハイファイバーインスタントオートミール（Quaker High Fiber Instant Oatmeal。繊維10g、糖分7g）
- カシ　ゴーリーン　クリスプトーステッドベリークランブル（Kashi GOLEAN Crisp Toasted Berry Crumble。繊維9g、糖分10g）
- カシ　ゴーリーン　クランチ！（Kashi GOLEAN Crunch!。繊維8g、糖分12g）
- レーズンブラン（繊維8g、糖分19g。糖分の一部はレーズン由来）
- グレープナッツ（Grape Nuts。繊維7g、糖分5g）
- ゴーロウ　シンプルグラノーラ（Go Raw Simple Granola。繊維6g、糖分13g）
- フロステッドミニウィーツ（Frosted Mini Wheats。繊維5g、糖分11g）
- アンブロージァル　グラノーラ（Ambrosial Granola。繊維5g、糖分14g。糖分の一部はドライフルーツ由来）
- キックス（Kix。繊維3g、糖分3g）
- トータル　ホールグレイン（Total Whole Grain。繊維3g、糖分5g）
- ラーフィングジラフ　チェリージンジャーグラノーラ（Laughing Giraffe Cherry Ginger Granola。繊維3g、糖分8g）

豆油、ひまわり油が使われているもの）
- ジャム、ゼリー
- 蜂蜜
- メープルシロップ
- パンケーキシロップ
- アガベネクター
- ココナツオイル
- ヤシ油、ヤシ核油
- 砂糖
- マーガリン（トランス脂肪酸）
- 植物性ショートニング（トランス脂肪酸）

まだ良し悪しがわからない食べ物リスト

- 「ダイエット」という名前のついている食品すべて
- 砂糖抜きのココア
- クリスタルライト（Crystal Light。ダイエット飲料）
- ダイエット炭酸飲料
- プロペル（Propel。スポーツドリンク）
- ダイエットスナップル（Diet Snapple。炭酸飲料）
- 砂糖不使用のフレーバーウォーター

●野菜
- ベイクトポテト
- テイタートッツ（Tater tots。小さなフライドポテト）
- フライドポテト
- オニオンリング
- 野菜のフライ（衣を付けてトランス脂肪酸で揚げたもの）

●フルーツ
- ジャム類
- 缶入りのシロップ漬けフルーツ

●飲み物
- 炭酸飲料
- フレーバーミルク
- フルーツジュース（オーガニックジュース、生ジュース、市販のジュースを含む、すべてのジュース）
- チョコレートライスミルク
- チョコレート豆乳
- ココア
- ゲータレードなどのスポーツドリンク
- アグアフレスカ（中南米のフルーツジュース）
- レモネード
- フルーツスムージー
- 甘さを加えたアイスティー
- 甘さを加えたコーヒー飲料
- スラーピー
- 栄養ドリンク
- ビタミンウォーター
- トマトジュース
- 野菜ジュース

●調味料
- 酢豚ソース
- BBQソース
- ケチャップ
- 照り焼きソース
- ランチドレッシング
- 市販のサラダドレッシング（コーンオイル、大

自炊しなくてもできるテイクアウトの4つのルール

すべての人が料理する時間に恵まれていて、料理を作りたいと思い、料理の仕方を知っているとは限らない。そんなグループに属す人は、本物の食べ物をとることにおいて、やや不利な立場に置かれることになるが、それでも可能性が閉ざされているわけではない。

テイクアウトルール1　ファストフード店は避ける

第1のルールは、**どんなことがあっても、ファストフード店は避ける**こと。そこからは、何もいいものは得られない。包装された食品には注意するように。たとえ「有機《オーガニック》」と記載されていても油断してはならない。そうしたものの多くには、市販されている普通の食品と同じ量の糖分が含まれている。喫茶店やレストランで料理を注文するときには、何か緑色のものが含まれているものにしよう。

テイクアウトルール2　食器を使わないで食べるものは避ける

第2のルールは、**立ちながら食べられるものを買うのはやめる**こと。なぜなら、あなたは食べ物以外のことを考えているだろうし、おそらくナイフやフォークや箸ではなく、両手を使って食べるからだ（これは、食べようとしているものが、加工された炭水化物であることを意味する）。ちゃんと腰を下ろして食べることを楽しみながら、食事をとるようにしよう。

テイクアウトルール3　タンパク質を必ずとる

第3のルールは、**何らかの形のタンパク質を必ずとるようにする**ことだ。薄切りターキー肉から、天然のピーナッツバターまで、なんでもいい。気を付けなければならないのは、ケーキやクッキーなどの焼き菓子を食べないようにすること。焼き菓子は、油脂と炭水化物と糖分の塊である。

テイクアウトルール4　スムージー、フラペチーノを避ける

最後に、**スムージーにもフラペチーノにも手を出さないように気をつけよう！**

外食で食欲をコントロールする4つのルール

本章のテーマは、自分が身を置く食物環境の主導権を握る方法を身につけることだ。レストランは主導権を失いかねない究極の場所である。食べ物の原材料についても、1人前の分量についても、食べ物が届けられる時間についてもまったく人任せだし、食事の前に、パンやトルティーヤチップスが食卓に置かれているかどうかもコントロールできない。

さらにあなたは、目の前にある「ボリューム」対「味」対「価格」に関する知的・情緒的ジレンマと闘わなければならない。そういったものを気にしなくていいビュッフェに人気が集まるのも当然だ。となると、レストランには二度と足を運べなくなってしまうのだろうか？

ファストフード店が提供する1人前の分量は1970年時に比べて大幅に増えた。炭酸飲料は49キロカロリー増、フライドポテトは68キロカロリー増、そしてハンバーガーは97キロカロリー増だ。ファストフードをよく食べる人は、平均すると、ファストフード店にいかない人、またはたまにしかいかない人に比べて1日のカロリー摂取量が多い。

値段とパッケージングは1人前の分量の肥大化に拍車をかける。レストランを模した状況で実験したところ、多めの分量を供された客が食べた量は43％も多かった。さらに、週に2回ファストフードを食べる子どもたちの肥満リスクは60％、そして週に3回食べる子どもたちのリスクは300％に達していた。[*26] ファストフードでとっていると客が思い込んでいるカロリー量と、実際にとっているカロリー量には大きな開きがある。[*27]

さらに客は、ファストフード店が主張する商品の健康的な健全さを過大評価してしまう。マクドナルドの人気商品トップ10には、サラダとアップル・ディッパー〔切ったリンゴの袋詰めで、キャラメルソースを付けて食べる〕が、ビッグマックとマックフライポテトとともに顔をのぞかせているとはいえ、客は、そういったいわゆる「ヘルシーな」選択肢の本当のカロリーには気づいていないことがほとんどだ。

最後に、客が1人前の分量を多過ぎると思ったとしても、すでに金を払っているというだけの理由で、すべて平らげてしまうだろう。[*28] 望んでいたより多い量を食べてしまったにもかかわらず、客はこうした「エキストラ・バリュー・ミール」を食べて、得をしたと考える。

レストランでの行動をコントロールするルールは、とても簡単だ。

外食ルール1　包装されている食べ物に用心する

食べ物が何かに包まれて出されたら、その中身は、包みより健康的な価値が低いと思おう。ファストフード店は、「本物の食べ物」のアンチテーゼだ。

外食ルール2　炭酸飲料は厳禁

たとえどんなことがあろうが、炭酸飲料は絶対に注文してはならない。

外食ルール3　無料のパン、チップスも厳禁

ウェイターやウェイトレスに、無料のパンやトルティーヤチップスなどをテーブルの上に置かないように頼もう。

外食ルール4　デザートは週1回まで

その週にすでにデザートを食べていたら、1週間に2回目になるデザートはとらないようにしよう。

健康になりたいなら「本物の食べ物」を食べよう

私たちは、悪の巣窟でもあるかのようにレストランを避けなければならないのだろうか？　祖先が食べていたような食べ物をとらなければならないのだろうか？　そして、炭水化物はすべて避けなければならないのだろうか？

いやいや、私が勧めるのは、もっと簡単なことだ。**「安全な炭水化物」を食べればいい。**つまり、インスリン抵抗性を抑制するために**「低糖」の食事**をとり、肝臓にエネルギーが押し寄せるのを妨げることによってインスリンの過剰分泌を防ぐために**「食物繊維が豊かな食べ物」**をとればいい。

そして、それと同時に**「安全な脂肪」**を食べるようにすることだ。こちらのほうは、合成された脂肪（体が代謝できないトランス脂肪酸のようなもの）ではなく、本物の脂肪をとればいい。

マイケル・ポーランは『ニューヨーク・タイムズ』紙に掲載された「アンハッピー・ミールズ」という記事で、次のように勧めている。「Eat food. Not too much. Mostly plants.」（ほどほどの量を植物中心に食べよう）。これは7語だ。

私は、それを3語にまで凝縮したい。「Eat real food.」（本物の食べ物を食べよう）。「ほどほどの量を」の部分は、放っておいてもなんとかなる。「植物中心に食べよう」の部分は、地面から生えてきた状態の植物を食べるか、または、地面から生えてきた食べ物を食べた動物を食べればいい（その動物はそうした植物を食べてきているから）。

今まで見てきた**さまざまなダイエット法に欠けているのは「本物の食べ物は、本質的によいものだ」という考え**である。悪いのは、私たちが食べ物に対して手を加えるやり方なのだ。食べ物は丸ごと食べるようにしよう。蒸したり、ゆでたり、焼いたりすればいい。加工食品は、この肥満大流行物語の「ハイド氏」だ。それを元に戻すのには、逆のことをすればいい。

もちろん、それには私たち、そして食品業界が商売をするやり方を大変革する必要がある。だが、1980年代を思い出そう。食品業界は、低脂質ガイドラインを遵守するために、業務形態のすべてを見直した。それをもう一度やることは可能なはずだ。

ある食品業界の重鎮が私にこう言った。「2つの条件がそろいさえすれば、変わることはできる。まず、単独ではやらない」。つまり、業界の残りのメンバーも同じことをするのでなければやらない、ということだ。もう1つの条件は「売上を減らすことはできない」だった。

現在のところ、この2つの条件を整えるのは考えるだけムダだ。そうなったら食品の値段が吊り上がるのは必至だろう。しかしだからと言って、誰もが食品にもっと金を払わなければならないということにはならない。それはすべてアメリカ政府がどのような対応を見せるかにかかっている。

肥満との闘いには、前線が2つある。個人のレベルでの闘いと公衆衛生のレベルでの闘いだ。食品業界、加工食品業界、そして飲食業界が、現在消費者に提供している加工食品の選択肢は、自分たちのためにもならないという事実を認識するまで、世界の食品環境がすぐに改善するとは期待できない。

食べ物に何が入っているか、それらが体に何をしているかについて自分を教育することは、あなたと、あなたの子どもたちの個人的な食物環境をコントロールする闘いの半面でしかないのだ。残りの半面、すなわちあらゆる人の食物環境を改善する闘いは、政府を教育することにかかっている。

第18章 ●「果糖中毒」更生プログラム2

ホルモンを正常化する4つの習慣

「行動」ではなく「ホルモン環境」を変える

ドゥショーンは8歳。アフリカ系アメリカ人の少年だ。クリニックにやって来たとき、体重は約50キロ、BMIは35もあった。紹介されてきた理由は整形外科的な問題だった。股関節が両方とも外れてしまったため、動きが制限され、運動ができなかったのだ。

性格は頑固で、態度はけんか腰、学校の成績も悪かった。母親は愛想がよく、一見従順そうに見えたが、やはり肥満していて、注意されることを嫌った。彼女はクリニックを訪れるたびに、指示されたとおりのことをしていると言い張った。つまり、砂糖が添加された飲み物は家に置かず、本物の食べ物を食べ、おかわりしたいときには20分待ってからにする、という指示を守っていると言って引かなかったのだ。

だがドゥショーンの体重は診察に来るたびに増えていった。3年もたたないうちに、体重は116キロになり、BMIも50に跳ね上がった。そして命の危険のある閉塞性睡眠時無呼吸症候群を引き起こしたので、私たちは、彼の命を守るために、児童保護局に通報せざるをえなくなった。

息子を失うかもしれないという事態に直面して、母親はようやく自分の糖分依存症に向き合うようになり、家じゅうにあった炭酸飲料を捨て、息子といっしょに心理学的セラピーを受けた。

その結果、1年以内に母親も息子も27キロ体重を落とし、ドゥショーンは、話し好きの自信に満ちた少年になり、学校の成績も上がったのである。

この章を読んで、「この著者のやつ、いったいどこの惑星からやってきたんだ？　『ホルモン環境』を変えるなんて言っているが、本当に言っているのは、行動を変えろってことじゃないか。そんなことなら、どんな自己啓発書にも書いてあるよ」と思う人が、きっといるに違いない。だが友よ、それは、まったく逆なのだ。私たちは、個人としても社会としても、この肥満大流行を止めるために何か違うことをする必要に迫られている。明らかに何かを変えなければならないのだ。

だが、行動は変えられるだろうか？　いや、行動を変えようとしても、アメリカ全土にいる６０００万人の「ダイエット常習犯」を見ればわかるように、失敗するのは目に見えている。事実、こと**肥満については、親が子どもの行動を変えることはできない**。[*1] 世界中のほとんどの場所では、「行動」とは、「自由意志」によって、するかしないかを選択した末の行為だとみなされている。しかしながら、辞書にある「行動」の定義は「生理的な刺激に対して生じる定型化した運動反応」だ。

ホルモンを無視してドーナッツを我慢することは不可能

ここで大事なのは「生理的」という言葉である。アムステルダムにいるフェリックス・クレイアーは、「行動」とは、特定の刺激を作り出す中枢神経系への遺伝的、内分泌的、生化学的インプットが、アウトプットとして出力されたものの合計だと言う。[*2] 私たちが「行動」と呼ぶものは、実際にはそうした生化学的刺激に対する認知的な抑制なのだ。そう、あなたは欲望を無視することによって、クッキーに手を出さないように選びとることができる。

だが、ホルモンや神経伝達物質が行動を起こせと命令し、時間が経つにつれて、そうしたシグナルがどんどん強まるなか、本当にあなたは、1年365日、1週間に7日間、そして1日に24時間、ずっと欲望を無視し続けることができるだろうか？

これは抽象的な議論ではない。実際的な話だ。どんな人間の行動も、発現するにはホルモンシグナルを必要とする（たとえば、性的行動にはアンドロゲンとエストロゲン、親らしい行動にはオキシトシン）。こうした行動は、本当に先天的なものだ。それらは私たちの生化学反応の産物であり、生き延びるために進化の過程で発達したものである。そうでなければ、なぜ親は泣き叫ぶ2歳の子を放棄しないのか？　親のホルモンは子どもを守る気持ちを生み出し、子どもたちと不変の絆を築くように促すのだ。

糖分があふれかえった環境は、たった1世代のあいだに、ホルモンと神経経路を、私たちの不利益になる方向に微調整してしまった。もちろん、このルールにも例外はある。だが、もし私たちの大部分が、ドーナッツが欲しいとわめいている生理的な反応を常時無視することができたとしたら、そもそもこの本は必要ない。あなたの体はいつもあなたの意志を裏切る。そしてあなたは必ず失敗する運命にあるのだ。

たった30年でホルモンがうまく機能しなくなった

こうしたことがどんなふうに機能するのか（「機能していたのか」というべきか）を理解するために、チューリッヒ大学教授のマーカス・ストフェルの話を紹介しよう。彼は自分の幼少期をこんなふうに語っている。

ランチは正午に食べ、3時に下校したあとは、まっすぐ遊び場に向かった。その後3時間、クラスメートと思う存分遊び、喉がかわくと学校の噴水式水飲み器で水を飲んだ。そして午後6時に腹ペコの状態で家に帰った。「つまり、6時間何も食べず、水だけを飲んで、活発に運動するということが絶対に必要だったんだ……肝臓の調子を整えてリフレッシュさせ、インスリン感受性を高く保つためにはね。そのおかげで、次の日もまったく同じように遊ぶことができたよ」

40年前、炭酸飲料は特別な飲み物で、12オンス缶（約355cc）でしか手に入らなかった。2リットル入りの炭酸飲料ボトルが一般的になったことと（1973年にデュポンが特許を取得した）、1976年にセブンイレブンで発売された「ビッグガルプ」（「がぶ飲み」という意味。約1リットル入りの容器に入った炭酸飲料）のおかげで、今や私たちはドゥショーンと同じように、糖分を喉に流し込むようになってしまった。

現代の世の中では、2つの仕事を掛け持ちしている親は家で調理する時間がとれない。子どもたちのストレスは以前より高まっている。住宅開発と犯罪への危惧から遊び場もなくなってしまった。体育の授業やスポーツをする機会は、予算削減のあおりをくらって大幅に減っている。

私たちのホルモンは、30年前の環境では機能していた。今でも機能はしているが、私たちがみずから築きあげてしまった現在の環境下では働かない。自分と子どもたちに「進歩」という名のもとにしてしまったことに気がつくのが早ければ早いほど、それを早く元に戻せるようになる。

というのも、私たちが作り出してしまった新たな環境に順応する手段を探す努力は、これまでのところ、まったくムダに終わったからだ。「肥満で儲ける者たち」のダイエット商品がいかに役立たないかを考えてみたらいい。私たちは認めなければならないのだ。自分のホルモンと自分の生化学的反応から逃れることはできないと。脳の摂食経路、つまり空腹（第4章参照）、報酬（第5章参照）、ストレス（第6章参照）のいずれか、または複数の経路でホルモンの機能異常を抱えている人は少なくない。

肥満人口の50～60％については、これから示す介入手段が成果を挙げるだろう。残りの人々についてては、こうした介入手段は必要ではあるが、おそらくそれだけでは不十分だ。その場合は、より根本的な手段が必要になるだろう（第19章参照）。自分たちをこのひどい状態から救い出すには、ホルモンを修復して行動を修復し、究極的に健康を修復することが必要だ。そして、そうするためには、環境を修復することが必要になる。

ホルモンの機能不全を治す4つの行動

体重増加と代謝機能不全に関わる特定のホルモンの働きについては、第4〜9章で詳しく説明してきた。肥満管理のゴールは、次の各点を確実にして、ホルモンの機能不全を修復することにある。

行動1　インスリンを減らす――体脂肪を減らし、レプチン抵抗性を改善する
行動2　グレリンを減らす――空腹感を減らす
行動3　ペプチドYYを増やす――満腹感が早く抱けるようにする
行動4　コルチゾールを減らす――ストレスと空腹感を減らし、エネルギーが内臓脂肪として貯蔵されるのを防ぐ

行動1●インスリンを減らす——食物繊維を取り、糖分を減らし、運動する

ほぼどんな人にとっても、インスリンを減らすことは、成功するための要だ。インスリンのレベルが低くなれば低くなるほど、脂肪細胞に取り込まれるエネルギーの量が減り、レプチン感受性が向上し、食欲が減る。さらに、筋肉がより多くのエネルギーを利用できるようになり、それによって代謝面での健康と生活の質が向上する。では、インスリンはどうやれば減らせるのだろう？　その答えは、インスリンの分泌を減らすか、インスリン感受性を向上させるか、その両方をやればいい。

インスリンの分泌を減らす最良の方法は、インスリンの分泌を高める物質、つまりブドウ糖（グルコース）を膵臓になるべく触れさせないようにすることだ。そのためには、**精白した炭水化物の量を減らせばいい。**

インスリン感受性を高めるには、肝臓あるいは筋肉、またはその双方のインスリン感受性を高めることが必要になる。これは、それぞれ別の方法で行わなければならない。肝臓のインスリン感受性を高めるには、肝臓脂肪の生成を抑制することが必要で、それには**脂質と炭水化物が一緒に肝臓に触れる機会を減らさなければならない**（これこそ、効果のある人気ダイエット法の秘訣だ。第17章参照）。

そうするための最良の方法は、**糖分の摂取量を減らすこと**だ。なぜなら、糖分はつねに

脂質と炭水化物と一緒に存在するからである。**最も簡単な方法は、糖分が含まれる飲料を家から追い出してしまう**ことだ。炭酸飲料も、ジュースも、ビタミンウォーターもすべて。飲むのは水と牛乳だけにしよう。

糖分依存症に陥っている親は（第5章参照）、薬物依存症に陥っている親と同じように、子どもに対して「イネーブラー」〔悪癖に染まっていくのを黙認する〕、「共依存者」〔愛情という名で子どもを支配する〕、「擁護者」〔子どもをかばう〕になる。本来の親の役目とは、家のなかを子どものために、地雷原ではなく安全な場所にすることだ。

インスリンを下げるもう1つの方法は、より**多くの食物繊維を食べること**である。食物繊維は肝臓にエネルギーが押し寄せるのを緩和することにより、インスリン反応を抑える（第12章参照）。

そして、**茶色の食べ物（精白されていない食べ物）を食べよう**。ソラマメ、インゲンマメ、レンズ豆などの豆類、全粒穀物、ナッツなどがそうした食べ物だ。そして、**本物の食べ物をとろう**。加工したりジュースにしたりしたものではなく、フルーツを丸ごと、野菜を丸ごと食べよう。白い食品、たとえばパン、米、パスタ、ジャガイモは、繊維が取り除かれていることを意味する（ジャガイモの場合は、もともと食物繊維が含まれていない）。

最後に、筋肉のインスリン感受性を高める方法は、とてもシンプルだ。それができるのは運動だけである。なぜなら、筋肉に脂肪が蓄えられてしまったら、それを除くのは、焼き尽くすしかないからだ。そのうえ、運動すれば肝臓脂肪も燃やせる。

行動2●グレリンを減らす
——朝食にタンパク質をとり、寝る4時間前から食べない

空腹ホルモンのグレリン（第6章と第11章）を減らせば、毎回の食事の合計摂取カロリーが減らせる。これを実践する**最良の方法は朝食をとること**だ。朝食をとらないと、食べ物の産生熱量を徐々に上げることができず（第13章参照）、昼に近づくにつれてグレリンレベルが上がり続け、ランチと夕食を食べ過ぎてしまうだけでなく、夕方にかけて間食をしてしまいがちだ。

このように、朝食をとることは欠かせないが、そのときに何を食べるかも、また大きな違いを生み出す。**タンパク質に富む食事は、脂質または炭水化物に富む食事より、グレリンを多く下げられる**ことが研究で示されている。[*3] つまり、座っているだけで、より多くのエネルギーが燃やせるようになるわけだ。また、タンパク質の産生熱量はほかの栄養素より多い。つまり、タンパク質の代謝に使われるエネルギーは、炭水化物代謝の倍なのだ。

さらに、タンパク質が引き起こすインスリン反応は炭水化物の場合より低いため、炭水化

物のように血糖値を急激に引き下げて、早く空腹感を抱かせるようなことがない。

糖分の過剰摂取により非常に深刻なインスリン抵抗性に陥っている人は、ものすごい空腹感にさいなまれる。その空腹感はあまりにも強いので、標準的な食事を変更しただけでは、まぎらわせることができない。このパターンの典型的な特徴は、夜間のドカ食いだ。[*4] こうした患者が朝目を覚ましたときには、普通空腹感を抱かないため、朝食を抜くことが多い（これは、昼食以降に大量に食べることを示す気がかりな兆候だ）。

実際、そうした人々は例外なく寝る前に物を食べる。何か食べたくて、夜中に目を覚ましてしまう人もいるほどだ。**夕食後に物を食べることは、誰にとっても害がある。**というのは、それほど遅い時間にとられたカロリーは、燃やされるチャンスがなくなるからだ。そのため脂肪組織か肝臓に回され、患者のインスリン抵抗性はさらに悪化する。こうした患者のなかには、閉塞性睡眠時無呼吸症候群を抱えている人もあり、ほぼ全員がメタボ症候群を抱えている。彼らは、過剰なインスリンと睡眠不足のために、ひどく疲れ切っていて、運動する気力もない。

こうした人のレプチン抵抗性を改善するには（つまり、インスリン抵抗性を改善するには）、この夜間のドカ食いとエネルギー蓄積の悪循環を断ち切らなければならない。このような患者の唯一の希望は食事時間の再調整だ。つまり、**良識ある朝食とランチを食べて、おやつ**

はやめ、夕食は必ず、眠りにつく4時間以上前に食べるようにすること。夜遅く食事をとることに、いいことは1つもない。

　こうした患者は、ぐっすり朝まで寝ることが必要なのだが、それはむずかしいかもしれない。就寝時の気道の状態に問題が起きていることがあるからだ（閉塞性睡眠時無呼吸症候群と呼ばれる）。いびきをかく患者（閉塞性睡眠時無呼吸症候群にかかっている人は必ずかく）は医師の診察を受けて、二相性陽圧呼吸マスク（BiPAP《バイパップ》）と呼ばれる器械を使って、就寝時に気道を開いておく必要があるかもしれない。患者によっては、気道を広げて熟睡できるようにするため、扁桃腺摘出術とアデノイド切除術が必要になる場合もある。

行動3●ペプチドYYを増やす
――おかわりは20分間待ち、食物繊維をとる

ある子がお皿の上の料理をペロリと平らげて言う。「おかあさん、まだお腹が空いてるよ」。子どもにひもじい思いをさせたくないし、むずかられるのも嫌な母親は、おかわりをよそう。本書を読んでいる親御さんたち、こうしたことがどれほど頻繁に起きているだろうか？　毎日？　毎食？

　今度は、本書を読んでいる大人の方に聞こう。ハンバーガーにむしゃぶりついたばかり

なのに、なぜすぐに2個目を食べようとする？　「満腹感」という現象と「空腹感がない」という現象には、大きな違いがある（第12章参照）。胃袋に食べ物を入れるとグレリンのレベルは下がる。だが、だからといって、それ以上食べないということにはならない。

満足感のシグナル（食事をやめさせるスイッチ）はペプチドＹＹだ（ＰＹＹ）。胃とＰＹＹ細胞のあいだには6・7メートルほどの腸があり、食べ物がＰＹＹ$_{3-36}$細胞に達するまでには時間がかかる。だから、待ってあげよう。**日本には「腹八分目」という格言がある。**だが、これをアメリカでやるのは、とてもむずかしい。

うまくやる鍵は、**おかわりや2個目を食べる前に20分間置くこと**だ。それから、最初に食べる**1人前が適切な量であることにも注意を払おう。**たとえ、おかわりや2個目を食べなくても、食事の量を「スーパーサイズ化」してしまったら、同じように自分の体にダメージを与えてしまう。ＰＹＹを増やす最良の方法は、食べた物を腸内で素早く移動させること。それは食物繊維の役目だ（第12章）。そして**食物繊維を手に入れる最良の方法は、本物の食べ物を食べること**である。

行動4●コルチゾールを減らす——運動する！

さて、これは簡単ではない。コルチゾールは、あなたの短期的な友人で、長期的な敵だ。

コルチゾールを低く抑えること、つまりストレスを低く抑えることは、実質的に不可能だ。現代は、かつてないほどストレス因子にあふれ、それに対処する自然な方法というものもない。私たちの祖先は襲ってくるライオンから走って逃げただろう。でも、激怒する上司から全速力で逃げるようなことは、情けない行動だとみなされる。

ストレスが拍車をかける食べ方への対処は、最も克服がむずかしい問題と言っていいかもしれない。なぜなら、まず、本当の原因は「ストレス」にではなく「ストレスへの反応」にあるからだ（第6章参照）。これは遺伝的なものかもしれないし、生まれる前に運命づけられたものかもしれない（第7章参照）。そして、単なる意志の力では解決できない可能性が高い。次に、過剰なコルチゾールは内臓脂肪とインスリン抵抗性とさらなる食物摂取を促すため、メタボ症候群にとっては三重苦になる。最後に、コルチゾールは扁桃体のアウトプットをポジティブ・フィードバック、つまり悪循環に変えてしまう。

こうして、より多くのコルチゾールが扁桃体をより多く活性化するようになり、その後、さらにコルチゾールが増えるようになってしまうのだ。ストレスが人生からなくなることはないため、過食がなくなることもない。ストレスに対する対処メカニズムが不十分で、人生のあらゆることがうまくいっていないような場合には、自分のトラブルを無視するのはとてもむずかしく、問題はさらに膨れ上がってしまう。

実は、**コルチゾールを減らす簡単で安くて効果的な方法がある。それは運動**だ。運動中はコルチゾールのレベルが上がるものの（ブドウ糖をかき集め、脂肪酸を解放してエネルギーに変えるため）、その日1日コルチゾールのレベルを低く抑えてくれる。運動は、筋肉内で脂肪を燃やして筋肉のインスリン感度を上げ、肝臓内で脂肪を燃やして肝臓のインスリン感度を向上させる。

私たちのクリニックのルールは、運動した時間だけ、「スクリーンタイム」に使っていいというものだ。つまり、1時間テレビを見たり、コンピューターゲームをしたりしたかったら、1時間スポーツをするのである。これは、家庭では特にむずかしい。なぜかというと、親はテレビをベビーシッターの代わりに使う傾向があるし、現代の子どもたちはコントローラーを使ってするスポーツのほうを好むからだ。

多くの親は、赤ちゃんが子宮から出てくる前から、どこの大学に通うことになるかなどと夢想し始める。そんな親の期待のプレッシャーを感じとった子どもたちは、気分、活動、勉強に悪影響が出る。現代の子どもたちが抱えているプレッシャーはとてつもなく大きい。期待されていることすべてをやる時間など、どこにあるというのだろう？

ここに、本書のなかで最も重要な子育てのアイデアがある。**もしお子さんがソフトドリンクを飲むのをやめて運動をするようになったら「時間が作れるようになる」**のだ。もしお子さんが1時間活発に運動したら、5時間かかる宿題は4時間で終わるだろう。集中力が高まり、効率が上がるからだ。お子さんはこうやって時間を作り出せる。

アメリカのあらゆるところで行われた多くの研究が、運動を増やすと、子どもたちの学業成績と行動が向上することを示している。この本を読んでいる親御さんたち、時間を作り出すことこそ、21世紀の生き方だ。1日の時間を増やすことはできなくても、お子さんの生産性を高めることはできる。

残念なことに、お子さんの通っている学校は、きっとこのことを理解していないだろう。彼らは言う。「子どもたちが標準テストに受かるような教育をしなければならないんです。でなければ、『落ちこぼれ防止法』〔ブッシュ政権の教育政策の柱で、その後法制化された〕によって、教育資金を取り上げられてしまいますから」と。

教師たちよ、ここにあなたたちが知るべき情報がある。「落ちこぼれ防止法」は、実際には「子どもの前進を阻む法」かつ「反対する教師をゼロにする法」でしかないのだ。教師たちよ、学校で子どもたちを運動させなさい。毎日の時間割から45分間を割いて、汗をかくほど全力で動き回る運動に費やさせなさい。そうすれば、子どもたちの学業成績も上がるし、行動も改善されるはずだ。

忙しくても加工食品に頼らずにすむコツ

加工食品は私たちが暮らす環境を変えてしまった。だが、この状況を一新する手段はそろっている。たとえば、朝、スロークッカー（材料を入れておくだけで調理がすむ電気鍋）に材料を入れてから出かけるというのはどうだろう？　サラダは調理する必要がない（ただし市販ドレッシングの原材料には気をつけること）。

子どもたちは、学校で買うランチに代えて、家から弁当を持って行けばいい。学校のランチは、わずかな例外を除き、非常に加工が進んでいて、糖分が大量に含まれ、冷凍食品を解凍したものが多く（だから食物繊維を含んでいない）、国中を旅してきている。そして、はっきり言って、ひどくまずいことが多い。

ドゥショーンの母親と同じように、炭酸飲料は、すべて家から追い出してしまおう。お子さんが、家から持って行った弁当とスクールランチの両方を食べたり、家から持って行ったものを学校の仲間と交換したりしないように気をつけよう。学校が提供している食事について、校長と話し合おう。学校は、もっとうまくやれるはずだ。ジャンクフードを売るバンが学校の外に列をなして停まり、子どもたちがお金を握ってそこに走っていったりすることのないようにしよう。

もしお子さんがある程度の年齢に達しているのなら、家族のために料理をさせたらどうだろうか？　いつかは料理を覚えなければならないだろうし、大学ではかつて「フレッシュマン15」〔新入生は15ポンド（6・8キロ）体重が増える、という意味〕だったものが今や「フレッシュマン50」〔22・7キロ〕になっているのだから。

もちろん、こうした変化は、社会の中流階級から上流階級にだけ当てはまるものだろう。貧しい人々は、いまだに健康的な食べ物を手に入れられず、運動ができる地区に住むこともできない。だからこそ、政府主導の公衆衛生による解決策が同時に必要なのだ。

肥満の人の70%はホルモンで改善できる

私たちの暮らす環境が肥満にどう影響を与えるかについては、2つの考え方がある。まず1つは、遺伝と行動が相互作用して体重増加を招いているという考えだ。だが、遺伝も行動も変えようがない。だとすれば、この局面では、打つ手はまったくないことになる。

2つめの考え方は、行動はホルモンのアウトプットであり（第4章参照）、ホルモンは環境に反応する、という考えだ。肥満はホルモンの問題であり、ホルモンには変える余地があるため、ホルモンに関する限り希望はある。

本章で私は、最もむずかしい患者の環境さえ変えるための論理的根拠と方法を説明してきた。しかし、だからといってそれが効くとは限らない。私が示した指針は肥満人口の60～70％には効くだろう。だが残念ながら、遺伝、エピジェネティクス、発達プログラミング、そして環境中の太らせ因子は、どれほど環境を変化させても、それを圧倒してしまう場合がある。そんなときには、薬物治療と手術が必要になる。

第19章 「果糖中毒」更生プログラム3 最後の手段、医療手術

ホルモン環境を変えても改善が見られないときは

15歳の少年ジャレドは、物心ついたときからずっと肥満体だった。本人もそれを自覚していて、肥満がもたらす医学的・社会的な悪影響についても、よく理解していた。私たちは遺伝子変異を調べたが、なにも問題は見つからなかった。経口ブドウ糖負荷試験では膨大な量のインスリンが示されたが、インスリン抵抗性は見当たらなかった。オクトレオチドを注射で投与したところ、体重は合計10カ月間安定した。しかしその後また増えてしまった。ほかの薬はまったく効かなかった。

高校の最後の年に、ジャレドは腹腔鏡下調節性胃バンディング術（LAGB）を受けた。その後の1年間、食欲は減り続け、体重も166キロから101キロまで落ちた。

母親は私にこう言った。「食事に出かけたら、近くのテーブルの人が、私たちのことを見て『なんて美形の一家なのかしら』って言っているのが聞こえたんです。私は神様に感謝しました。もう泣かずにはいられませんでした」

肥満は行動がもたらすものではない。それは病気ですらない（病気だったら共通の病態生理学的特徴があるはずだ）。肥満とは、さまざまな病状が合わさった表現型（複合形質）なのである。肥満によって機能不全に陥りかねない臓器系は3つあることを思い出してほしい。つまり、脳（第4〜6章参照）、脂肪（第7〜9章参照）、あるいは脳または脂肪に影響を与えるホルモン（第18章参照）だ。

肥満は、これまでも、今も存在し、これから先も決してなくならないだろう。しかし、そうだとしても、ここまで蔓延しなくてもいいはずだ。空腹の問題（視床下部の機能不全）、報酬の問題（側坐核の機能不全）、あるいはストレスの問題（扁桃体の機能不全）に勝てる人はほとんどいない。そしてその途中で余分な脂肪細胞が作られてしまうと（たとえば、がんの治療でステロイドを使用したときや、母体の食事不摂生や妊娠性糖尿病が原因で生まれる前の子どもに過剰なインスリンが生じたときなど）、こうした脂肪細胞は手にしたエネルギーを簡単には手放さない。

食事を変えたりホルモン環境を変えたりすれば、50〜60％の人々には効果があるが、生化学的反応の力を克服できない人々が残ってしまう。肥満の裏にある原因をよりよく治療できるようにするには、ひとりひとり異なる肥満原因を全力で突き止めなければならない。そうしなければ、私たちは間違った治療を施してしまうことになる。だから、こうした40～50％の患者を効果的に治療する鍵は、正確な診断にある。残念ながら、診断のための十分な医療設備はまだ開発されていないため、治療法と診断とのマッチングは、不確定なものにとどまっている。

肥満とメタボ症候群に特効薬はないし、これから先も、そのようなものが現れることはないだろう。1日に炭酸飲料を4杯も飲んでいるような場合には、なおさらだ。この章は、6カ月から12カ月にわたって食事とホルモン環境の改善（力動的精神療法、認知療法、家族療法、あるいはそれらを組み合わせたものを含む）を正式に行ったあと、その効果がなかったという作業仮説に基づいて書かれている。そのような場合には、何ができるのだろう？　そう、いよいよ奥の手を使うときがきたのだ。

メタボ症候群のリスクを予測する5つの手段

第8章では、内臓脂肪の量を調べる方法を紹介した。メタボ症候群のリスクを予測するそれ以外の方法はすべて比較的高くつき、採血、特殊装置、そして専門のデータ分析が必要になる。こうした検査と結果の分析を行うのは医師だが、あなたもそれらが何を意味するのかを知っておいたほうがいいだろう。自分の健康を知る重要な手立てとなるからだ。

手段1●空腹時脂質プロファイル

アメリカではいまや実質的にすべての人が、心臓病にかかるリスクを調べる空腹時脂質プロファイル（別名、コレステロール値測定検査）を課せられている。だが、この脂質プロファイルには、一見してわかるよりずっと多くのことが含まれており（第10章参照）、この分野は常に進化を続けている。

１９７０年代に科学者たちは、ＬＤＬ（低比重リポタンパク）は悪玉コレステロールで、ＨＤＬ（高比重リポタンパク）は善玉コレステロールだと断定した。２０００年代初期には、中性脂肪のレベルもまた心臓病のリスクに相関していること、とりわけ肥満の世界的大流行のもとでは、特にそれが当てはまることを学んだ。

中性脂肪／ＨＤＬ比は、酸化ＬＤＬ（動脈の内壁に沈着するＬＤＬ）、インスリン抵抗性、メタボ症候群の代理マーカーとして利用されている。患者の空腹時脂質プロファイルを手にした医師は、すべての脂質画分（組織を抽出して得る、脂質を主成分とする部分）を見る必要がある。それらは単離して見ることができないからだ。

手段2●アラニンアミノ基転移酵素（ALT）

メタボ症候群の診断は、肝臓に付いた脂肪の量を調べることに尽きる。[*1] 肝臓の酵素であるアラニンアミノ基転移酵素は、肝臓脂肪の蓄積だけに関与するものではないが、検査が簡単なだけでなく、将来の糖尿病の予測因子としても有益だ。[*2] たいていの医師は、患者のALT値が40を超えると緊張するが、最近のデータでは、ALT値が25でも肝臓脂肪の蓄積を示しているのではないかと考える研究者もいる。

手段3●空腹時のインスリン、血糖値、ヘモグロビンA1c《エーワンシー》検査

どんな医師でも、成人の肥満患者に対しては、2型糖尿病の有無を調べるために空腹時血糖値検査を行う。このパラメーターが変化するのは病気の最終段階で、この数値が変わっていたら、メタボ症候群は本格的なものになっており、もはや予防策はないことを意味する。

体は、あらゆることをして血糖値を正常範囲に保とうとするが、それにはインスリンのレベルを上げることも含まれる（つまり、インスリン抵抗性の改善だ！）。そのため、空腹時血

糖値を評価するには、膵臓がどれだけ働いているかを示す空腹時のインスリン血中濃度も同時に測らなければならない。ただし、空腹時のインスリン血中濃度は、インスリン抵抗性のことしか教えてくれない。膵インスリンが過剰になっているかどうかはわからない。

私たちのクリニックでは、初診の患者を診るときには、インスリン抵抗性があるものとみなしてかかる。なぜなら、それはあまりにもよく見られる現象だからだ。もし患者が環境の改善（第18章参照）に反応するとすれば、それ以上検査を行う必要はない。だが、もし反応しなかった場合は、経口ブドウ糖負荷試験を行って、過剰なインスリンを分泌しているかどうかを調べ[*3]（第4章参照）、インスリン分泌を低減させるためにとるべき最良の治療法を判断する。

近年医師は、ヘモグロビンA1cを測ることから、患者のスクリーニングを始めるようになった。これは、過去3カ月間のブドウ糖のコントロール状態を知るための血液検査で、糖尿病患者をモニターするために使われる。だいたいにおいて、5・5％未満は正常、6・5％を超えると糖尿病だ。6・0〜6・5％では、ブドウ糖負荷試験によって、糖尿病にかかっているかどうかを調べる必要がある。[*4]

手段4●炎症マーカー

メタボ症候群はまた、炎症と細胞損傷の問題でもある。これらを調べる検査（高感度CRPなど）は非常に高額で、標準的な民間保険の適用になっているものはひとつもなく、心臓麻痺や脳卒中のタイミングを正確に予測する効果があると証明されているものもない。そのため、これらは前途有望な手段ではあるものの、依然として研究段階にあり、臨床現場ではまだ採用されていない。

手段5●画像検査

こと肥満に関しては、1枚の画像は1000語の説明に匹敵する。だとすれば、あなたの腹部と肝臓がどんな状態になっているのかを見る方法はあるのだろうか？　答えはイエスだ。しかし、それらはすべて高額で、しかも臨床研究中であり、これから先すぐに利用可能になるとは考えられない。

肝臓の超音波検査は、脂肪肝の特定に高い特異性を持つ（つまり、肝臓が脂肪肝になっていれば、それが見られる）が、感度は比較的低い（つまり、肝臓が脂肪肝になっていると思ったが、実際にはそうではなかった、という場合がある）。もう1つの検査法は、二重エネルギーX線吸収測定法（DEXA）と呼ばれるものだ。脂肪組織の量を簡単かつ明瞭に測定することはできるものの、その脂肪がどのタイプなのか（つまり、皮下脂肪なのか、内臓脂肪なのか、はたまた肝臓脂肪なのか）はわからないため、この検査結果の利用法は限られる。

それ以外に、腹部のＣＴとＭＲＩがあり、これらは、脂肪の貯蔵場所を区別することができる。だが、両方とも１回の検査に１０００ドル以上もかかり、保険でカバーされないため、ほとんどの患者に利用できない〔日本でも健康保険非適用の場合が多いが、自己負担の場合でも病院によっては比較的安くすむ場合がある〕。

自分が太っていたり、病気を抱えていたり、あるいはその両方であることがわかり、医師が特定の遺伝的異常や生化学的異常を除外したあとになって初めて、あなたと医師は、最適な治療法と治療の進捗状況をモニターする最良の方法について検討できるようになるのだ。

肥満治療薬が認可されにくい理由とは？

残念なことに、肥満治療薬の開発にはブレーキがかかってしまった。ライフスタイルの改善による効果があまり得られず、エネルギーバランスの生理学的理解がますます進み、有望な治療薬の本物の金鉱が眠っているというのに、製薬企業は肥満研究をやめてしまったのだ。

4カ月間の延命効果があるがんの新しい治療薬は、重篤な副作用があっても米国食品医薬品局の認可が得られているのに、肥満治療薬の安全基準はあまりにも高く設定されているため、毒性が微々たるものであっても最初から認可されない運命にある。米国食品医薬品局は、新薬について、必ず費用対効果分析をするように義務付けている。つまり、潜在的な副作用のリスクがあっても認可する価値があるかどうかを調べるのだ。

米国食品医薬品局長官のマーガレット・ハンバーグ〔2015年4月に退任〕は、肥満の克服は「健康的な選択をすれば可能だ」と信じている。だから薬など必要ない、というスタンスなのだ。**メタボ症候群に含まれる病気の治療薬は山のようにあるが、そうした病気が発生する前の患者を対象とした薬は実質的にゼロに近い。**米国食品医薬品局は最近、潜在的な毒性があるという懸念から、3種類の肥満治療薬の認可を取り消した（エフェドリン、シブトラミン、フェニルプロパノールアミン）。現在ではオルリスタット（製品名はゼニカル、市販薬ではアリまたはアライという名前で知られている）が唯一認可を得て販売されている薬だ。しかし、この薬にはほとんど効果はなく、多くの副作用があり、肝臓に与える潜在的な悪影響について、認可を取り消すかどうかの論争が起きている。

米国食品医薬品局は近年、3種類の肥満治療複合薬の認可申請を却下している。とはいえ、その3種類のうちの1つ、フェンテルミン・トピラマート合剤（商品名「キューシミア」）は、2012年に、2度目の申請で認可された。そして米国食品医薬品局は、2012年6月に肥満症治療剤ロルカセリンを認可したところである。

どんな肥満治療薬も、一部の人にしか効かない

こうした状況のもと、利用できる薬はほとんどない。さらに、肥満治療薬にはめざましい治療実績がない。エネルギーバランスは生命体が生き延びるために非常に大切なものであるから、体はどんなことがあっても脂肪を手放そうとはしないのだ。

どんな肥満治療薬も、最初の4カ月ほどは効果を発揮するが、そのあと停滞期がやってくる（第4章参照）。あらゆる薬には副作用があり、なかには重大な副作用のあるものもある。肥満治療薬はすべて、ローカロリー食事法と組み合わせて試験が行われている。そのため、どんな薬も標準的な環境改善を「補助するもの」とみなされるべきなのだが、それは人々が実際に使うやり方ではない。

いずれにせよ、薬を正しく使うことは絶対に必要だ。肥満治療薬や食事法はそれぞれ、エネルギーバランスの異なる局面で作用するように意図されている。現在のアプローチは

次のようなものだ。食べるカロリーを減らす（フェンテルミン）、吸収されたエネルギーを減らす（オルリスタット）、消費エネルギーを増やす（現在使える薬はない）、そしてインスリン抵抗性を改善する（メトホルミン）かインスリンの分泌を抑制する（低炭水化物ダイエット）。

研究中の新薬はたくさんあり、それらの多くが標的療法（患部に限定して薬剤を送り込むことにより副作用を防ぐ治療法）を目指しているにもかかわらず、安全性と効果の証拠はなかなか得られていない。その理由の1つは、肥満は単独の病気ではなく、さまざまな病気が組み合わさった結果であるからだ。そのため、どんな薬であっても、一部の肥満患者にしか効かない。

もう1つの理由は、体重を維持するメカニズムは冗長経路になっていて、とても強力であるため、片方の経路だけを治療しただけでは不十分なことが多いのだ。多くの専門家は今や、肥満を「根治する」強力なブロックバスター薬を開発する考えは捨て去り、[*5]その代わりに、エネルギーバランス経路のさまざまな部分を標的にする複合薬の開発を提唱するようになった。

しかし、それを実現するには、製薬企業同士が協力し合うことが必要だ。いうなれば、アップル社とマイクロソフト社が恋に落ちることを期待するようなものである。そのことはまた、ホームランは望めず、たまに見られるシングルヒットで我慢しなければならないことも意味する。ちょうど野球と同じように、製薬会社が長打力のない短距離打者に大量の資金を費やすことは期待できない。

肥満手術の効果はまだわかっていない

併存疾患のある肥満の成人と、生命にかかわるような極端な肥満を抱えた思春期の若者には、手術が必要になることがある。肥満手術は体重減少をもたらすだけでなく、50％の患者において、2型糖尿病を逆転させ、寿命も延ばす可能性があることがわかっている。[*6]

とはいえ、肥満手術のランダム化比較試験〔患者に知らせずに、効果を検証したい治療法を行うグループと行わないグループにランダムに分け、その結果を比較する臨床試験〕を行うのは倫理的な理由から実質的に不可能だ。見せかけの手術を行うことなど、できないからである。さらに肥満手術の臨床試験は、肥満の原因もメカニズムも考慮に入れていない。そのため、特定の患者に特定のアプローチを適用する効果は疑わしいままだ。

肥満手術は、糖尿病や閉塞性睡眠時無呼吸症候群といった、肥満に関連する併存疾患が本格的なものになるのを予防するうえで、最も効果のある治療法だ。こうした病気が本格的なものになってしまうと、肥満手術をしたところで、病気は改善されても、逆転させることはもはやできなくなる。

それでも、多くの保険会社は、こうした生命にかかわる病気が本格的になってからでないと肥満手術を承認しない。しかし、深刻な肥満（体重204キロ以上）をきたすまで手術を待っていたら、手術は不可能になってしまう。なぜなら、術後の経過観察に必要なMRIスキャナーに体が入らなくなってしまうからだ。まさに、堂々巡りの状況である。

思春期の若者では、肥満手術を早い段階で行えば（重度の肥満を抱えている場合のみだが）、寿命を何年も延ばせる可能性が高い。手術を受けた患者は、メタボ症候群のダメージを免れることさえ可能になる場合がある。しかし保険会社は、遅らせられる限り支払いを遅らせて、患者が親の保険のカバーから外れるのを待ち、保険金を支払わずにすませようとする。そのため、リスクと恩恵のバランスが、恩恵のほうに傾くタイミング（つまり、手術による有病率と死亡率を、健康改善率と合併症発生前への回復率とに比較したときに、後者が上回る時点）を知るための指針が求められている。

成人における手術の結果は、医師と施術施設によってばらつきがある。手術の有効性を評価し改良する唯一の方法は、患者を長期間にわたって慎重にフォローアップすることしかないのだが[*7]、それでは今から手術を行おうとする患者には間に合わない。肥満手術は、データ収集、長期間のフォローアップ、そしてむずかしい患者に必要な集学的治療を行うことができる地域の大学病院で受けることが絶対に必要だ。[*8] しかし、手術の実施施設の数を制限すれば、実施可能な手術の数と利用機会を制限してしまうことになる。

胃を小さくしたところで人の行動は変わらない

一般の人が抱く最大の誤解の1つは、肥満手術をすれば、長期間にわたって継続した効果が得られるということだ。この誤った考えを広めた責任の一部は、マスコミ、肥満手術センター、手術を受けたアル・ローカー〔気象予報士〕やシャロン・オズボーン〔オジー・オズボーンの妻〕、スター・ジョーンズ〔弁護士〕といった有名人、そして「切り逃げ」タイプの医師たちにある。

しかし、効果はいつまで続くのだろう? 手術したほぼすべての患者は、最初の12カ月のうちは体重を減らしている。[*9] だが、本番は、術後1年目の区切りのあとにやってくる。その後、33%までの患者において、減らした体重のすべてとは言わないまでも、かなりの部分が戻っているのだ。[*10]

胃は、ふたたび簡単に伸びて、過剰な食物摂取を可能にしてしまう。多くの手術では、胃を野球のグローブ大からゴルフボール大にまで縮める。空腹感も減り、以前より少ない量の食事で、満腹感が得られるようになる。ここまでは素晴らしい！

だが、前に述べたように、肥満した人の多くは、お腹が空いていないときにも食べてしまう。肥満の根本原因、つまり報酬とストレスがもたらす「行動」（第5章と第6章参照）は、肥満手術をしてもまったく緩和されないのだが、大部分の患者も医師も、その点を解決しようとはしない。

そして肥満手術をしても、カロリーを「飲む」ことは防げない。これにより、元の体重への復帰速度はさらに速まってしまう。こうした患者には、手術に加えて、長期間の心理療法が必要だ。要するに、肥満手術は食事療法と環境改善を補助するものと考えるべきで、「魔法のメス」ではないのである。

こうした手術がまかなえる人は非常に少ない。手術費用だけで1万5000ドルから4万ドルまでかかるうえ、術前評価や合併症の処置、長期間のフォローアップなどはすべて別会計だ。アル・ローカーやシャロン・オズボーンが手術を受けられるのに、なぜ自分は受けられないのか？　その理由は、あなたの保険会社が、費用を支払おうとしないからだ［日本では腹腔鏡下スリーブ状胃切除術が2014年4月から健康保険の適用になった］。

しかし、複数の費用対効果分析で、肥満手術は寿命と生活の質の双方を向上させることが示されている。[*11]実際、手術は健康関連費用を減らす効果がある。とりわけ2型糖尿病の治療にまつわる費用については、それは確実に言える。医療制度にかかる負担も、少しは軽くできるかもしれない。何と言っても、このままいけば、2030年までにアメリカだけで1億人の糖尿病患者の世話をしなければならなくなるのだ。

減量効果がある手術ほどリスクがある

肥満手術（俗に「胃のホチキス止め」と呼ばれている）は、吸収不良性を利用するもの（食物を便として排出させる）、制限性を利用するもの（食物を胃に入れないようにする）、およびその2つを組み合わせたものに分けることができる。

完全に吸収不良性にする手術（十二指腸転換を伴う手術や空腸回腸バイパス術など）は、有病率と死亡率が非常に高くなるため勧められない。ルーワイ胃バイパス術（RYGB）は2つの方法を組み合わせたもので、大幅な体重減少が達成できるだけでなく、2型糖尿病を逆転させることもできる。[*12]

制限性を利用する手術は、胃の容積を小さくして、摂取される食べ物の量を減らすものだ。これには、胃内バルーン留置療法[*13]（BIB）、腹腔鏡下調節性胃バンディング術[*14]（LAGB）、スリーブ状胃切除術[*15]（SG）などがある。

残念なことに、これらの手術の全般的な安全性は、減量効果と反比例している。つまり、手術が安全であればあるほど、減量効果は低い。そのため、「お勧めの」タイプといったようなものは存在しない。

肥満している思春期の子どもは手術すべき？

大人とは違い、思春期の若者には、もっと厳しく保守的な手術適応基準を当てはめる必要がある。というのは、肥満した思春期の若者のうち、そのまま肥満した大人になるのは85％にすぎないからだ。さらに、肥満した思春期の若者では、大人に比べて、生活習慣の改善と薬物療法が効く率がやや高く、併存疾患が生命を脅かすようになるまでの時間が長い。また、成人になるまで、法的に有効な同意書を自分で書くことができない。

こうした理由から、米国小児外科学会と米国小児科学会を代表するメンバーからなる専門家委員会は、思春期の若者の肥満手術は、患者の長期管理に熱心な施設でのみ行われるべきであり[*16]、肥満にまつわる併存疾患（閉塞性睡眠時無呼吸症候群など）が患者の生命を脅かしている場合にのみ行われるようにしなければならないと提言している。

私もこの見解に同意すべきではあるのだが、個人的には、正直に言ってたいていその頃までには「馬は小屋から出てしまっている」（もう手遅れだ）と感じている。子どもや若者が完全に大人になるまで待つということは、さらに体重と併存疾患を増やすことにほかならない。そうした事態は、早めに手を打つことで避けられるものだ。体重を一定に保つのは体重を減らすより簡単だ。だが、手術を肥満の解決策として活用すべき程度については、さらなるデータが蓄積されるまで待たなければならない。

手術は最後の手段。最初から飛びついてはダメ

この章で紹介した薬や手術がこの世に存在するという事実（しかも普通に使われたり行われたりしているという事実）自体、私たちのエネルギーバランス経路の破綻、および、それをもたらした環境の悪化を示している。生化学的異常を抱える5％の人々、つまり10年前、100年前、はては1000年前でも肥満に陥っていたであろう人々にとって、最後の手段は明らかに必要だ。

しかし、残りの95％の人々（そのうち60％は体重過多か肥満に陥っていて、正常体重の人々もその40％はメタボ症候群を抱えている）については、最初から「最後の手段」に飛びつく必要があるだろうか？　そもそもアメリカにいるすべての肥満患者に、最後の手段を提供する資金

などあるのだろうか？

「初回通過」（医学的な意味は、腸で吸収されたものが血液中に移動する前に肝臓へ移行して代謝されること）の段階で、何かをすべきであるのは明らかだ。そこで登場するのが公衆衛生である。肥満大流行という、この人を喰う巨大な力を世界中で押しのける最良かつ唯一のチャンスは、公衆衛生だ。

おわりに●

肥満で儲けている企業と戦う方法

「政治とは、産業界のエンタメ部門にすぎない」

――フランク・ザッパ
〔1960年代から1990年代にかけて活躍したミュージシャン〕

ここまでの章で、私は肥満の世界的流行に関する科学を説明しようと努めてきた。その過程で過去を遡ることによって、新たな思考過程と方向性を示すことができたように思う。はっきりしているのは、ごくひとにぎりの者たちが、「肥満の政治」をもてあそび、多くの人々の犠牲の上に大儲けをしているということだ。

私たちはそうした例をすでに目にしてきている。タバコもその1つだ。タバコに関する文書が産業界の腐敗を暴き出すまで、科学的事実は長年にわたってねじ伏せられてきた。

タバコ産業は一貫して研究結果を隠し通しただけではない。UCSFの私の同僚マーシア・ワーツやスタントン・グランツが発見したように、不正行為はデータのねつ造や改ざんにまでおよんでいた。[*1] これは科学界では究極の犯罪である。審判が下されなければならない。

地方検事は、どのようにして有罪性を訴えるだろう？　起訴を成功させる要因は3つある。それは、関連性、動機、そして相手を追い詰める決定的な証拠だ。大手タバコ企業との闘いを思い出してみよう。喫煙と肺がんの関連性は1964年に初代米国公衆衛生局長官の報告によって明らかになった。動機は1980年代、脳の依存中枢に対するニコチンの作用が研究によって判明した時点で明らかになる。しかし、大手タバコ企業の顧客に対する冷淡な無関心が露呈したのは、ある内部告発者が今や決定的証拠として有名になった書類のありかを指摘してからだった。

この例が、大手食品企業にも当てはまるかどうか考えてみよう。食環境と肥満およびメタボ症候群との関連性は、議論の余地がないほど明らかだ。私たちは因果関係さえ手にしている。動機にしても頭を悩ませるまでもない。アメリカの食品産業は1日1人あたり3900キロカロリーの食品を製造しており、そのうち約29％が廃棄されている。だが、私たちの合理的な摂取カロリーは、1800～2000キロカロリーだ。

では、その差を食べているのは誰だろう？　それは、私たち自身なのだ！　進化の過程全体を通じて、人類は一定の量しか食べることができなかった。だが今や、その量は天井知らずだ。なぜなら、これまで見てきたように、工業製品として作られグローバル化した高糖分・低食物繊維の食品は、私たちをよけい空腹にしてしまうのだから！

では、決定的な証拠は？　実は、大手食品企業は大手タバコ企業そのものなのである（フィリップモリス＝アルトリアグループ＝クラフトフーズ、ゼネラルフーヅ、ジェロ、ポストフーズ、さらにはＲＪレイノルズ・タバコ・カンパニー＝ナビスコ）。食品業界は、みずからがしていることを自覚しているのだろうか？　人類が進化させてきた生化学機構を自社の利益のためにハイジャックして、人々に大損害を与えていることがわかっているのだろうか？

おそらく、肥満における決定的な証拠は、決して手に入らないだろう。なぜなら産業界は教訓を学びとって、もはやいかがわしい書類を放置するようなことはしなくなったからだ。だが私たちは、すでに子どもたちを1世代分失ってしまった。今やビッグ・フードの足を火にかざすときがきたのだ。「進歩」と「利益」の名において、私たちの食生活に与えた打撃を、彼らに撤回させなければならない。企業が（そして私たちが）現在知っている物事を思えば、もし企業が変わらないとしても、それ自体が決定的な証拠になりうる。

食品業界も政府もあてにならない。ではどうする？

しかし、起訴には至らないだろう。大手タバコ企業はＲＩＣＯ法（組織犯罪対策法）に抵触した嫌疑で、ある連邦判事から起訴され、連邦議会に嘘をついたとしてタバコ企業の重役たちが職を失った。しかし、彼らは偽証罪の容疑で取り調べられたものの、刑務所送りになる者はひとりとしてなく、罰金を払わせられた者もいなかった。民法上の巨額の示談金が州政府に思いがけなく転げ込んだが、市民には何の見返りもなかった。これでもまだ、納得がいかないだろうか？

では、もう１つ例を挙げよう。２００８年の経済崩壊だ。企業のＣＥＯたちが有罪であることは火を見るよりも明らかだったが、刑務所送りになった者はひとりもいない。政府は企業の救済のために７７７０億ドルを融資したが、市民には何もしてくれなかった。同様に、食品企業の重役の責任が問われる可能性はまったくない。くやしいが、彼らがやっていることは合法なのだ！

さらに悪いことに、アメリカの行政府と立法府が食品業界を支持していることは明白だ。ファームビルは私たちを殺す商品作物に補助金を出しており、米国農務省はアメリカの食品産業を国内外で助成している。そして立法府はまだ立ち上がろうとはしていない。その理由のひとつは市民がまだ立ち上がっていないからだ。人々はまだ「どの食べ物でとろうがカロリーは同じ働きをする」と信じている。

声を上げれば、ルールが変わる

いや、友よ、この事態はトップダウンでは解決しない。ボトムアップの動きを起こさなければならないのだ。政府が正しいことをしてくれると期待することはできない。正しいことをするように、こちらから仕向けることが必要なのだ。国会議員は、おカネより票のほうが重要になるときでなければ話を聞かない。しかし、それに気後れしてはいけない。民主主義で力を握るのは市民だ。

その格好の例がシートベルトである。今では、シートベルトをしないで車を運転することなど考えられない。だが、この考えは、比較的新しいものなのだ。車にシートベルトを備えるようにという連邦指令案が採択されたのは1967年だったが、その使用を義務化する連邦指令はなかった。

世界初のシートベルト着用義務を定めた法律が施行されたのはオーストラリアで、

1970年のことだった。オーストラリアは、シートベルトの着用は命を救うと知っていたのだろうか？　いや、それまでどこもやっていなかったのだから、知らなかったはずだ。それは、公衆の安全を図るよい手段だと思えただけだったのだ。

アメリカ自動車産業御三家《ビッグスリー》〔ゼネラルモーターズ、フォード、クライスラー〕は、何年にもわたってシートベルト法の制定と闘い続け、そのあいだアメリカのドライバーと乗客は死に続けた。「飲酒運転に反対する母の会」があらゆる州の州議会議事堂で声高に叫ばなければ、シートベルト着用を義務化する法律は実らなかっただろう。

彼女たちのおかげで、そうした法律は1984年から1993年にかけて現れ始めた。現在でも、シートベルト法は50州で施行されているものの連邦レベルの法律はない。ボトムアップの運動が功を奏したのだ。こうした例は、公共の場での喫煙禁止、毒性廃棄物の処理、麻薬の取り締まりなど、ほかにもたくさんある。

一般市民の激しい抗議は強力な推進力になる。これは肥満対策についても効果がある。私は、カリフォルニア州ウォルナットクリークにある「ウェルネス・シティ・チャレンジ」という権利擁護団体のメンバーであることを誇りに思っている（www.wellnesscirychallenge.com）。これは、シェフのシンディ・ギアシェンが設立した団体で、彼女はまさに嵐を巻き起こすパワーを持っている。本物の食べ物を取り入れて病気を克服し、幸せを広めることを目的に、たった1人で、市長執務室、商工会議所、教育委員会、カイザー・パーマネンテ病院をはじめとする諸病院、レストラン協会、地元のセーフウェイ・スーパーマーケット、そしてSYSCO（食材調達会社）を動員し、1年かけて、マルティネスとコンコードにある、あらゆる公共の食物提供施設を完全に一新したのだ。自動販売機はリンゴとオレンジを売るようになり、炭酸飲料は姿を消した。

この運動の一環として、マウント・ディアブロ高校の生徒たちは、本物の食べ物の調理の仕方を学び、教師に朝食として提供した。生徒たちは、教師が体重を減らし、学校に来て教えることを楽しむようになる姿を驚きの眼で見つめた。そして今では、自分たちも、それまでファストフードの売店で買っていた朝食をやめて、本物の食べ物を食べたいと思うようになった。このデモンストレーション・プロジェクトは、米国心臓協会をはじめ、多くの団体の後援を受けて行われ、そのメッセージに力を感じた多くの篤志家の協力を集めている。

願わくは、あなたもそのひとりになってほしい。本書では個人的感情をはさまずに肥満の科学とロジックを説き、それらがどのように個人と社会を救えるかについて考察した。だが私も1人の人間だ。私たち、私たちの国、私たちの地球に降りかかったことを考えると気が滅入る。この本は、子どもたちによりよい世界を手渡したいという、私の心からの叫びだ。今こそ、大声を上げるべきときなのだ。そうすれば、子どもたちは「地を受け継ぐ」ことができるかもしれない〔『マタイ福音書』第5章第5節より、およびコンピューターゲーム「Inherit the Earth」の題名〕。

用語集

1型糖尿病 (Type 1 diabetes)
膵臓のベータ細胞がじゅうぶんなインスリン生成を行わないために高血糖になる疾患。

2型糖尿病 (Type 2 diabetes)
組織に対するインスリンの作用機能不全のために高血糖になる疾患。

アラニンアミノ基《き》転《てん》移《い》酵《こう》素《そ》 (ALT)
肝機能を知るための血液検査で調べる酵素。肝臓内の脂肪の量にとても敏感に反応する。

インスリン (Insulin)
肝臓にグリコーゲンの貯蔵を指示し、脂肪細胞にエネルギーの貯蔵を指示するホルモンで、レプチンシグナルを妨げることにより食物摂取を増大させる。

インスリン抵抗性 (Insulin resistance)
インスリンシグナルの伝達レベルが低下しているために、膵臓のベータ細胞に、より多くのインスリンを作らせている状態。

インスリン分泌 (Insulin secretion)
血糖値の上昇および迷走神経の発火に反応してインスリンを分泌するプロセス。

エストロゲン (Estrogen)
女性の性ホルモン。卵巣または脂肪細胞で作られる。

エピジェネティクス (Epigenetics)
DNA塩基配列を変えずに起こる遺伝子の変化。通常は、産まれる前に、母親の胎内で生じる。

オクトレオチド (Octreotide)
さまざまなホルモン(特に成長ホルモンとインスリン)を体内で抑制するホルモン「ソマトスタチン」に似せて作られた薬剤。

オビソーゲン (Obesogen)
脂肪が燃やされるとき、放出されるカロリーよりも多く脂肪を蓄積させるようにする太らせ因子。

活性酸素 (Reactive oxygen species)
細胞代謝の産物として生じる化学物質で、タンパク質や脂質を傷つけるため、抗酸化物質で解毒しないと細胞が機能不全に陥ったり、死んでしまったりする。

グレリン (Ghrelin)
胃が作るホルモンで、空腹シグナルを視床下部に送る。

経《けい》腸《ちょう》 (Enteral)
腸を介して体内に入ること

交感神経系 (Sympathetic nervous system)
心拍数を上げ、血圧を高め、エネルギーを燃やす、自律神経系の部位。

コルチゾール (Cortisol)
急速に糖分を動員させるストレスホルモン。だが、慢性的に分泌されると、内臓脂肪が蓄積する。

視《し》床《しょう》下《か》部《ぶ》 (Hypothalamus)
脳の基底部にあり、さまざまな腺のホルモンの分泌を制御する。

視《し》床《しょう》下《か》部《ぶ》腹《ふく》内《ない》側《そく》部《ぶ》 (VMH: Ventromedial hypothalamus)
体からホルモン情報を受け取りエネルギーバランスを調節する視床下部の部位。

自律神経系 (Autonomic nervous system)
体の無意識な機能をコントロールする神経系。交感神経系は心拍数、血圧、体温をコントロールし、副交感神経系は摂食、消化、吸収をコントロールする。これら2つの神経系があわさって、エネルギーバランスをコントロールしている。

神経伝達物質 (Neurotransmitter)
1個の神経細胞から作られ、放出されるとほかの神経細胞を発火させる脳内化学物質。

側《そく》坐《ざ》核《かく》 (NA: Nucleus accumbens)
ドーパミンシグナルを受け取り、それを報酬として解釈する脳の部位。

耐性 (Tolerance)
報酬のシグナルが衰えたため、さらに多くの基質(肥満の場合は、おいしく感じられる食べ物)

を摂取しないと、快感が得られなくなる状況。

転写因子 (Transcription factor)
細胞内にあるタンパク質で、遺伝子のスイッチをオンにして、細胞の機能を変える。

ドーパミン (Dopamine)
急速に放出されたときには快感をもたらすが、慢性的に放出されるとその影響が薄れて耐性を生じさせる神経伝達物質。

ドーパミンD_2受容体 (Dopamine D_2 receptor)
ドーパミンに結合して報酬系のシグナルを生み出すタンパク質。密度が低下すると耐性が生じる。

内因性カンナビノイド (Endocannabinoid)
脳の受容体に結び付いてマリファナのように働き、快感（報酬）をもたらす神経伝達物質。

内臓脂肪 (Visceral fat)
腹部内部にある臓器の周囲につく脂肪で、糖尿病、心臓病、脳卒中のリスク要因。メタボ症候群のマーカー。

発達プログラミング (Developmental programming)
母親の子宮内での環境の変化が胎児の脳または身体機能に引き起こす変化。

皮下脂肪 (Subcutaneous fat)
腹部の外側につく脂肪。余剰エネルギーの貯蔵庫だが、メタボ症候群のリスク指標にはならない。

非経口 (Parenteral)
筋肉または静脈注射により体内に入れること。

肥満 (Obesity)
体脂肪が過剰に蓄積すること。

微量栄養素 (Micronutrient)
本物の食べ物に含まれるビタミンやミネラル。通常、繊維区分によって単離される。

腹側被蓋野 (VTA: Ventral tegmental area)
側坐核に、報酬を表すドーパミンシグナルを送る脳の部位。

ペプチドYY$_{(3-36)}$ (Peptide YY$_{(3-36)}$)
食物に反応して小腸で作られ、視床下部に満腹であることを伝えるホルモン。

ペルオキシソーム (Peroxisome)
活性酸素を解毒する抗酸化物質を含んでいる、細胞内の部位。

扁桃《へんとう》体 (Amygdala)
不安感とストレスを生み出す脳の部位。体に余分なコルチゾールを作らせる。

満腹感 (Satiety)
視床下部内で生じるPYY$_{(3-36)}$の作用によって脳に伝えられる感覚。

ミトコンドリア (Mitochondria)
エネルギーを得るために脂質または炭水化物を燃やす、細胞内の部位。

迷走神経 (Vagus nerve)
食物の消化、吸収、エネルギー貯蔵を促す、自律神経系の部位。

メイラード反応 (Maillard reaction)
単糖（ブドウ糖または果糖）がタンパク質に結びつくこと。タンパク質の柔軟性を損ない、その過程で活性酸素を発生させる。

メタボリック症候群 (Metabolic syndrome)
ミトコンドリアに過剰なエネルギーが押し寄せることに特徴づけられる一連の慢性代謝性疾患。

レプチン (Leptin)
脂質細胞が分泌するホルモンで、血液循環によって視床下部に達し、末梢部位のエネルギー貯蔵状態を知らせる。

レプチン抵抗性 (Leptin resistance)
レプチンシグナルが抑制されている状態のことで、視床下部に「飢えている」と勘違いさせる。

訳者あとがき

本書は2012年12月に刊行され、『ニューヨーク・タイムズ』紙のベストセラーリストを飾った"*Fat Chance — Beating the Odds Against Sugar, Processed Food, Obesity, and Disease*"の邦訳です。刊行以来、肥満対策のバイブル的存在になり、専門家・一般読者を問わず広く読まれて、世論や政策に大きな影響を及ぼしてきました。

著者のロバート・ラスティグ医師は、カリフォルニア大学サンフランシスコ校（略称はUCSF、主に医学分野を専門にした大学院大学）の小児科教授で、神経内分泌学と小児内分泌学の専門家です。糖分の危険性を知らしめるために、企業や政府を敵に回すのをいとわず第一線に立って活動し、UCSFで行った講義のユーチューブ動画『Sugar: The Bitter Truth（砂糖の苦い真実）』の閲覧数は777万回を超えました（"Robert Lustig YouTube"と入力してググってみてください）。

ラスティグ医師は、2001年にUCSFに赴任する前、テネシー州メンフィスにあるセント・ジュード小児研究病院で、脳腫瘍やその治療の過程で視床下部が損傷した子供たちの治療にあたっていました。そして、そうした子供たちの多くが重度の肥満に悩まされているのを目の当たりにし、視床下部の損傷によりレプチンホルモンが感知できなくなったことが飢餓反応をもたらしたのではないかと考えはじめます。視床下部の修復は不可能なため、その「下流」に治療のヒントがあるのではないかと調べていくと、こうした子供たちのあいだでは迷走神経の活動が高まっており（体が飢餓状態にあるという合図）、その結果、インスリンの分泌が増えていることに気づきました。そこで、インスリンの分泌を抑制する薬、オクトレオチドを投与したところ、体重を減らすことができただけでなく、子供たちが自ら体を動かすようになったのです。同じ効果は、中枢神経系に損傷のある大人でも見られました。

しかし、高いインスリンレベルが肥満と結びついていることはわかったものの、インスリンと糖分との関係については、まだ気づいていませんでした。当時の多くの医師と同じように「どの食べ物でとろうがカロリーは同じ働きをする」と考えていたからです。しかし、シンポジウムの準備のために糖分に関する文献を読み漁るうちに、果糖が人体に対して、アルコールのように働くことに気づきました。砂糖の主成分はショ糖で、ショ糖はブドウ糖と果糖からなります。ブドウ糖は体内のあらゆる細胞で代謝されますが、果糖は（アルコールと同じように）主に肝臓で代謝され、その一部は「新生脂質合成」と呼ばれるプロセスによって脂質に変えられます。そのため、多量に摂取すると血液中の脂質が増加するだけでなく、アルコールと同じように脂肪肝をもたらすのです。そして脂肪肝は、インスリン抵抗性とインスリン分泌の増大を招き、インスリン抵抗性はメタボリック症候群、ひいては2型糖尿病、心臓病、がんを引き起こすと考えられています。こうしてラスティグ医師は、常習的に多量摂取する糖分は「毒」であるという結論に達したのでした。

本書は、そうした研究結果を集大成し、なぜ人は太るのか、なぜここ30年の間に世界中で肥満が蔓延するようになったのかを、医学・臨床研究と政策分析を総合して考察したものです。誠実な医師であり科学者であるラスティグ医師は、読者には「科学的裏付けを知る必要がある」と考えて、「肥満の科学」を詳しく説きます。本人の弁によると、生物学や医学に通じていなくても「いちばん重要なことだけを、おもしろく、気軽に読めるように」書いたということですが、正直なところ、この部分を読み進めるには多少忍耐力がいるかもしれません。でも「知は力なり」です。自分の体で起きていることを知れば、それだけ健康に近づけるのではないでしょうか。それにラスティグ医師は、この糖分の「毒」を解毒する方法もちゃんと示してくれます。突き詰めて言えば、「食物繊維をとること」、「運動すること」、そして“Eat real food”すなわち「本物の食べ物を食べよう」です。

紙面の都合上割愛せざるをえませんでしたが、原著には公衆衛生に関する第VI部があり、主にアメリカ独自の政策の問題点について論じています。ラスティグ医師は、現状を打破するには法律（とりわけ訴訟）に訴えることが欠かせないと考え、大学の特別研究期間を利用してロースクールに通い、法律学修士課程を修了して法律の専門知識を身につけました。具体的な問題点として挙げているのは、肥満を「自己責任」と捉えるアメリカ政府が、個人の問題には介入しないという立場をとっていること、そして第16章で触れた「ファームビル」で守られた農産物生産者や企業のロビー運動には逆らえないという軟弱な姿勢をとっていることなどです。それらに対してラスティグ医師は、栄養成分表示ラベルの改善、国民の栄養に関する監督権を農務省から外すことをはじめ、糖分を多量に含む食品広告の制限、購入者の年齢制限、ジャンクフードの販売時間や販売場所の制限、清涼飲料水への課税および税率引き上げなどの改善策を提言しています。

そうした努力は功を奏し、本書の刊行以来、糖分多量摂取の問題点が徐々に周知されるようになって、アメリカでは栄養成分表示ラベルが改善され（２０１８年7月より）、清涼飲料水への課税（ソーダ税）も地域自治体レベルで実施されはじめました（カリフォルニア州バークレー市で２０１５年より、ペンシルベニア州フィラデルフィア市で２０１７年より）。また、世界的にも、メキシコ、フランス、インド、タイ、イギリスをはじめ、いわゆる「砂糖税」の導入が広まりつつあります。

さて、本書にまとめられた糖分の毒性と依存性を研究するなかで、ラスティグ医師は気がかりなことを発見しました。それは、幸せを求める人々の行動が、依存とうつの文化にむしばまれるようになったことです。脳に「もっと欲しい」と伝える神経伝達物質のドーパミンが過剰になると依存が生じます。一方、脳に「満足している」と伝える神経伝達物質のセロトニンは、欠乏するとうつを引き起こします。現代の世の中には、依存症、不安症、うつ、慢性病が蔓延しています。その背景を科学的に分析し、持ち前の向こう見ずさで政府と企業を相手取って勇猛果敢に綴ったのが、2017年に刊行された次作"The Hacking of the American Mind"（乗っ取られたアメリカの精神）です。ラスティグ節は、まだまだ健在です。

本書の邦訳にあたっては、丁寧に監修してくださった医学博士の大西睦子先生に貴重なご教示を賜りました。またダイヤモンド社の上村晃大氏には、優れた編集手腕で、よりとっつきやすく読みやすい本に仕上げていただきました。この場をお借りして、お二人に御礼申し上げます。最後になりましたが、本書を手に取り、読んでくださった読者の皆様にも心より感謝申し上げます。ラスティグ医師が言うように「ボトムアップ」の運動こそ、事態を変えうる力になるのですから！

2018年初秋　中里京子

10. M. Shah et al. (2006) "Review: Long-Term Impact of Bariatric Surgery on Body Weight, Comorbidities, and Nutritional Status," *The Journal of Clinical Endocrinology and Metabolism*, 91 (11): 4223-31.

11. T. J. Hoerger et al. (2010) "Cost-Effectiveness of Bariatric Surgery for Severely Obese Adults with Diabetes," *Diabetes Care*, 33 (9): 1933-9; S. H. Chang et al. (2011) "Cost-Effectiveness of Bariatric Surgery: Should It Be Universally Available?" *Maturitas*, 69 (3): 230-8.

12. C. Boza et al. (2011) "Safety and Efficacy of Roux-en-Y Gastric Bypass to Treat Type 2 Diabetes Mellitus in Non-Severely Obese Patients," *Obesity Surgery*, 21 (9): 1330-6.

13. R. M. Hodson et al. (2001) "Management of Obesity with the New Intragastric Balloon," *Obesity Surgery*, 11 (3): 327-9.

14. K. Weichman et al. (2011) "The Effectiveness of Adjustable Gastric Banding: A Retrospective 6-year U.S. Follow-Up Study," *Surgical Endoscopy*, 25 (2): 397-403.

15. J. V. Franco et al. (2011) "A Review of Studies Comparing Three Laparoscopic Procedures in Bariatric Surgery: Sleeve Gastrectomy, Roux-en-Y Gastric Bypass and Adjustable Gastric Banding," *Obesity Surgery*, 21 (9): 1458-68.

16. M. Michalsky et al. (2011) "Developing Criteria for Pediatric/Adolescent Bariatric Surgery Programs," *Pediatrics*, 128 Suppl 2: S65-70.

おわりに

1. M. S. Wertz et al. (2011) "The Toxic Effects of Cigarette Additives, Philip Morris' Project Mix Reconsidered: An Analysis of Documents Released through Litigation," *PLoS Medicine*, 8 (12): e1001145.

28. B. J. Rolls et al. (2002) "Portion Size of Food Affects Energy Intake in Normal-Weight and Overweight Men and Women," *The American Journal of Clinical Nutrition*, 76 (6): 1207-13.

第18章

1. M. S. Faith et al. (2012) "Evaluating Parents and Adult Caregivers as 'Agents of Change' for Treating Obese Children: Evidence for Parent Behavior Change Strategies and Research Gaps," *Circulation*, 125 (9): 1186-1207.
2. F. Kreier (2010) "To Be, or Not to Be Obese - That' s the Challenge: A Hypothesis on the Cortical Inhibition of the Hypothalamus and Its Therapeutical Consequences," *Medical Hypotheses*, 75 (2): 214-7.
3. J. Bowen et al. (2007) "Appetite Hormones and Energy Intake in Obese Men after Consumption of Fructose, Glucose and Whey Protein Beverages," *International Journal of Obesity*, 31 (11): 1696-1703.
4. A. J. Stunkard et al. (2003) "Two Forms of Disordered Eating in Obesity: Binge Eating and Night Eating," *International Journal of Obesity and Related Metabolic Disorders*, 27 (1): 1-12.

第19章

1. E. Fabbrini et al. (2009) "Intrahepatic Fat, Not Visceral Fat, Is Linked with Metabolic Complications of Obesity," *Proceedings of the National Academy of Sciences of the United States of America*, 106 (36): 15430-5.
2. K. C. Sung et al. (2011) "Interrelationship between Fatty Liver and Insulin Resistance in the Development of Type 2 Diabetes," *The Journal of Clinical Endocrinology and Metabolism*, 96 (4): 1093-97.
3. E. Ferrannini et al. (1997) "Insulin Resistance and Hypersecretion in Obesity. European Group for the Study of Insulin Resistance (EGIR)," *The Journal of Clinical Investigation*, 100 (5): 1166-73; C. Preeyasombat et al. (2005) "Racial and Etiopathologic Dichotomies in Insulin Hypersecretion and Resistance in Obese Children," *The Journal of pediatrics*, 146 (4): 474-81.
4. W. H. Herman et al. (2012) "Racial and Ethnic Differences in the Relationship between HbA1c and Blood Glucose: Implications for the Diagnosis of Diabetes," *The Journal of Clinical Endocrinology and Metabolism*, 97 (4): 1067-72.
5. L. J. Aronne et al. (2011) "Emerging Pharmacotherapy for Obesity," *Expert Opinion on Emerging Drugs*, 16 (3): 587-96.
6. A. E. Pontiroli et al. (2011) "Long-Term Prevention of Mortality in Morbid Obesity through Bariatric Surgery: A Systematic Review and Meta-Analysis of Trials Performed with Gastric Banding and Gastric Bypass," *Annals of Surgery*, 253 (3): 484-7.
7. D. S. Zingmond et al. (2005) "Hospitalization Before and After Gastric Bypass Surgery," *JAMA*, 294 (15): 1918-24.
8. T. H. Inge et al. (2004) "Bariatric Surgery for Severely Overweight Adolescents: Concerns and Recommendations," *Pediatrics*, 114 (1): 217-23.
9. E. C. Mun et al. (2001) "Current Status of Medical and Surgical Therapy for Obesity," *Gastroenterology*, 120 (3): 669-81; L. Sjöstrom et al. (2004) "Lifestyle, Diabetes, and Cardiovascular Risk Factors 10 Years after Bariatric Surgery," *The New England Journal of Medicine*, 351 (26): 2683-93.

12. C. D. Gardner et al. (2007) "Comparison of the Atkins, Zone, Ornish, and LEARN Diets for Change in Weight and Related Risk Factors among Overweight Premenopausal Women: The A TO Z Weight Loss Study: A Randomized Trial," *JAMA*, 297 (9): 969-77.

13. S. B. Eaton et al. (1985) "Paleolithic Nutrition. A Consideration of Its Nature and Current Implications," *The New England Journal of Medicine*, 312 (5): 283-9.

14. S. Lindeberg (2005) "Palaeolithic Diet ('Stone Age' Diet)," *Scandinavian Journal of Nutrition*, 49 (2): 75-77.

15. L. A. Frassetto et al. (2009) "Metabolic and Physiologic Improvements from Consuming a Paleolithic, Hunter-Gatherer Type Diet," *European Journal of Clinical Nutrition*, 63 (8): 947-55.

16. D. S. Ludwig (2002) "The Glycemic Index: Physiological Mechanisms Relating to Obesity, Diabetes, and Cardiovascular Disease," *JAMA*, 287 (18): 2414-23.

17. A. Esfahani et al. (2011) "The Application of the Glycemic Index and Glycemic Load in Weight Loss: A Review of the Clinical Evidence," *IUBMB Life*, 63 (1): 7-13.

18. C. B. Ebbeling et al. (2007) "Effects of a Low-Glycemic Load vs Low-Fat Diet in Obese Young Adults: A Randomized Trial," *JAMA*, 297 (19): 2092-102.

19. M. D. Nelson et al. (2010) "Genotype Patterns Predict Weight Loss Success: The Right Diet Does Matter," Cardiovascular Disease Epidemiology and Prevention and Nutrition, Physical Activity, and Metabolism, San Francisco, CA (abstract) www.theheart.org/article/1053429.do（現在はアクセス不可）

20. C. B. Ebbeling et al. (2007) "Effects of a Low-Glycemic Load vs Low-Fat Diet in Obese Young Adults: A Randomized Trial," *JAMA*, 297 (19): 2092-102.

21. C. D. Gardner et al. (2007) "Comparison of the Atkins, Zone, Ornish, and LEARN Diets for Change in Weight and Related Risk Factors among Overweight Premenopausal Women: The A TO Z Weight Loss Study: A Randomized Trial," *JAMA*, 297 (9): 969-77; M. A. Cornier et al. (2005) "Insulin Sensitivity Determines the Effectiveness of Dietary Macronutrient Composition on Weight Loss in Obese Women," *Obesity Research*, 13 (4): 703-9.

22. Q. Qi et al. (2011) "Insulin Receptor Substrate 1 Gene Variation Modifies Insulin Resistance Response to Weight-Loss Diets in a 2-Year Randomized Trial: The Preventing Overweight Using Novel Dietary Strategies (Pounds Lost) trial," *Circulation*, 124 (5): 563-71.

23. R. Dhingra et al. (2007) "Soft Drink Consumption and Risk of Developing Cardiometabolic Risk Factors and the Metabolic Syndrome in Middle-Aged Adults in the Community," *Circulation*, 116 (5): 480-88.

24. M. Y. Pepino et al. (2011) "Non-Nutritive Sweeteners, Energy Balance, and Glucose Homeostasis," *Current Opinion in Clinical Nutrition and Metabolic Care*, 14 (4): 391-5.

25. C. Gardner et al. (2012) "Nonnutritive Sweeteners: Current Use and Health Perspectives," *Circulation*, 126 (4): 509-19.

26. S. A. Bowman et al. (2004) "Effects of Fast-Food Consumption on Energy Intake and Diet Quality among Children in a National Household Survey," *Pediatrics*, 113 (1 Pt 1): 112-8.

27. California Center for Public Health Advocacy (2007) Fast Food Nutrition Quiz, Davis, CA., www.publichealthadvocacy.org/_PDFs/fieldpollresults.pdf（現在はアクセス不可）

10. J. L. Sievenpiper et al. (2012) "Effect of Fructose on Body Weight in Controlled Feeding Trials: A Systematic Review and Meta-Analysis," *Annals of Internal Medicine*, 156 (4): 291-304.

11. E. J. Parks et al. (1999) "Effects of a Low-Fat, High-Carbohydrate Diet on VLDL-Triglyceride Assembly, Production, and Clearance," *The Journal of Clinical Investigation*, 104 (8): 1087-96.

12. 101st Congress (1990) H.R.3562 - Nutrition Labeling and Education Act of 1990, U.S. Government Printing Office, https://www.congress.gov/bill/101st-congress/house-bill/3562.

13. J. L. Harris et al. (2010) "Fast Food FACTS: Evaluating Fast Food Nutrition and Marketing to Youth," Rudd Center for Food Policy and Obesity, http://www.fastfoodmarketing.org/;

14. L. Gómez et al. (2011) "Sponsorship of Physical Activity Programs by the Sweetened Beverages Industry: Public Health or Public Relations?" *Revista de Saude Publica*, 45 (2): 423-7.

第17章

1. E. Isganaitis et al. (2005) "Fast Food, Central Nervous System Insulin Resistance, and Obesity," *Arteriosclerosis, Thrombosis, and Vascular Biology*, 25 (12): 2451-62.

2. B. Sjouke et al. (2011) "Familial Hypercholesterolemia: Present and Future Management," *Current Cardiology Reports*, 13 (6): 527-36.

3. R. M. Krauss (2001) "Atherogenic Lipoprotein Phenotype and Diet-Gene Interactions," *The Journal of Nutrition*, 131 (2): 340S-3S.

4. I. Aeberli et al. (2007) "Fructose Intake Is a Predictor of LDL Particle Size in Overweight Schoolchildren," *The American Journal of Clinical Nutrition*, 86 (4): 1174-8.

5. A. Accurso et al. (2008) "Dietary Carbohydrate Reduction in Type 2 Diabetes Mellitus and Metabolic Syndrome: Time for a Critical Appraisal," *Nutrition & Metabolism*, 5: 9.

6. S. Y. Foo et al. (2009) "Vascular Effects of a Low-Carbohydrate High-Protein Diet," *Proceedings of the National Academy of Sciences of the United States of America*, 106 (36): 15418-23.

7. C. D. Gardner et al. (2010) "Micronutrient Quality of Weight-Loss Diets that Focus on Macronutrients: Results from the A TO Z Study," *The American Journal of Clinical Nutrition*, 92 (2): 304-12.

8. G. D. Foster et al. (2003) "A Randomized Trial of a Low-Carbohydrate Diet for Obesity," *The New England Journal of Medicine*, 348 (21): 2082-90; F. F. Samaha et al. (2003) "A Low-Carbohydrate as Compared with a Low-Fat Diet in Severe Obesity," *The New England Journal of Medicine*, 348 (21): 2074-81.

9. U. Lindmark et al. (2005) "Food Selection Associated with Sense of Coherence in Adults," *Nutrition Journal*, 4: 9.

10. M. Bulló et al. (2011) "Mediterranean Diet and Oxidation: Nuts and Olive Oil as Important Sources of Fat and Antioxidants," *Current Topics in Medicinal Chemistry*, 11 (14): 1797-810.

11. D. Ornish et al. (2008) "Increased Telomerase Activity and Comprehensive Lifestyle Changes: A Pilot Study," *The Lancet. Oncology*, 9 (11): 1048-57.

4. C. B. Jasik et al. (2008) "Adolescent Obesity and Puberty: The 'Perfect Storm,' " *Annals of the New York Academy of Sciences*, 1135 (1): 265-79.

5. S. L. Verhulst et al. (2009) "Intrauterine Exposure to Environmental Pollutants and Body Mass Index during the First 3 Years of Life," *Environmental Health Perspectives*, 117 (1): 122-6.

6. J. L. Carwile et al. (2011) "Urinary Bisphenol A and Obesity: NHANES 2003-2006," *Environmental Research*, 111 (6): 825-30.

7. S. L. Teitelbaum et al. (2012) "Associations between Phthalate Metabolite Urinary Concentrations and Body Size Measures in New York City Children," *Environmental Research*, 112: 186-93.

8. M. Carfi et al. (2008) "TBTC Induces Adipocyte Differentiation in Human Bone Marrow Long Term Culture," *Toxicology*, 249 (1): 11-8.

9. M. Jerrett et al. (2010) "Automobile Traffic around the Home and Attained Body Mass Index: A Longitudinal Cohort Study of Children Aged 10-18 Years," *Preventive Medicine*, 50 Suppl 1: S50-8.

10. C. Gabbert et al. (2010) "Adenovirus 36 and Obesity in Children and Adolescents," *Pediatrics*, 126 (4): 721-6.

11. Y. C. Klimentidis et al. (2011) "Canaries in the Coal Mine: A Cross-Species Analysis of the Plurality of Obesity Epidemics," *Proceedings of the Royal Society. B, Biological Sciences*, 278 (1712): 1626-32.

第16章

1. R. K. Johnson et al. (2009) "Dietary Sugars Intake and Cardiovascular Health: A Scientific Statement from the American Heart Association," *Circulation*, 120 (11): 1011-20.

2. U.S. Senate (1977) Dietary Goals for the United States, 95th Congress, U.S. Government Printing Office, Washington, D.C.

3. U.S. Department of Agriculture, Economic Research Service (2011) Sugar and Sweeteners: Background, Washington, D.C.

4. W. L. Dills, Jr (1993) "Protein Fructosylation: Fructose and the Maillard Reaction," *The American Journal of Clinical Nutrition*, 58 (5 Suppl): 779S-87S.

5. D. Gonsolin et al. (2007) "High Dietary Sucrose Triggers Hyperinsulinemia, Increases Myocardial Beta-Oxidation, Reduces Glycolytic Flux, and Delays Post-Ischemic Contractile Recovery," *Molecular and Cellular Biochemistry*, 295 (1-2): 217-28.

6. G. Livesey (2009) "Fructose Ingestion: Dose-Dependent Responses in Health Research," *The Journal of Nutrition*, 139 (6): 1246S-52S.

7. J. J. Rumessen et al. (1986) "Absorption Capacity of Fructose in Healthy Adults: Comparison with Sucrose and Its Constituent Monosaccharides," *Gut*, 27 (10): 1161-8.

8. M. Takeuchi et al. (2010) "Immunological Detection of Fructose-Derived Advanced Glycation End-Products," *Laboratory Investigation*, 90 (7): 1117-27.

9. M. K. Pickens et al. (2009) "Dietary Sucrose Is Essential to the Development of Liver Injury in the Methionine-Choline-Deficient Model of Steatohepatitis," *Journal of Lipid Research*, 50 (10): 2072-82.

11. J. L. Glick (1966) "Effects of Exercise on Oxidative Activities in Rat Liver Mitochondria," *American Journal of Physiology*, 210 (6): 1215-21.

12. M. J. Gibala et al. (2012) "Physiological Adaptations to Low-Volume, High-Intensity Interval Training in Health and Disease," *The Journal of Physiology*, 590 (5): 1077-84.

13. D. Stensvold et al. (2010) "Strength Training versus Aerobic Interval Training to Modify Risk Factors of Metabolic Syndrome," *Journal of Applied Physiology*, 108 (4): 804-10.

14. K. Manias et al. (2006) "Fractures and Recurrent Fractures in Children; Varying Effects of Environmental Factors as Well as Bone Size and Mass," *Bone*, 39 (3): 652-7.

15. S. Bajpeyi et al. (2009) "Effect of Exercise Intensity and Volume on Persistence of Insulin Sensitivity during Training Cessation," *Journal of Applied Physiology*, 106 (4): 1079-85.

16. G. P. Nassis et al. (2005) "Central and Total Adiposity Are Lower in Overweight and Obese Children with High Cardiorespiratory Fitness," *European Journal of Clinical Nutrition*, 59 (1): 137-41.

17. J. Castro-Pinero et al. (2012) "Cardiorespiratory Fitness and Fatness Are Associated with Health Complaints and Health Risk Behaviors in Youth," *Journal of Physical Activity & Health*, 9 (5): 642-9.

18. P. A. McAuley et al. (2010) "Obesity Paradox and Cardiorespiratory Fitness in 12,417 Male Veterans Aged 40 to 70 Years," *Mayo Clinic Proceedings*, 85 (2): 115-21.

19. E. E. Calle et al. (2005) "Obesity and Mortality," *The New England Journal of Medicine*, 353 (20): 2197-9.

第14章

1. G. Davì et al. (2010) "Nutraceuticals in Diabetes and Metabolic Syndrome," *Cardiovascular Therapeutics*, 28 (4): 216-26.

2. P. T. Gee (2011) "Unleashing the Untold and Misunderstood Observations on Vitamin E," *Genes & Nutrition*, 6 (1): 5-16.

3. C. S. Maxwell et al. (2011) "Update on Vitamin D and Type 2 Diabetes," *Nutrition Reviews*, 69 (5): 291-5.

4. O. Vang et al. (2011) "What Is New for an Old Molecule? Systematic Review and Recommendations on the Use of Resveratrol," *PLoS One*, 6 (6): e19881.

5. J. Mursu et al. (2011) "Dietary Supplements and Mortality Rate in Older Women: The Iowa Women' s Health Study," *Archives of Internal Medicine*, 171 (18): 1625-33.

6. G. Bjelakovic et al. (2012) "Antioxidant Supplements for Prevention of Mortality in Healthy Participants and Patients with Various Diseases," *The Cochrane Database of Systematic Reviews*, 14 (3): CD007176.

第15章

1. E. Weil (2012) Puberty Before Age 10: A New 'Normal' ? *New York Times Magazine*, March 30, 2012, https://www.nytimes.com/2012/04/01/magazine/puberty-before-age-10-a-new-normal.html

2. F. M. Biro et al. (2010) "Pubertal Assessment Method and Baseline Characteristics in a Mixed Longitudinal Study of Girls," *Pediatrics*, 126 (3): e583-90.

3. H. S. Mumby et al. (2011) "Mendelian Randomisation Study of Childhood BMI and Early Menarche," *Journal of Obesity*, 2011: 180729.

9. G. D. Brinkworth et al. (2009) "Comparative Effects of Very Low-Carbohydrate, High-Fat and High-Carbohydrate, Low-Fat Weight-Loss Diets on Bowel Habit and Faecal Short-Chain Fatty Acids and Bacterial Populations," *The British Journal of Nutrition*, 101 (10): 1493-502.

10. R. Krajmalnik-Brown et al. (2012) "Effects of Gut Microbes on Nutrient Absorption and Energy Regulation," *Nutrition in Clinical Practice*, 27 (2): 201-14.

11. G. D. Wu et al. (2011) "Linking Long-Term Dietary Patterns with Gut Microbial Enterotypes," *Science*, 334 (6052): 105-8.

12. A. D. Liese et al. (2005) "Dietary Glycemic Index and Glycemic Load, Carbohydrate and Fiber Intake, and Measures of Insulin Sensitivity, Secretion, and Adiposity in the Insulin Resistance Atherosclerosis Study," *Diabetes Care*, 28 (12): 2832-8.

13. M. B. Schulze et al. (2007) "Fiber and Magnesium Intake and Incidence of Type 2 Diabetes: A Prospective Study and Meta-Analysis," *Archives of Internal Medicine*, 167 (9): 956-65.

14. J. S. de Munter et al. (2007) "Whole Grain, Bran, and Germ Intake and Risk of Type 2 Diabetes: A Prospective Cohort Study and Systematic Review," *PLoS Medicine*, 4 (8): e261.

第13章

1. K. Shaw et al. (2006) "Exercise for Overweight or Obesity," *The Cochrane Database of Systematic Reviews*, 18 (4): CD003817.

2. K. D. Hall et al. (2011) "Quantification of the Effect of Energy Imbalance on Bodyweight," *Lancet*, 378 (9793): 826-37.

3. R. L. Leibel et al. (1995) "Changes in Energy Expenditure Resulting from Altered Body Weight," *The New England Journal of Medicine*, 332 (10): 621-8.

4. M. T. Bekx et al. (2003) "Decreased Energy Expenditure Is Caused by Abnormal Body Composition in Infants with Prader-Willi Syndrome," *The Journal of Pediatrics*, 143 (3): 372-6.

5. K. J. Acheson et al. (2011) "Protein Choices Targeting Thermogenesis and Metabolism," *The American Journal of Clinical Nutrition*, 93 (3): 525-34.

6. D. S. Ludwig (2002) "The Glycemic Index: Physiological Mechanisms Relating to Obesity, Diabetes, and Cardiovascular Disease," *JAMA*, 287 (18): 2414-23.

7. J. A. Mitchell et al. (2010) "The Impact of Combined Health Factors on Cardiovascular Disease Mortality," *American Heart Journal*, 160 (1): 102-8.

8. C. P. Wen et al. (2011) "Minimum Amount of Physical Activity for Reduced Mortality and Extended Life Expectancy: A Prospective Cohort Study," *Lancet*, 378 (9798): 1244-53.

9. J. P. Little et al. (2011) "Skeletal Muscle and Beyond: The Role of Exercise as a Mediator of Systemic Mitochondrial Biogenesis," *Applied Physiology, Nutrition, and Metabolism*, 36 (5): 598-607.

10. V. Teixeira et al. (2009) "Antioxidant Status, Oxidative Stress, and Damage in Elite Kayakers after 1 Year of Training and Competition in 2 Seasons," *Applied Physiology, Nutrition, and Metabolism*, 34 (4): 716-24.

6. M. T. Le et al. (2012) "Effects of High-Fructose Corn Syrup and Sucrose on the Pharmacokinetics of Fructose and Acute Metabolic and Hemodynamic Responses in Healthy Subjects," *Metabolism*, 61 (5): 641-51.
7. R. H. Lustig (2010) "Fructose: Metabolic, Hedonic, and Societal Parallels with Ethanol," *Journal of the American Dietetic Association*, 110 (9): 1307-21.
8. W. L. Dills, Jr (1993) "Protein Fructosylation: Fructose and the Maillard Reaction," *The American Journal of Clinical Nutrition*, 58 (5 Suppl): 779S-87S.
9. V. T. Samuel (2011) "Fructose Induced Lipogenesis: From Sugar to Fat to Insulin Resistance," *Trends in Endocrinology and Metabolism*, 22 (2): 60-5.
10. R. J. Shaw et al. (2012) "Decoding Key Nodes in the Metabolism of Cancer Cells: Sugar & Spice and All Things Nice," *F1000 Biology Reports*, 4: 2.
11. S. Thuy et al. (2008) "Nonalcoholic Fatty Liver Disease in Humans Is Associated with Increased Plasma Endotoxin and Plasminogen Activator Inhibitor 1 Concentrations and with Fructose Intake," *The Journal of Nutrition*, 138 (8): 1452-5.
12. M. Maersk et al. (2012) "Sucrose-Sweetened Beverages Increase Fat Storage in the Liver, Muscle, and Visceral Fat Depot: A 6-Mo Randomized Intervention Study," *The American Journal of Clinical Nutrition*, 95 (2): 283-9; N. K. Pollock et al. (2012) "Greater Fructose Consumption Is Associated with Cardiometabolic Risk Markers and Visceral Adiposity in Adolescents," *The Journal of Nutrition*, 142 (2): 251-7.
13. R. S. O' Shea et al. (2010) "Alcoholic Liver Disease," *The American Journal of Gastroenterology*, 105 (1): 14-32.
14. C. D. Knott (1998) "Changes in Orangutan Caloric Intake, Energy Balance, and Ketones in Response to Fluctuating Fruit Availability," *International Journal of Primatology*, 19 (6): 1061-79.

第12章

1. J. J. Otten et al. (2006) "Dietary Reference Intakes: The Essential Guide to Nutrient Requirements," National Academy of Sciences.
2. J. D. Leach (2007) "Evolutionary Perspective on Dietary Intake of Fibre and Colorectal Cancer," *European Journal of Clinical Nutrition*, 61 (1): 140-42.
3. M. O. Weickert et al. (2008) "Metabolic Effects of Dietary Fiber Consumption and Prevention of Diabetes," *The Journal of Nutrition*, 138 (3): 439-42.
4. R. E. Post et al. (2012) "Dietary Fiber for the Treatment of Type 2 Diabetes Mellitus: A Meta-Analysis," *Journal of the American Board of Family Medicine*, 25 (1): 16-23.
5. R. Levine (1986) "Monosaccharides in Health and Disease," *Annual Review of Nutrition*, 6: 211-4.
6. C. J. Small et al. (2004) "Gut Hormones and the Control of Appetite," *Trends in Endocrinology and Metabolism*, 15 (6): 259-63.
7. P. D. Cani et al. (2009) "Gut Microbiota Fermentation of Prebiotics Increases Satietogenic and Incretin Gut Peptide Production with Consequences for Appetite Sensation and Glucose Response after a Meal," *The American Journal of Clinical Nutrition*, 90 (5): 1236-43.
8. D. Lairon et al. (2007) "Digestible and Indigestible Carbohydrates: Interactions with Postprandial Lipid Metabolism," *The Journal of Nutritional Biochemistry*, 18 (4): 217-27.

12. S. Rahangdale et al. (2009) "Therapeutic Interventions and Oxidative Stress in Diabetes," *Frontiers in Bioscience (Landmark edition)*, 14: 192-209.

第10章

1. G. D. Foster et al. (2003) "A Randomized Trial of a Low-Carbohydrate Diet for Obesity," *The New England Journal of Medicine*, 348 (21): 2082-90; F. F. Samaha et al. (2003) "A Low-Carbohydrate as Compared with a Low-Fat Diet in Severe Obesity," *The New England Journal of Medicine*, 348 (21): 2074-81.
2. S. R. Smith (2009) "A Look at the Low-Carbohydrate Diet," *The New England Journal of Medicine*, 361 (23): 2286-8.
3. G. E. Fraser (2009) "Vegetarian Diets: What Do We Know of Their Effects on Common Chronic Diseases?" *The American Journal of Clinical Nutrition*, 89 (5): 1607S-12S.
4. P. Hujoel (2009) "Dietary Carbohydrats and Dental-Systemic Diseases," *Journal of Dental Research*, 88 (6): 490-502.
5. M. S. Brown et al. (1986) "A Receptor-Mediated Pathway for Cholesterol Homeostasis," *Science*, 232 (4746): 34-47.
6. G. Taubes (2001) "Nutrition: The Soft Science of Dietary Fat," *Science*, 291 (5513): 2536-45.
7. P. W. Siri-Tarino et al. (2010) "Saturated Fat, Carbohydrate, and Cardiovascular Disease," *The American Journal of Clinical Nutrition*, 91 (3): 502-9.
8. A. Astrup et al. (2011) "The Role of Reducing Intakes of Saturated Fat in the Prevention of Cardiovascular Disease: Where Does the Evidence Stand in 2010?" *The American Journal of Clinical Nutrition*, 93 (4): 684-8.
9. B. V. Howard et al. (2006) "Low-Fat Dietary Pattern and Risk of Cardiovascular Disease: The Women' s Health Initiative Randomized Controlled Dietary Modification Trial," *JAMA*, 295 (6): 655-66; B. V. Howard et al. (2006) "Low-Fat Dietary Pattern and Weight Change over 7 Years: The Women' s Health Initiative Dietary Modification Trial," *JAMA*, 295 (1): 39-49.
10. A. Accurso et al. (2008) "Dietary Carbohydrate Reduction in Type 2 Diabetes Mellitus and Metabolic Syndrome: Time for a Critical Appraisal," *Nutrition & Metabolism*, 5: 9.

第11章

1. M. B. Vos et al. (2008) "Dietary Fructose Consumption among US Children and Adults: The Third National Health and Nutrition Examination Survey," *Medscape Journal of Medicine*, 10 (7): 160.
2. U.S. Department of Agriculture, Economic Research Service (2011) Sugar and Sweeteners: Background, Washington, D.C., www.ers.usda.gov/briefing/Sugar/data/table50.xls（現在アクセス不可）
3. R. K. Johnson et al. (2009) "Dietary Sugars Intake and Cardiovascular Health: A Scientific Statement from the American Heart Association," *Circulation*, 120 (11): 1011-20.
4. Ibid.
5. R. H. Lustig et al. (2012) "Public Health: The Toxic Truth about Sugar," *Nature*, 482 (7383): 27-9.

6. E. L. Thomas et al. (2012) "The Missing Risk: MRI and MRS Phenotyping of Abdominal Adiposity and Ectopic Fat," *Obesity*, 20 (1): 76-87.

7. M. A. Elobeid et al. (2007) "Waist Circumference Values Are Increasing beyond Those Expected from BMI Increases," *Obesity*, 15 (10): 2380-3.

8. E. J. Jacobs et al. (2010) "Waist Circumference and All-Cause Mortality in a Large US Cohort," *Archives of Internal Medicine*, 170 (15): 1293-301.

9. M. Khoury et al. (2012) "Role of Waist Measures in Characterizing the Lipid and Blood Pressure Assessment of Adolescents Classified by Body Mass Index," *Archives of Pediatrics & Adolescent Medicine*, 166 (8):719-24.

10. B. S. Mohammed et al. (2008) "Long-Term Effects of Large-Volume Liposuction on Metabolic Risk Factors for Coronary Heart Disease," *Obesity*, 16 (12): 2648-51.

11. F. Magkos et al. (2009) "Management of the Metabolic Syndrome and Type 2 Diabetes through Lifestyle Modification," *Annual Review of Nutrition*, 29: 223-56.

第9章

1. K. R. Fontaine et al. (2003) "Years of Life Lost Due to Obesity," *JAMA*, 289 (2): 187- 93.

2. E. Kassi et al. (2011) "Metabolic Syndrome: Definitions and Controversies," *BMC medicine*, 9: 48.

3. J. Steinberger et al. (2009) "Progress and Challenges in Metabolic Syndrome in Children and Adolescents: A Scientific Statement from the American Heart Association Atherosclerosis, Hypertension, and Obesity in the Young Committee of the Council on Cardiovascular Disease in the Young; Council on Cardiovascular Nursing; and Council on Nutrition, Physical Activity, and Metabolism," *Circulation*, 119 (4): 628-47.

4. A. A. Bremer et al. (2012) "Toward a Unifying Hypothesis of Metabolic Syndrome," *Pediatrics*, 129 (3): 557-70.

5. Ibid.

6. A. J. Lusis et al. (2008) "Metabolic Syndrome: From Epidemiology to Systems Biology," *Nature Reviews. Genetics*, 9 (11): 819-30.

7. A. A. Bremer et al. (2012) "Toward a Unifying Hypothesis of Metabolic Syndrome," *Pediatrics*, 129 (3): 557-70.

8. L. H. Tetri et al. (2008) "Severe NAFLD with Hepatic Necroinflammatory Changes in Mice Fed Trans Fats and a High-Fructose Corn Syrup Equivalent," *American Journal of Physiology-Gastrointestinal and Liver Physiology*, 295 (5): G987-5.

9. C. B. Newgard et al. (2009) "A Branched-Chain Amino Acid-Related Metabolic Signature that Differentiates Obese and Lean Humans and Contributes to Insulin Resistance," *Cell Metabolism*, 9 (4): 311-26.

10. A. Di Castelnuovo et al. (2009) "Alcohol Consumption and Cardiovascular Risk: Mechanisms of Action and Epidemiologic Perspectives," *Future Cardiology*, 5 (5): 467-7.

11. Y. Sakurai et al. (1997) "Relation of Total and Beverage-Specific Alcohol Intake to Body Mass Index and Waist-to-Hip Ratio: A Study of Self-Defense Officials in Japan," *European Journal of Epidemiology*, 13 (8): 893-98; I. Baik et al. (2008) "Prospective Study of Alcohol Consumption and Metabolic Syndrome," *The American Journal of Clinical Nutrition*, 87 (5): 1455-63.

4. R. C. Huang et al. (2012) "Sex Dimorphism in the Relation between Early Adiposity and Cardiometabolic Risk in Adolescents," *The Journal of Clinical Endocrinology and Metabolism*, 97 (6): E1014-22.

5. R. J. F. Loos et al. (2010) "Genome-wide Association Studies and Human Population Obesity," in *Obesity Before Birth*, R. H. Lustig ed. (New York: Springer), pp.95-112.

6. K. M. Godfrey et al. (2011) "Epigenetic Gene Promoter Methylation at Birth Is Associated with Child' s Later Adiposity," *Diabetes*, 60 (5): 1528-34.

7. D. J. Barker (2004) "The Developmental Origins of Chronic Adult Disease," *Acta paediatrica*, 93 (446): 26-33.

8. T. J. Roseboom et al. (2001) "Effects of Prenatal Exposure to the Dutch Famine on Adult Disease in Later Life: An Overview," *Molecular and Cellular Endocrinology*, 185 (1-2): 93-8.

9. C. S. Yajnik et al. (2002) "Adiposity and Hyperinsulnemia in Indians Are Present at Birth," *The Journal of Clinical Endocrinology and Metabolism*, 87 (12): 5575-80.

10. P. L. Hofman et al. (2004) "Premature Birth and Later Insulin Resistance," *The New England Journal of Medicine*, 351 (21): 2179-86.

11. C. M. Boney et al. (2005) "Metabolic Syndrome in Childhood: Association with Birth Weight, Maternal Obesity, and Gestational Diabetes Mellitus," *Pediatrics*, 115 (3): e290-6.

12. S. G. Bouret et al. (2004) "Trophic Action of Leptin on Hypothalamic Neurons that Regulate Feeding," *Science*, 304 (5667): 108-10.

13. B. A. Swinburn et al. (2009) "Estimating the Changes in Energy Flux that Characterize the Rise in Obesity Prevalence," *The American Journal of Clinical Nutrition*, 89 (6): 1723-8.

14. N. A. Christakis et al. (2007) "The Spread of Obesity in a Large Social Network over 32 Years," *The New England Journal of Medicine*, 357 (4): 370-9.

15. A. L. Rosenbloom et al. (1975) "Age-Adjusted Analysis of Insulin Responses During Normal and Abnormal Glucose Tolerance Tests in Children and Adolescents," *Diabetes*, 24 (9): 820-8.

16. B. E. Corkey (2012) "Banting Lecture 2011: Hyperinsulinemia: Cause or Consequence?" *Diabetes*, 61 (1): 4-13.

第8章

1. Y. W. Park et al. (2003) "The Metabolic Syndrome: Prevalence and Associated Risk Factor Findings in the US Population from the Third National Health and Nutrition Examination Survey, 1988-1994," *Archives of Internal Medicine*, 163 (4): 427-36.

2. E. E. Calle et al. (2005) "Obesity and Mortality," *The New England Journal of Medicine*, 353 (20): 2197-9.

3. A. Garg (2011) "Clinical review#: Lipodystrophies: Genetic and Acquired Body Fat Disorders," *The Journal of Clinical Endocrinology and Metabolism*, 96 (11): 3313-25.

4. R. Huxley et al. (2010) "Body Mass Index, Waist Circumference and Waist:Hip Ratio as Predictors of Cardiovascular Risk–A Review of the Literature," *European Journal of Clinical Nutrition*, 64 (1): 16-22.

5. N. R. Shah et al. (2012) "Measuring Adiposity in Patients: The Utility of Body Mass Index (BMI), Percent Body Fat, and Leptin," *PLoS One*, 7 (4): e33308.

第6章

1. B. M. Kudielka et al. (2010) "Human Models in Acute and Chronic Stress: Assessing Determinants of Individual Hypothalamus-Pituitary-Adrenal Axis Activity and Reactivity," *Stress*, 13 (1): 1-14.
2. P. Bjorntorp (2001) "Do Stress Reactions Cause Abdominal Obesity and Comorbidities?" *Obesity Reviews*, 2 (2): 73-86.
3. P. A. Tataranni et al. (1996) "Effects of Glucocorticoids on Energy Metabolism and Food Intake in Humans," *American Journal of Physiology*, 271 (2): E317-25.
4. M. Elovainio et al. (2011) "Socioeconomic Differences in Cardiometabolic Factors: Social Causation or Health-Related Selection? Evidence from the Whitehall II Cohort Study, 1991-2004," *American Journal of Epidemiology*, 174 (7): 779-89.
5. J. P. Shonkoff et al. (2009) "Neuroscience, Molecular Biology, and the Childhood Roots of Health Disparities: Building a New Framework for Health Promotion and Disease Prevention," *JAMA*, 301 (21): 2252-9.
6. R. M. Sapolsky (2001) "Depression, Antidepressants, and the Shrinking Hippocampus," *Proceedings of the National Academy of Sciences of the United States of America*, 98 (22): 12320-2.
7. M. F. Dallman et al. (2005) "Chronic Stress and Comfort Foods: Self-Medication and Abdominal Obesity," *Brain, behavior, and immunity*, 19 (4): 275-80.
8. A. J. Tomiyama et al. (2011) "Comfort Food Is Comforting to Those Most Stressed: Evidence of the Chronic Stress Response Network in High Stress Women," *Psychoneuroendocrinology*, 36 (10): 1513-9.
9. A. Sadeh et al. (2000) "Sleep Patterns and Sleep Disruptions in School-Age Children," *Developmental Psychology*, 36 (3): 291-301.
10. C. Benedict et al. (2012) "Acute Sleep Deprivation Enhances the Brain' s Response to Hedonic Food Stimuli: An fMRI Study," *The Journal of Clinical Endocrinology and Metabolism*, 97 (3): E443-7.
11. D. Kaufman et al. (2007) "Early-Life Stress and the Development of Obesity and Insulin Resistance in Juvenile Bonnet Macaques," *Diabetes*, 56 (5): 1382-6.
12. J. P. Warne et al. (2009) "Disengaging Insulin from Corticosterone: Roles of Each on Energy Intake and Disposition," *American Journal of Physiology-Regulatory, Integrative and Comparative Physiology*, 296 (5): R1366-75.
13. M. L. Mietus-Snyder et al. (2008) "Childhood Obesity: Adrift in the 'Limbic Triangle,'" *Annual Review of Medicine*, 59: 119-34.

第7章

1. K. L. Spalding et al. (2008) "Dynamics of Fat Cell Turnover in Humans," *Nature*, 453 (7196): 783-7.
2. R. L. Bergmann et al. (2003) "Secular Trends in Neonatal Macrosomia in Berlin: Influences of Potential Determinants," *Paediatric and Perinatal Epidemiology*, 17 (3): 244-9.
3. D. S. Ludwig et al. (2010) "The Association between Pregnancy Weight Gain and Birthweight: A Within-Family Comparison," *Lancet*, 376 (9745): 984-90.

2. M. L. Pelchat (2002) "Of Human Bondage: Food Craving, Obsession, Compulsion, and Addiction," *Physiology & Behavior*, 76 (3): 347-52.

3. I. S. Farooqi et al. (2007) "Leptin Regulates Striatal Regions and Human Eating Behavior," *Science*, 317 (5843): 1355.

4. L. Carvelli et al. (2002) "PI 3-Kinase Regulation of Dopamine Uptake," *Journal of Neurochemistry*, 81 (4): 859-69.

5. E. Anderzhanova et al. (2007) "Altered Basal and Stimulated Accumbens Dopamine Release in Obese OLETF Rats as a Function of Age and Diabetic Status," *American Journal of Physiology-Regulatory, Integrative and Comparative Physiology*, 293 (2): R603-11.

6. K. C. Berridge (2009) "'Liking' and 'Wanting' Food Rewards: Brain Substrates and Roles in Eating Disorders," *Physiology & Behavior*, 97 (5): 537-50.

7. A. K. Garber et al. (2011) "Is Fast Food Addictive?" *Current Drug Abuse Reviews*, 4 (3): 146-62.

8. T. Dumanovsky et al. (2009) "What People Buy from Fast-Food Restaurants: Caloric Content and Menu Item Selection, New York City 2007," *Obesity*, 17 (7): 1369-74.

9. R. D. Mattes (1997) "The Taste for Salt in Humans," *The American Journal of Clinical Nutrition*, 65 (2 Suppl): 692S-97S.

10. A. Drewnowski et al. (1983) "Cream and Sugar: Human Preferences for High-Fat Foods," *Physiology & Behavior*, 30 (4): 629-33.

11. G. A. Bernstein et al. (1998) "Caffeine Withdrawal in Normal School-Age Children," *Journal of the American Academy of Child and Adolescent Psychiatry*, 37 (8): 858-65.

12. C. Huang et al. (2009) "Calories from Beverages Purchased at 2 Major Coffee Chains in New York City, 2007," *Preventing Chronic Disease*, 6 (4): A118.

13. L. R. Vartanian et al. (2007) "Effects of Soft Drink Consumption on Nutrition and Health: A Systematic Review and Meta-Analysis," *American Journal of Public Health*, 97 (4): 667-75.

14. N. M. Avena et al. (2008) "Evidence for Sugar Addiction: Behavioral and Neurochemical Effects of Intermittent, Excessive Sugar Intake," *Neuroscience and Biobehavioral Reviews*, 32 (1): 20-39.

15. M. L. Kringelbach et al. (2010) "The Functional Neuroanatomy of Pleasure and Happiness," *Discovery Medicine*, 9 (49): 579-87.

16. L. Christensen et al. (2006) "Changing Food Preference as a Function of Mood," *The Journal of Psychology*, 140 (4): 293-306.

17. Can Food Really Be Addictive? Yes, Says a National Drug Expert, *TIME*, April 5, 2012, http://healthland.time.com/2012/04/05/yes-food-can-be-addictive-says-the-director-of-the-national-institute-on-drug-abuse/.

18. H. Ziauddeen et al. (2012) "Obesity and the Brain: How Convincing Is the Addiction Model?" *Nature Reviews. Neuroscience*, 13 (4): 279-86.

19. M. E. Bocarsly et al. (2012) "Effects of Perinatal Exposure to Palatable Diets on Body Weight and Sensitivity to Drugs of Abuse in Rats," *Physiology & Behavior*, 107 (4): 568-75.

8. H. Münzberg et al. (2005) "Molecular and Anatomical Determinants of Central Leptin Resistance," *Nature Neuroscience*, 8 (5): 566-70.

9. S. B. Heymsfield et al. (1999) "Recombinant Leptin for Weight Loss in Obese and Lean Adults: A Randomized, Controlled, Dose-Escalation Trial," *JAMA*, 282 (16): 1568-75.

10. G. A. Bray et al. (1975) "Manifestations of Hypothalamic Obesity in Man: A Comprehensive Investigation of Eight Patients and a Review of the Literature," *Medicine*, 54 (4): 301-30.

11. N. Satoh et al. (1997) "Pathophysiological Significance of the Obese Gene Product, Leptin in Ventromedial Hypothalamus (VMH)-Lesioned Rats: Evidence for Loss of Its Satiety Effect in VMH-Lesioned Rats," *Endocrinology*, 138 (3): 947-54.

12. M. G. Shaikh et al. (2008) "Reductions in Basal Metabolic Rate and Physical Activity Contribute to Hypothalamic Obesity," *The Journal of Clinical Endocrinology and Metabolism*, 93 (7): 2588-93.

13. R. H. Lustig et al. (2003) "Octreotide Therapy of Pediatric Hypothalamic Obesity: A Double-Blind, Placebo-Controlled Trial," *The Journal of Clinical Endocrinology and Metabolism*, 88 (6): 2586-92.

14. P. A. Velasquez-Mieyer et al. (2003) "Suppression of Insulin Secretion Is Associated with Weight Loss and Altered Macronutrient Intake and Preference in a Subset of Obese Adults," *International Journal of Obesity and Related Metabolic Disorders*, 27 (2): 219-26; R. H. Lustig et al. (2006) "A Multicenter, Randomized, Double-Blind, Placebo-Controlled, Dose-Finding Trial of a Long- Acting Formulation of Octreotide in Promoting Weight Loss in Obese Adults with Insulin Hypersecretion," *International Journal of Obesity*, 30 (2): 331-41.

15. R. H. Lustig et al. (2004) "Obesity, Leptin Resistance, and the Effects of Insulin Reduction," *International Journal of Obesity and Related Metabolic Disorders*, 28 (10): 1344-8.

16. R. H. Lustig (2006) "Childhood Obesity: Behavioral Aberration or Biochemical Drive? Reinterpreting the First Law of Thermodynamics," *Nature Clinical Practice. Endocrinology & Metabolism*, 2 (8): 447-58.

17. M. Kellerer et al. (2001) "Insulin Inhibits Leptin Receptor Signalling in HEK293 Cells at the Level of Janus Kinase-2: A Potential Mechanism for Hyperinsulinaemia-Associated Leptin Resistance," *Diabetologia*, 44 (9): 1125-32; J. W. Hill et al. (2008) "Acute Effects of Leptin Require PI3K Signaling in Hypothalamic Proopiomelanocortin Neurons in Mice," *The Journal of Clinical Investigation*, 118 (5): 1796-805; T. Klöckener et al. (2011) "High-Fat Feeding Promotes Obesity via Insulin Receptor/PI3K-Dependent Inhibition of SF-1 VMH Neurons," *Nature Neuroscience*, 14 (7): 911-8.

18. V. D. Castracane et al. (2005) "Serum Leptin in Nonpregnant and Pregnant Women and in Old and New World Nonhuman Primates," *Experimental Biology and Medicine*, 230 (4): 251-4.

19. R. H. Lustig (2006) "Childhood Obesity: Behavioral Aberration or Biochemical Drive? Reinterpreting the First Law of Thermodynamics," *Nature Clinical Practice. Endocrinology & Metabolism*, 2 (8): 447-58.

第5章

1. K. D. Carr et al. (2003) "Evidence of Increased Dopamine Receptor Signaling in Food-Restricted Rats," *Neuroscience*, 119 (4): 1157-67.

5. S. Yoo et al. (2006) "Obesity in Korean Pre-Adolescent School Children: Comparison of Various Anthropometric Measurements Based on Bioelectrical Impedance Analysis," *International Journal of Obesity*, 30 (7): 1086-90.

6. N. Gupta et al. (2012) "Childhood Obesity in Developing Countries: Epidemiology, Determinants, and Prevention," *Endocrine Reviews*, 33 (1): 48-70.

7. A. Ramachandran et al. (2010) "Diabetes in Asia," *Lancet*, 375 (9712): 408-18.

8. B. M. Popkin (2006) "Global Nutrition Dynamics: The World Is Shifting Rapidly toward a Diet Linked with Noncommunicable Diseases," *The American Journal of Clinical Nutrition*, 84 (2): 289-98.

9. Y. C. Klimentidis et al. (2011) "Canaries in the Coal Mine: A Cross-Species Analysis of the Plurality of Obesity Epidemics," *Proceedings of the Royal Society. B, Biological Sciences*, 278 (1712): 1626-32.

10. Y. W. Park et al. (2003) "The Metabolic Syndrome: Prevalence and Associated Risk Factor Findings in the US Population from the Third National Health and Nutrition Examination Survey, 1988-1994," *Archives of Internal Medicine*, 163 (4): 427-36.

11. C. Gordon et al. (2011) "Measuring Food Deserts in New York City' s Low-Income Neighborhoods," *Health Place*, 17 (2): 696-700.

12. M. de Onis et al. (2010) "Global Prevalence and Trends of Overweight and Obesity among Preschool Children," *The American Journal of Clinical Nutrition*, 92 (5): 1257-64.

13. Kaiser Family Foundation (2007) Food for Thought: Television Food Advertising to Children in the United States, https://www.kff.org/other/food-for-thought-television-food-advertising-to/.

14. J. Kim et al. (2006) "Trends in Overweight from 1980 through 2001 among Preschool-Aged Children Enrolled in a Health Maintenance Organization," *Obesity*, 14 (7): 1107-12.

15. A. R. Cashmore (2010) "The Lucretian Swerve: The Biological Basis of Human Behavior and the Criminal Justice System," *Proceedings of the National Academy of Sciences of the United States of America*, 107 (10): 4499-504.

第4章

1. R. H. Lustig et al. (2008) "Disorders of Energy Balance," in *Pediatric Endocrinology*, M. Sperling ed. (New York: Elsevier), pp. 788-838.

2. J. S. Flier (1998) "Clinical review 94: What's in a Name? In Search of Leptin's Physiologic Role," *The Journal of Clinical Endocrinology and Metabolism*, 83 (5): 1407-13.

3. I. S. Farooqi et al. (1999) "Effects of Recombinant Leptin Therapy in a Child with Congenital Leptin Deficiency," *The New England Journal of Medicine*, 341 (12): 879-84.

4. R. L. Leibel (2002) "The Role of Leptin in the Control of Body Weight," *Nutrition Reviews*, 60 (10 Pt 2): S15-9.

5. R. L. Leibel et al. (1995) "Changes in Energy Expenditure Resulting from Altered Body Weight," *The New England Journal of Medicine*, 332 (10): 621-8.

6. Y. Zhang et al. (1994) "Positional Cloning of the Mouse Obese Gene and Its Human Homologue," *Nature*, 372 (6505): 425-32.

7. I. S. Farooqi et al. (2009) "Genetics of Obesity in Humans," *Endocrine Reviews*, 27 (7): 710-8.

原注

第1章

1. J. Kim et al. (2006) "Trends in Overweight from 1980 through 2001 among Preschool-Aged Children Enrolled in a Health Maintenance Organization," *Obesity*, 14 (7): 1107-12.
2. S. J. Olshansky et al. (2005) "A Potential Decline in Life Expectancy in the United States in the 21st Century," *The New England Journal of Medicine*, 352 (11): 1138-45.
3. World Health Organization (2011) Fact Sheet: Obesity and Overweight www.who.int/mediacentre/factsheets/fs311/en/(最新版へ自動的に移動)
4. UN General Assembly (2010) "Prevention and Control of Non-Communicable Diseases," New York.
5. J. M. Chan et al. (1994) "Obesity, Fat Distribution, and Weight Gain as Risk Factors for Clinical Diabetes in Men," *Diabetes Care*, 17 (9): 961-9.
6. S. L. Gortmaker et al. (2012) "Changing the Future of Obesity: Science, Policy, and Action," *Lancet*, 378 (9793): 838-47.
7. K. C. Sung et al. (2011) "Interrelationship between Fatty Liver and Insulin Resistance in the Development of Type 2 Diabetes," *The Journal of Clinical Endocrinology and Metabolism*, 96 (4): 1093-97.

第2章

1. S. L. Gortmaker et al. (2012) "Changing the Future of Obesity: Science, Policy, and Action," *Lancet*, 378 (9793): 838-47.
2. R. Padwal et al. (2004) "Long-Term Pharmacotherapy for Obesity and Overweight," *The Cochrane Database of Systematic Reviews*, 2004 (3): CD004094.
3. C. B. Newgard et al. (2009) "A Branched-Chain Amino Acid-Related Metabolic Signature that Differentiates Obese and Lean Humans and Contributes to Insulin Resistance," *Cell Metabolism*, 9 (4): 311-26.
4. P. Chanmugam et al. (2003) "Did Fat Intake in the United States Really Decline between 1989-1991 and 1994-1996?" *Journal of the American Dietetic Association*, 103 (7): 867-72.

第3章

1. D. Thompson et al. (1999) "Lifetime Health and Economic Consequences of Obesity," *Archives of Internal Medicine*, 159 (18): 2177-83.
2. J. Bhattacharya et al. (2011) "Who Pays for Obesity?" *The journal of Economic Perspectives*, 25 (1): 139-58.
3. J. B. Schwimmer et al. (2003) "Health-Related Quality of Life of Severely Obese Children and Adolescents," *JAMA*, 289 (14): 1813-9.
4. T. A. Wadden et al. (1989) "Treatment of Obesity by Very Low Calorie Diet, Behavior Therapy, and Their Combination: A Five-Year Perspective," *International Journal of Obesity*, 13 Suppl 2: 39-46; M. W. Schwartz et al. (1997) "Regulation of Body Adiposity and the Problem of Obesity," *Arteriosclerosis, Thrombosis, and Vascular Biology*, 17 (2): 233-8.

ま行

や行

ら行

な行

は行

た行

さ行

か行

索引

記号・数字・アルファベット

あ行

［著者］
ロバート・H・ラスティグ（Robert H. Lustig）
1957年ニューヨーク生まれ。カリフォルニア大学サンフランシスコ校医科大学院小児科教授。マサチューセッツ工科大学卒業後、コーネル大学医学部で医学士号を取得。2013年にはカリフォルニア大学ヘイスティングス・ロースクールで法律学修士号（MSL）も取得。小児内分泌学会肥満対策委員会議長や内分泌学会肥満対策委員会委員などを歴任。「果糖はアルコールに匹敵する毒性がある」と指摘した講義のYouTube動画「Sugar: The Bitter Truth（砂糖の苦い真実）」は777万回以上視聴されるほど大きな話題になった。

［訳者］
中里京子（なかざと・きょうこ）
翻訳家。訳書に『依存症ビジネス』（ダイヤモンド社）、『ハチはなぜ大量死したのか』（文藝春秋）、『不死細胞ヒーラ』（講談社）、『ファルマゲドン』（みすず書房）、『チャップリン自伝』（新潮社）ほか。

果糖中毒——19億人が太り過ぎの世界はどのように生まれたのか？

2018年9月12日　第1刷発行
2021年8月31日　第6刷発行

著　者——ロバート・H・ラスティグ
訳　者——中里京子
発行所——ダイヤモンド社
〒150-8409　東京都渋谷区神宮前6-12-17
https://www.diamond.co.jp/
電話／03-5778-7233（編集）　03-5778-7240（販売）
装丁デザイン——高木達樹
カバー写真——Westend 61/Getty Images
本文デザイン、DTP——吉村朋子
図版制作——神林美生、吉村朋子
校正——鷗来堂
製作進行——ダイヤモンド・グラフィック社
印刷——加藤文明社
製本——加藤製本
編集担当——上村晃大

ISBN 978-4-478-06974-5